Michael Golenhofen

Tinnitusbehandlung mit komplementärer Medizin

Michael Golenhofen

Tinnitusbehandlung mit komplementärer Medizin

TCM und andere komplementäre Verfahren bei Ohrgeräuschen

ELSEVIER
URBAN & FISCHER

URBAN & FISCHER
München • Jena

Zuschriften und Kritik an:
Elsevier GmbH, Urban & Fischer Verlag, Karlstr. 45, 80333 München

Michael Golenhofen, Harrasser Str. 6, 83209 Prien, drgolenhofen@4myear.com, www. tinnitusclinic.de

Wichtiger Hinweis für den Benutzer
Die Erkenntnisse in der Medizin unterliegen laufendem Wandel durch Forschung und klinische Erfahrungen. Herausgeber und Autoren dieses Werkes haben große Sorgfalt darauf verwendet, dass die in diesem Werk gemachten therapeutischen Angaben dem derzeitigen Wissensstand entsprechen. Das entbindet den Nutzer dieses Werkes aber nicht von der Verpflichtung, anhand anderer Werke zu diesem Thema zu überprüfen, ob die dort gemachten Angaben von denen in diesem Buch abweichen und seine Verordnung in eigener Verantwortung zu treffen.

Bibliografische Information der Deutschen Nationalbibliothek
Die Deutsche Nationalbibliothek verzeichnet diese Publikation in der Deutschen Nationalbibliografie; detaillierte bibliografische Daten sind im Internet über http://dnb.d-nb.de abrufbar.

1. Auflage 2008

Der Urban & Fischer Verlag ist ein Imprint der Elsevier GmbH.

08 09 10 11 12 5 4 3 2 1

Planung: Christl Kiener, München
Lektorat: Christl Kiener, München; Sonja Frankl, München
Redaktion: Doris Schultze-Naumburg, Übersee
Herstellung: Antje Arnold, München; Kerstin Wilk, Leipzig
Satz: abavo GmbH, Buchloe/Deutschland; TNQ, Chennai/Indien
Druck und Bindung: Uniprint International, Meppel
Umschlaggestaltung: SpieszDesign, Büro für Gestaltung, Neu-Ulm
Titelfotografie: © GettyImages/Stockdisc
Gedruckt auf 100 g Eurobulk
Printed in Netherlands

ISBN 978-3-437-57700-0

Aktuelle Informationen finden Sie im Internet unter **www.elsevier.de** und **www.elsevier.com**

Geleitwort

Der Begriff „Tinnitus" ist heute nahezu jedem Laien geläufig. Als ich vor 45 Jahren meine HNO-ärztliche Tätigkeit begann, kam dieses Krankheitsbild noch extrem selten vor.

Die ungewöhnlich starke Zunahme des Tinnitus in der Bevölkerung gibt Rätsel auf, die bis heute nicht wissenschaftlich geklärt sind. Vor allem ist die allgemeine Meinung zum Tinnitus recht negativ: Sowohl die Betroffenen als auch die Therapeuten drücken meist deutlich ihre Enttäuschung und Frustration aus, wenn das Thema „Tinnitus" diskutiert wird. Die schlechten Prognosen, ja geradezu Ohnmacht bei dieser Erkrankung, lähmt das Engagement der Therapeuten und die Genesungskraft der Patienten.

Mein HNO-Kollege Michael Golenhofen will mit diesem Buch gegen diese Ohnmacht zu Felde ziehen. Das verlangt vom Therapeuten eine wesentliche Erweiterung sowohl seiner diagnostischen wie auch therapeutischen Maßnahmen. Vor allem verlangt dies auch eine ausgiebige Hinwendung – auch zeitlich – zum Patienten, der andererseits aktiv in das Behandlungskonzept überzeugend eingebunden werden muss.

Golenhofen stellt in seinem Buch eine ganze Reihe von Therapiekonzepten vor, die er selbst über Jahre bei seinen Patienten angewendet hat.

Wichtig ist ihm hierbei, dass der westlich-wissenschaftliche Therapiezugang der primäre bleibt und in der Diagnostik unverzichtbar ist. Darum gehört dieses Krankheitsbild in die Hand des Facharztes. Doch dieser muss notwendigerweise seinen Blick weiten, will er die Komplexität dieser Erkrankung verstehen. Schon seit mehreren Jahrzehnten nimmt die psychische Überlagerung und Prägung sowie der funktionelle Charakter vieler Erkrankungen mit der Folge der Chronifizierung zu.

Michael Golenhofen verleiht innerhalb der zahlreichen von ihm empfohlenen und erprobten Methoden der Traditionellen Chinesischen Medizin einen besonderen Stellenwert. Das erklärt sich aus der systemischen Zugangsweise dieser uralten Medizinerfahrung: Die tradierten Systeme („Elemente") lassen sich als fünf Regelkreise interpretieren, innerhalb derer jedes System durch sehr spezifische somatische, wie psychische und damit auch typologische Charakteristika gekennzeichnet ist.

Wenngleich das Konzept der Traditionellen Chinesischen Medizin (TCM) dem westlichen Arzt einen Umdenk- und Lernprozess abverlangt, so kann dies doch gerade an Hand eines Krankheitsbildes – wie hier des Tinnitus – auf relativ einfache Weise gezeigt werden. Das ist auch das Bemühen des Autors: Aus der Praxis heraus ein Verständnis für diese ganz andere Medizin zu vermitteln. Bei Golenhofen ist sie keineswegs der „Stein der Weisen", sondern eine der möglichen Methoden, die das Beschwerdebild auf das Individuum bezogen – also ganzheitlich – angehen.

Ein solches Erfassen gelingt am ehesten, wenn Untereinheiten des Ganzen, quasi spiegelnde Fraktale, erkannt und in ihrer gegenseitigen Wechselwirkung im Therapiekonzept einbezogen werden. Darin liegen wohl das Geheimnis und der Erfolg einer so alten Medizin-Erfahrung wie der TCM.

Doch auch die Funktionsverknüpfung wird durch die Erfahrungen und die Erkenntnisse der im Westen entwickelten Sonderformen der Akupunktur optimal beeinflusst: Mittels Ohr-, Schädel- und Mundakupunktur lassen sich Dysfunktionen im Bereich der HWS, des stomatognathen Systems und deren Wechselwirkungen auf meist rasche und einfache Weise günstig beeinflussen. Eine funktionsoptimierte Statik, speziell im Bereich der HWS, sowie eine Befreiung der neuromuskulären Belastung im Zahn-Kieferbereich ist m. E. Voraussetzung für jede Art von Tinnitus-Therapie.

Somit bietet das Buch von Michael Golenhofen sowohl eine anschauliche Ausweitung des Blickes für das komplexe Bild des Tinnitus als auch direkt umsetzbare Therapiekonzepte. Ich wünsche daher dem Werk des Autors eine gute Rezeption bei allen, die mit dem Thema Tinnitus konfrontiert sind – und eine mit Erfolg gekrönte Umsetzung seiner Therapieempfehlungen.

Jochen Gleditsch
Baierbrunn, Mai 2008

Vorwort

Den Anstoß zu diesem Buch gab die tägliche Praxis. Seit mehr als 20 Jahren behandle ich Erkrankungen im HNO-Fachgebiet und seit ca. 10 Jahren liegt der Schwerpunkt auf einer multi-disziplinären Behandlung von Patienten mit Tinnitus und/oder Schwindel. Die Akupunktur ist dabei immer ein fester Bestandteil, auch wenn ihre Bedeutung für die Behandlung des Tinnitus in Fachkreisen sehr unterschiedlich bewertet wird.

Am Ende meiner Facharztprüfung löste die Behandlung von Patienten mit Tinnitus häufig Unzufriedenheit und manchmal Frustration aus. Durch eine zunehmende Spezialisierung konnten die Behandlungsergebnisse verbessert werden und der Umgang mit den Patienten verlief zunehmend zufriedenstellend.

Zu meiner großen Verwunderung bestand zwischen moderner Forschung und chinesischer Sichtweise eine zwanglose Übereinstimmung. Das moderne Wissen über Tinnitus zusammenzutragen, aus Sicht der Traditionellen Chinesischen Medizin (TCM) zu interpretieren und in das Wandlungsphasenschema der Fünf Elemente einzuarbeiten erlaubte, die sehr komplexe Materie praxisgerecht zu vereinfachen. Die brennende Problematik der Tinnitusbehandlung in Deutschland kann gelöst werden, wenn der multi-disziplinäre Ansatz in Diagnostik und Therapie konsequent umgesetzt wird.

Ziel dieses Buches ist einerseits die verständliche Darstellung einer überaus komplexen und erst ansatzweise erforschten Materie, sodass modernes Wissen in der Fach- und Allgemeinpraxis uneingeschränkt zur Anwendung kommen kann. Andererseits soll der individuelle Behandlungsaspekt der chinesischen Medizin in den Mittelpunkt gestellt werden, indem alle Facetten des Symptoms Tinnitus vor dem Hintergrund der chinesischen Sichtweise beleuchtet werden und in einer multi-disziplinären Behandlung ihren Platz finden.

Abkürzungen

A. Aa.	Arteria Arteriae
ADANO	Arbeitsgemeinschaft Deutschsprachiger Audiologen und Neurootologen
BERA	Brainstem Electric Response Audiometry
bulb.	bulbus
caul.	Caulis
CMD	Craniomandibular dysfunction
concha	Concha
cort.	cortex
cort. rad.	cortex radicis
CT	Computertomographie
DÄGfA	Deutsche Ärztegesellschaft für Akupunktur
DGFDT	Deutsche Gesellschaft für Funktionsdiagnostik und -therapie in der Zahn-, Mund- und Kieferheilkunde
DGFF	Deutsche Gesellschaft für Fremdsprachenforschung
DGMM	Deutsche Gesellschaft für Manuelle Medizin
DGVT	Deutsche Gesellschaft für Verhaltenstherapie
DGOM	Deutsche Gesellschaft für Orthomolekulare Medizin
DPOAE	Distorsionsproduzierte otoakustische Emission
DZVHAE	Deutscher Zentralverein homöopathischer Ärzte
EBV	Epstein-Barr-Virus
ESA	Ensemble Spontanaktivität des Hörnervs
ESWT	Extrakorporale Stoßwellen-Therapie
flos	flos
fol.	folium
fruct.	fructus
ggf.	gegebenenfalls
GPhy	Gesellschaft für Phytotherapie
GZM	Internationale Gesellschaft für Ganzheitliche Zahn-Medizin
HAES	Hydroxyethylstärke
HBO	Hyperbare Sauerstofftherapie
H.E.L.P.	Heparin-induzierte extrakorporale LDL-Präzipitation
herb.	herba
HOT	Hämatogene Oxidationstherapie
HSV	Herpes-simplex-Virus
HWS	Halswirbelsäule
Inf.	Infusion

IGUMED	Interdisziplinären Gesellschaft für Umweltmedizin
Kps.	Kapsel
LDL	Low-Density-Lipoprotein(-Cholesterin)
li	links
Lig., Ligg.	Ligamentum, Ligamenta
lign.	lignum
MAPS	Mikro-Aku-Punkt-System
MFA	Muskelfunktionsanalyse
M., Mm.	Musculus, Musculi
Mio.	Millionen
MTT	Medizinische Trainingstherapie
NIRS	Nah-Infrarot-Spektroskopie zum Nachweis kortikaler Verarbeitung
NMR	Nuclear Magnetic Resonance
N., Nn.	Nervus, Nervi
OAE	otoakustische Emissionen
PET	Positronen Emissions Tomographie
Proc., Procc.	Processus
R. Rr.	Ramus, Rami
rad.	radix
re	rechts
rhiz.	rhizoma
Rp.	Rezipe
SBS	Sphenobasiläre Synchondrose
sem.	semen
SOAE	Spontane otoakustische Emissionen
supp.	suppositorium
tägl.	täglich
Tb.	tuber
Tbl.	Tablette
TENS	Transkutane elektrische Nervenstimulation
TEOAE	Transitorisch evozierte otoakustische Emissionen
Tr.	Tropfen
TRT	Tinnitus-Retraining-Therapie
V. Vv.	Vena, Venae
Vit.	Vitamin
Zust. n.	Zustand nach
TCM	Traditionellen Chinesischen Medizin
ZÄN	Zentralverband der Ärzte für Naturheilverfahren
ZNS	Zentralnervensystem

Abbildungsnachweis

Gleditsch J M: Mundakupunktur. Ein Schlüssel zum Verständnis regulativer Funktionssysteme. 8. Aufl., Elsevier GmbH, München 2005

Gleditsch J M: Reflexzonen und Somatotopien. Vom Mikrosystem zu einer Gesamtschau des Menschen. 9. Aufl., Elsevier GmbH, München 2005

Golenhofen K: Basislehrbuch Physiologie. Lehrbuch, Kompendium, Fragen und Antworten. 3. Aufl., Elsevier GmbH, München2004

Hanna T: Beweglich bleiben – ein Leben lang. 8. Aufl., Kösel-Verlag, München 2006

Kubiena G (Hrsg.): Praxishandbuch Akupunktur. 4. Aufl., Elsevier GmbH, München 2007

Pollmann N: Kursbuch Akupunktur. 2. Aufl., Elsevier GmbH, München 2008

Putz R, Papst R (Hrsg.): Sobotta. Atlas der Anatomie des Menschen. Kopf, Hals, obere Extremität, Bd. 1, 22. Aufl., Elsevier GmbH, München 2006

Thambirajah R: Kosmetische Akupunktur. Hautstörungen und Hauterkrankungen mit Akupunktur behandeln. Elsevier GmbH, München 2007

Inhaltsverzeichnis

KAPITEL 1

Anatomie und Neurophysiologie des Hörens

Um ein so subtiles und rein funktionelles Symptom der Hörwahrnehmung wie Tinnitus verstehen zu können, ist es sinnvoll, die anatomischen Strukturen des Hörorgans und seiner Wahrnehmungsvorgänge innerhalb des auditorischen Systems genau zu betrachten:

Schon die paarweise Anordnung beider Ohrmuscheln seitlich am Schädel hat für den Hörvorgang beim Menschen eine wesentliche Bedeutung. Die beiden Ohren ermöglichen durch ihre seitliche Lage am Schädel eine räumliche Orientierung, da die zeitliche Verzögerung der Schallwahrnehmung auf der Ebene des Hirnstamms differenziert werden kann.

Kleine Verzögerungen in der Schallwahrnehmung treten auch in der Ohrmuschel selbst auf. Sie ist so geformt, dass ein Tonimpuls an der knorpeligen Oberfläche so reflektiert wird, dass er beim Menschen dreimal hintereinander, ähnlich wie ein Echo, in den Gehörgang gelangt. Durch diesen Wiederholungseffekt ist eine Differenzierung des Gehörten gegeben (Burchard 1997). (➢ Abb. 1-1).

Ein Blick auf das Muster der sensiblen Innervation der Ohrmuschel lässt eine auffallend komplexe Verteilung erkennen. Insgesamt sind vier Hirnnerven (Nervi (Nn.) facialis [VII], glossopharyngeus [IX], vagus [X] und mandibularis [V]) an der sensiblen und motorischen Nervenversorgung des äußeren Ohres beteiligt. Damit nimmt das Ohr eine Sonderstellung ein, deren Bedeutung für die Hörfunktion noch nicht erschöpfend bewertet werden kann (➢ Abb. 1-2).

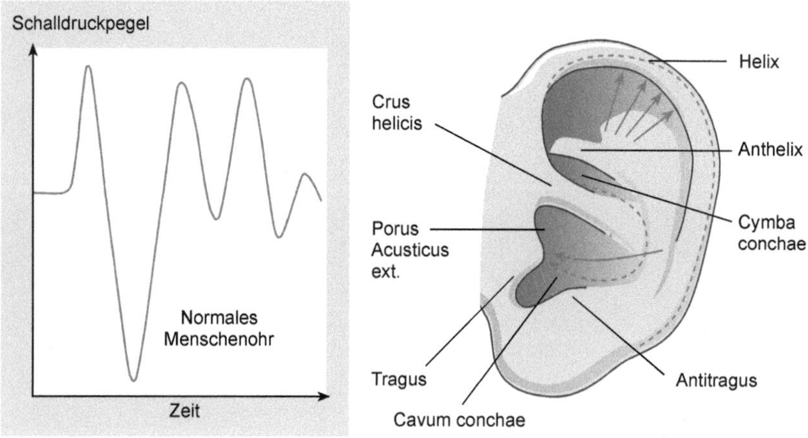

Abb. 1-1 Ohrmuschelform mit Schallwegen (Burchard 1997)

Abb. 1-2 a, b, c Komplexe Innervation der Ohrmuschel (Gleditsch 2005, Sobotta 2006)
a) Innervationszonen der Ohrmuschel
b) Nn. facialis [VII], glossopharyngeus [IX], vagus [X]
c) N. mandibularis [V]

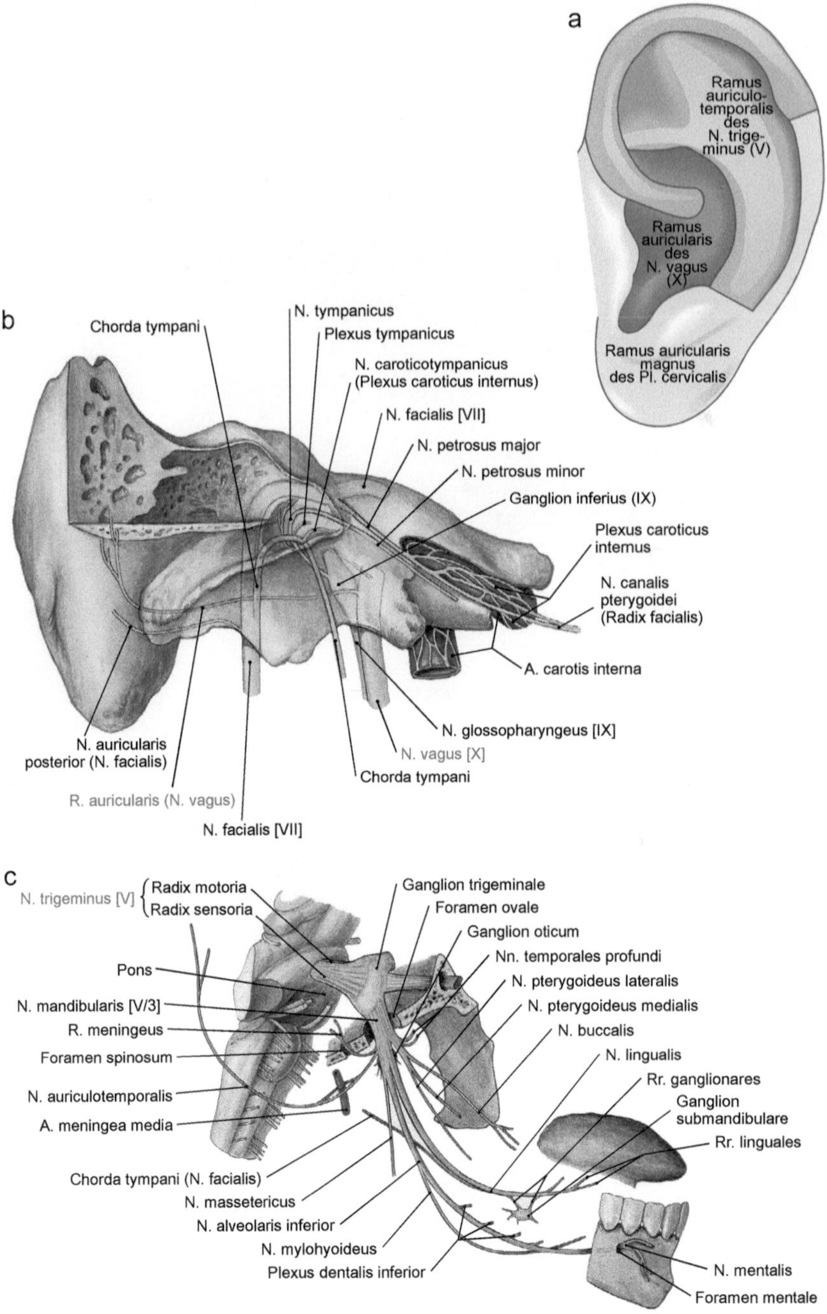
a
Ramus auriculo-temporalis des N. trigeminus (V)
Ramus auricularis des N. vagus (X)
Ramus auricularis magnus des Pl. cervicalis
b
Chorda tympani
N. tympanicus
Plexus tympanicus
N. caroticotympanicus (Plexus caroticus internus)
N. facialis [VII]
N. petrosus major
N. petrosus minor
Ganglion inferius (IX)
Plexus caroticus internus
N. canalis pterygoidei (Radix facialis)
A. carotis interna
N. glossopharyngeus [IX]
N. vagus [X]
Chorda tympani
N. auricularis posterior (N. facialis)
R. auricularis (N. vagus)
N. facialis [VII]
c
N. trigeminus [V]
Radix motoria
Radix sensoria
Ganglion trigeminale
Foramen ovale
Ganglion oticum
Nn. temporales profundi
N. pterygoideus lateralis
N. pterygoideus medialis
N. buccalis
N. lingualis
Rr. ganglionares
Ganglion submandibulare
Rr. linguales
Pons
N. mandibularis [V/3]
R. meningeus
Foramen spinosum
N. auriculotemporalis
A. meningea media
Chorda tympani (N. facialis)
N. massetericus
N. alveolaris inferior
N. mylohyoideus
Plexus dentalis inferior
N. mentalis
Foramen mentale

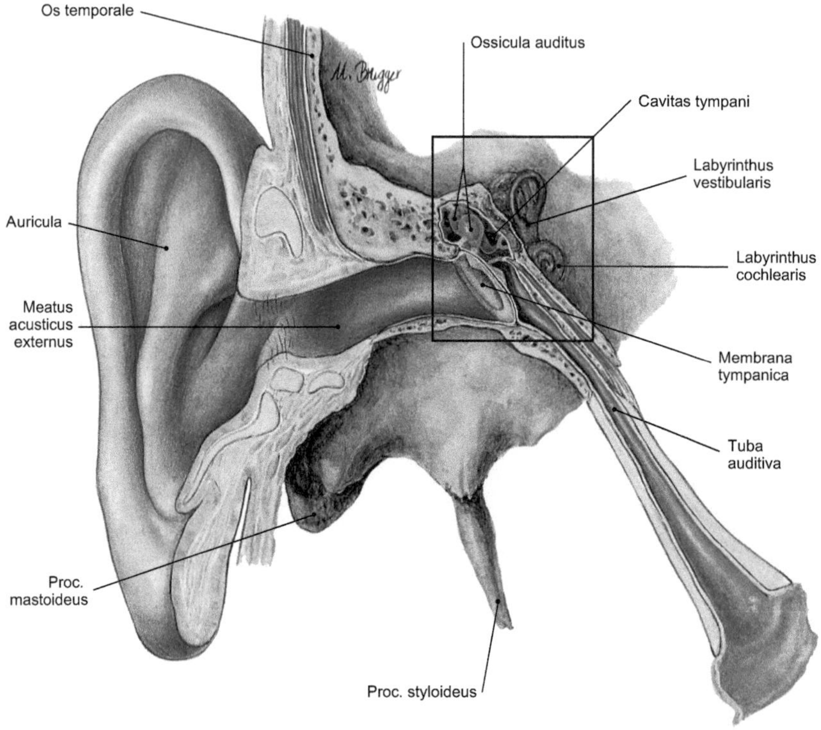

Abb. 1-3 Äußerer Gehörgang (Sobotta 2006)

Durch den zunächst knorpeligen, dann knöcherigen Gehörgang erreicht der Schall das Trommelfell, das die Grenze zwischen äußerem Ohr und Mittelohr darstellt (➢ Abb. 1-3, ➢ Abb. 1-4).

Der Hammer (Incus) stellt den ersten Teil der Gehörknöchelchenkette dar. An ihm ist bereits eine Modulation des gehörten Schalls möglich. Innerviert durch den N. trigeminus verbindet ein Mittelohrmuskel die Paukenwand mit dem Hammer (Musculus (M.) tensor tympani), der eine Veränderung der Trommelfellspannung ermöglicht. Wird der akustische Widerstand der Gehörknöchelchenkette auf diese Weise verändert, vollzieht sich eine Filterung der tiefen Frequenzen. Diese Anspannung des Trommelfells geschieht unwillkürlich auch beim weiten Öffnen der Augen und beim Anspannen der Kaumuskeln (➢ Abb. 1-5).

Entwicklungsgeschichtlich haben die Säugetiere und somit auch der Mensch ihr Kiefergelenk an einer anderen Stelle als die restlichen Wirbeltiere. Bei diesen ist das primäre Kiefergelenk zwischen Os articulare und Os quadratum ausgebildet – eine Verbindung, die beim Menschen die Verbindung zwischen Hammer und Amboss darstellt. Funktionell gesehen gehört der erste Teil der Schallleitungskette somit zum Kauorgan, was sich auch

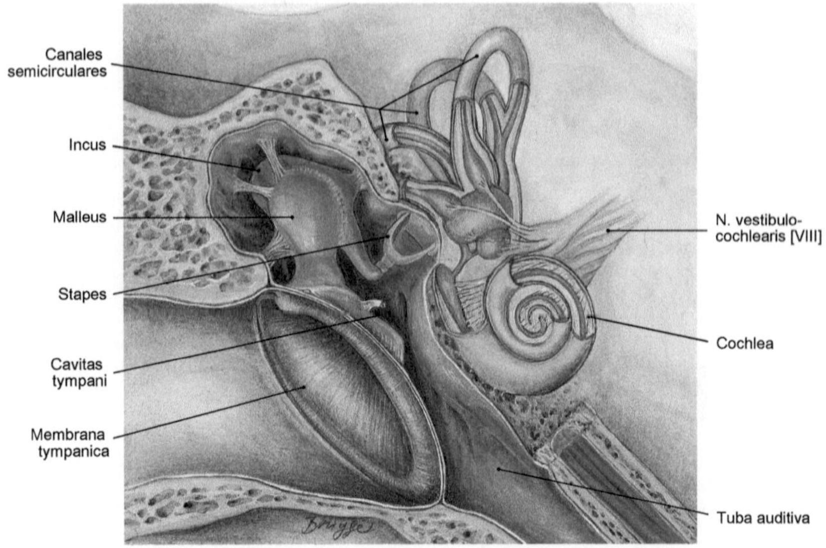

Abb. 1-4 Mittelohr (Sobotta 2006)

in seiner Innervation spiegelt. Sie wird vom ersten Kiemenbogennerven (N. trigeminus) geleistet, der auch die Kaumuskulatur und einige Halsmuskeln innerviert.

Die funktionelle Verwandtschaft zum Unterkiefer setzt sich bis in das Schläfenbein (Os temporale) fort. Drei der vier Teile dieses Knochens, Pars tympanica, mastoidea und petrosa, sind nicht wie die Pars squamosa knöchern mit der Umgebung verbunden, sondern besitzen eine bindegewebige Verkeilung in Form einer Gomphosis. Diese Form der Verbindung weisen im menschlichen Körper sonst nur die Zähne auf. Jeder unphysiologische Druck am Os temporale kann damit eine mechanische Belastung in den Knochenteilen verursachen, die das gesamte Hörorgan von Gehörgang bis Nervenaustritt am inneren Gehörgang beherbergen. (➤ Abb. 1-6)

Eine weitere Schallanpassung geschieht am letzten Gehörknöchelchen, dem Steigbügel (Stapes), durch den M. stapedius. Er versteift durch eine Kontraktion auf laute akustische Impulse die Kette und schützt so das Innenohr vor Überlastung. Der Reflexbogen läuft über den weiten Kiemenbogennerv, den N. facialis, und wird unter anderem durch Verschaltung der Hirnnerven im Mittelhirn auch durch die Funktion des N. vagus beeinflusst. Entwicklungsgeschichtlich bedeutete die Fähigkeit, tiefe Umgebungsgeräusche zu filtern und damit menschliche Laute besser hören zu können, einen Selektionsvorteil gegenüber den Reptilien und Amphibien, die diese Fähigkeit nicht besitzen und daher die Kommunikation von Säugetieren nicht hören konnten (Porges 2000).

Die Fußplatte des Stapes wird aus Teilen der Mittelohrkapsel gebildet und setzt am ovalen Fenster an, das die Grenze zum Innenohr darstellt. Hier erfolgt der Übertritt in

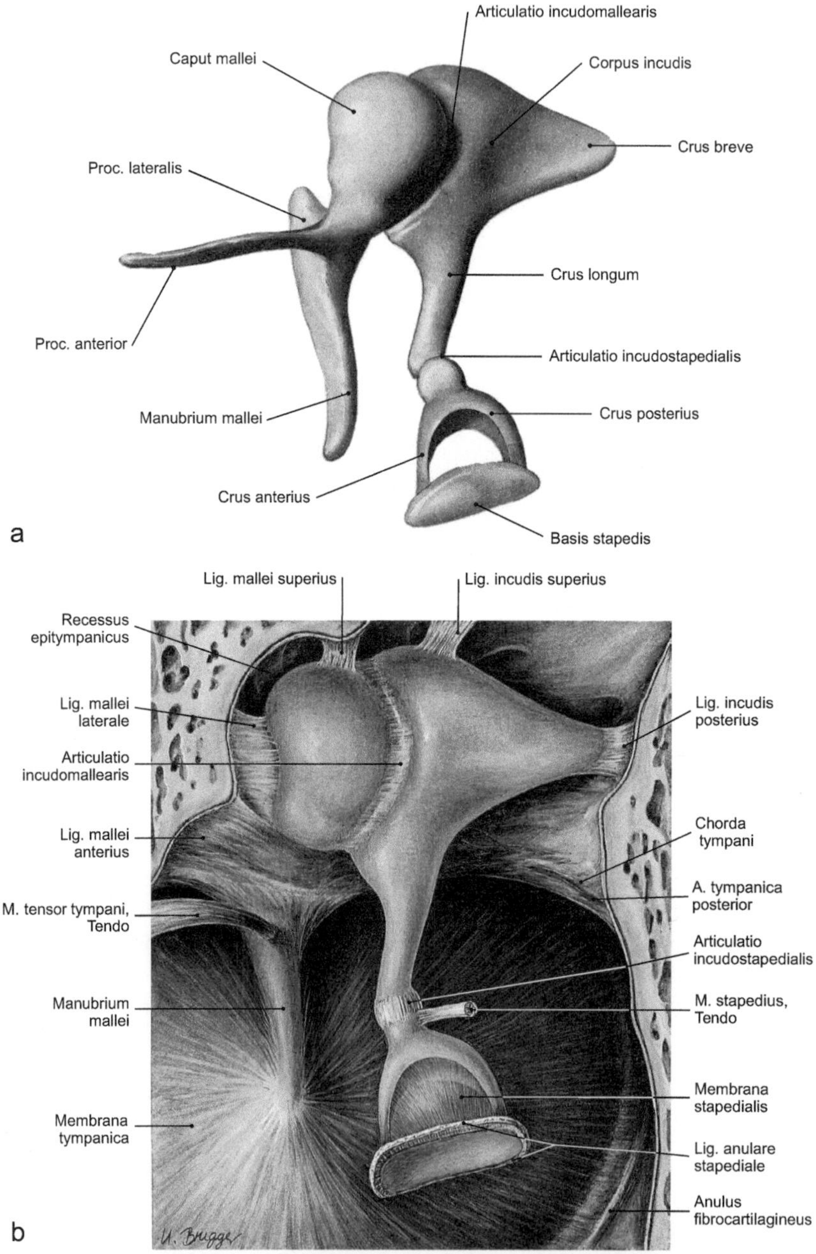

Abb. 1-5 Gehörknöchelchen und Mittelohrmuskeln des menschlichen Ohrs (Sobotta 2006)
a) Gehörknöchelchen
b) Gelenke und Bänder der Gehörknöchelchen

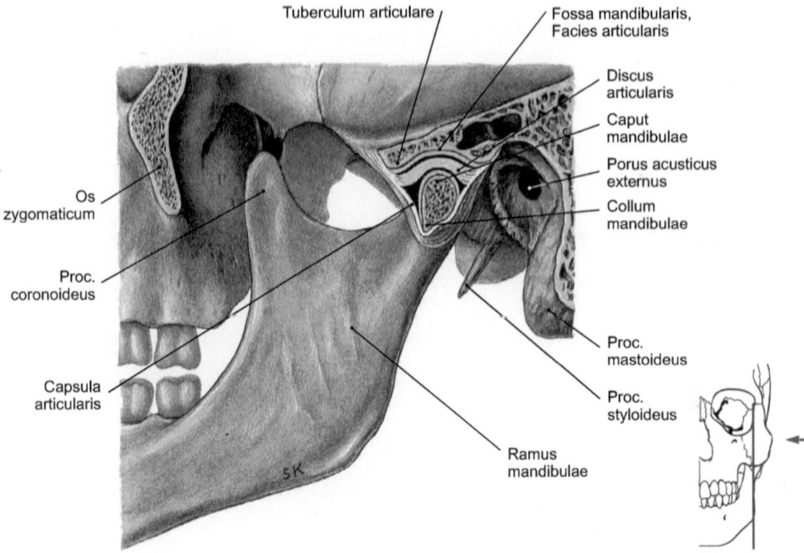

Abb. 1-6 Kiefergelenk

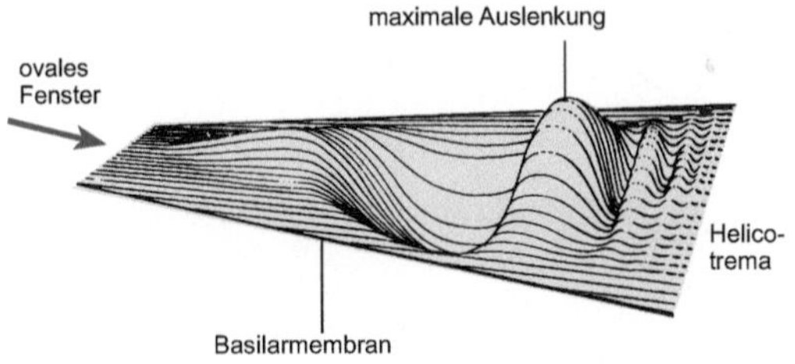

Abb. 1-7 Ausbreitung einer Wanderwelle über die Basilarmembran (Golenhofen 2006)

das flüssige Medium der Kochlea, in der die Weiterleitung des Schalls in Form einer Wanderwelle vonstatten geht (➢ Abb. 1-7). Das mechanische Übertragungsverhältnis vom Trommelfell auf das ovale Fenster beträgt beim Menschen 15:1. Dies entspricht einer erheblichen Drucksteigerung (➢ Abb. 1-8). Beim Hund weist sie ein Verhältnis von 27:1 auf.

Die Wanderwelle läuft vom ovalen Fenster innerhalb der Scala vestibuli die Schneckenwindungen hinauf zum Helikotrema, wo sie in die Scala tympani mündet. Dort nimmt sie den Weg zurück, um das Innenohr durch das runde Fenster zu verlassen. Die mechanische Energie der Druckwelle wird am Corti-Organ in eine Auslenkung der Stereozilien auf den Haarzellen umgesetzt. Die in drei Reihen angeordneten äußeren Haarzellen nehmen dabei den Großteil der Energie auf und verstärken durch einen eigenen

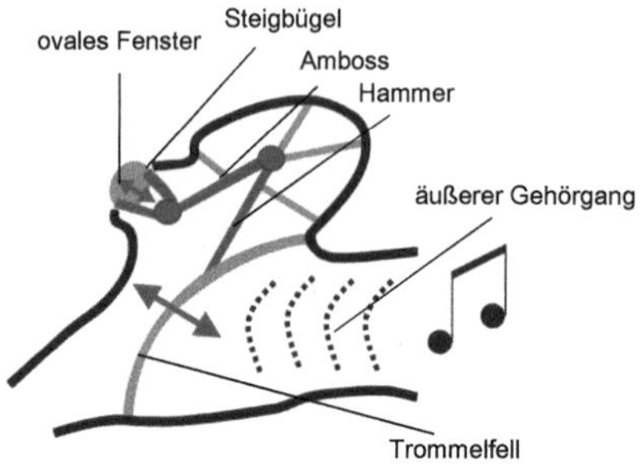

Abb. 1-8 Drucksteigerung durch Flächenunterschied von ovalem Fenster und Trommelfell

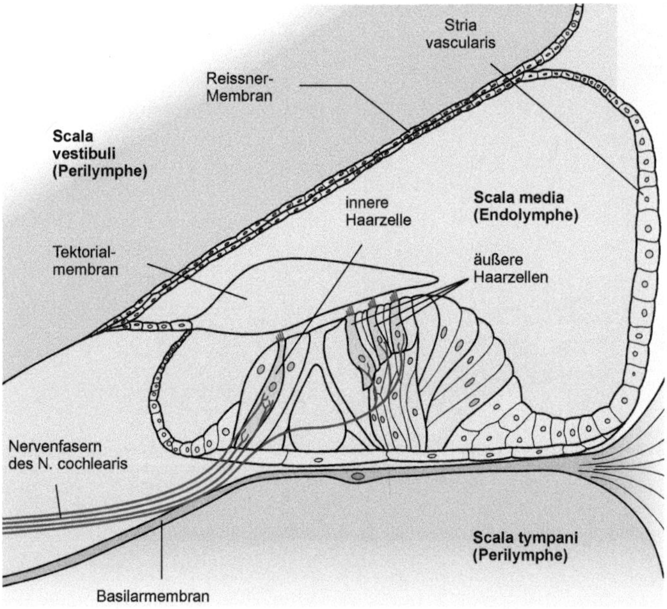

Abb. 1-9 Corti-Organ mit Haarzellen (Golenhofen 2006)

Kontraktionsvorgang den aufgenommenen Impuls, der an die inneren Haarzellen weitergeleitet wird (➤ Abb. 1-9).

Interessanterweise, und für die Entstehung von Tinnitus bedeutungsvoll, sind fast ausschließlich die inneren Haarzellen (ca. 85%) für die Weiterleitung der Erregung zu den Neuronen im Spiralganglion verantwortlich, während die äußeren Haarzellen zu ca. 85% efferent von den Kerngebieten im Hirnstamm innerviert werden. Dies bedeutet, dass die Überleitung des Hörimpulses auf der Ebene des Verstärkermechanismus im

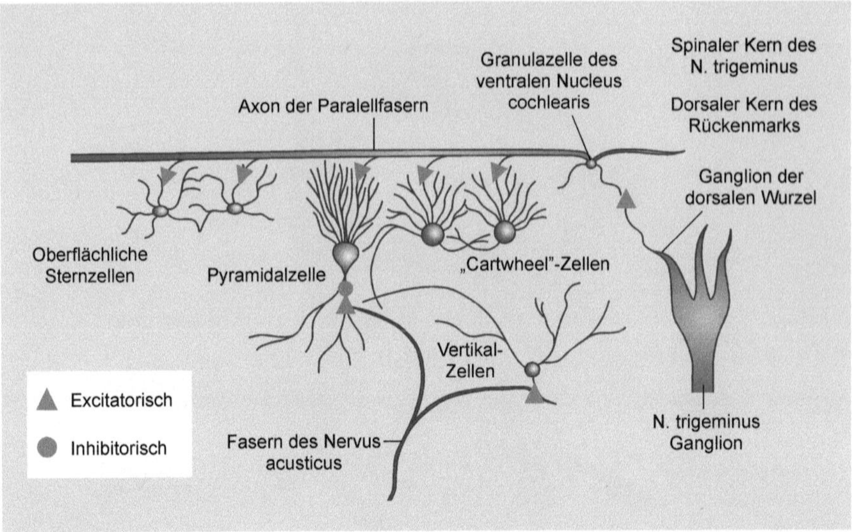

Abb. 1-10 Auditorischer und nicht-auditorischer Input am Nucleus cochlearis dorsalis des Meerschweinchens (Shore et al. 2007)

Innenohr fast ausschließlich von Vorgängen auf der Ebene des Hirnstamms abhängt, in dem eine Vielzahl von Informationen auditorischer und nicht-auditorischer Herkunft verarbeitet werden (Shore 2007) (➤ Abb. 1-10).

Hier und in der nächsten Station des oberen Olivenkerns werden durch Rückkopplungsmechanismen und Verschaltungen mit der Gegenseite Funktionen wie das Richtungshören, die Lautheitsanpassung und Rauschunterdrückung gewährleistet. Von hier erfolgt die Weiterleitung der akustischen Information zum Thalamus und schließlich zur primären Hörrinde, die von sekundären Hörregionen umgeben ist (➤ Abb. 1-11).

Im Thalamus geschieht die Verbindung zu emotionalen Inhalten und die affektive Verarbeitung, während sich im Hörkortex die Analyse komplexer Klänge und die höheren Funktionen des Hörens wie z. B. die kognitive Absenkung der Hörschwelle (Lauschen) oder das Tongedächtnis vollziehen.

Der Hörfunktion liegt nach heutigem Wissen also ein komplexes System zugrunde, das auf vielschichtige Weise miteinander verknüpft ist und durch Rückkopplungsmechanismen innerhalb des Systems als ein großes Ganzes anzusehen ist. Alle Wahrnehmungsqualitäten, angefangen vom somatischen Empfinden, den motorischen Funktionen und sensorischen Funktionen bis hin zu affektiven Einflüssen und bewussten Vorgängen auf die kortikaler Ebene, haben einen Zugang zur Wahrnehmung und Verarbeitung des Hörens.

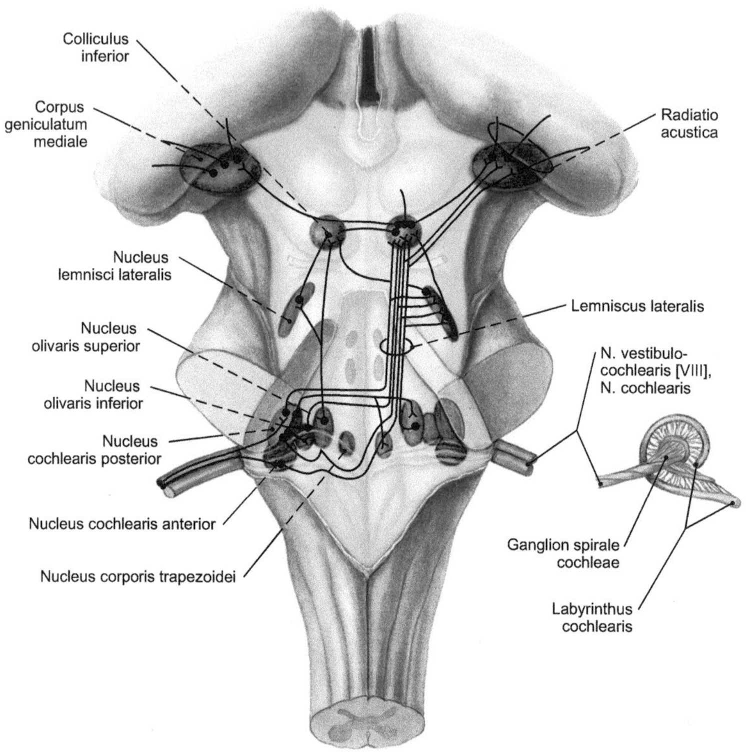

Abb. 1-11 Zentrale Hörbahn des Menschen (Sobotta 2006)

KAPITEL

2 Tinnitus aus westlicher und östlicher Sicht

2.1 Einleitung

Tinnitus ist ein komplexes Symptom der menschlichen Hörwahrnehmung, das bei einer Vielzahl von körperlichen und seelischen Erkrankungen vorkommt. Für Patienten stellt die Wahrnehmung akuter oder chronischer Ohrgeräusche fast immer ein schwerwiegendes Ereignis dar. Die medizinische Diagnostik hat daher die wichtige Aufgabe, lückenlose Klarheit hinsichtlich der klinischen Befunde zu schaffen. Die letzten Jahre haben viele neue wissenschaftliche Erkenntnisse zu Tinnitus erbracht, was unser theoretisches Wissen erheblich erweitert hat. Vieles liegt aber noch im Dunkeln, besonders was die Möglichkeiten der Therapie betrifft. Die Behandlungspraxis von Patienten mit Tinnitus weist eine große Diskrepanz zwischen der Fülle an theoretischem Wissen einerseits und eindimensionalen Behandlungsmethoden andererseits auf. Hier besteht ein erheblicher Bedarf an qualifizierter Weiterbildung und Qualitätsmanagement.

Neu in der Behandlung von Patienten mit Tinnitus ist der integrative Ansatz, bei dem modernes analytisches Wissen mit dem Erfahrungsschatz der chinesischen Medizin in Einklang gebracht wird. In den folgenden Ausführungen sollen die dem Tinnitus zugrunde liegenden Erkrankungsmuster der Traditionellen Chinesischen Medizin (TCM) zu einem vertieften Verständnis dieses neurophysiologischen Symptoms beitragen und so Impulse für die ärztliche Praxis geben.

Problemstellung in der Tinnitustherapie

Von entscheidender Bedeutung für das Schicksal der von Tinnitus Betroffenen ist der Erstkontakt mit ihrem Arzt. Wird ein gewissenhafter Ausschluss schwerwiegender Befunde vorangestellt und der multifaktoriellen Genese der Ohrgeräusche Rechnung getragen, entsteht eine stabile Behandlungssituation und somit selten ein Problem.

Fast immer aber zeigen Patienten mit Tinnitus ein komplexes klinisches Bild, das per se eine Diagnostik und Therapie durch Therapeuten verschiedener Fachgebiete erfordert. Häufig wird dies im klinischen Alltag nicht zufriedenstellend bewerkstelligt und führt zu einer Reihe von Problemen:

- **Problem 1:** Die Patienten fühlen sich verunsichert und verängstigt, da ihnen ein nur unvollständiges Bild ihrer Beschwerden vermittelt wird und Behandlungsmöglichkeiten im Unklaren bleiben. Obwohl die Behandelnden diese Situation ebenfalls wahrnehmen, reagieren sie hilflos und frustriert. Es kommt zur Unterlassung wichtiger Behandlungen und stattdessen zur Durchführung teils unwirksamer Therapien, die den Kreislauf des Problems erneut anstoßen.
- **Problem 2:** Die angesetzten Therapien sind in ihrer Wirksamkeit fraglich und oft wirkungslos. Die entstehende Enttäuschung auf Seiten der Patienten verstärkt die Hilflosigkeit hinsichtlich der Erkrankung und begünstigt so ihre Vorstellung, die Tinnituswahrnehmung sei chronisch. Kommt dabei noch eine seelische Belastung hinzu,

kann ein Zustand seelischer Dekompensation eintreten, der teure stationäre Therapien erforderlich macht.

- **Problem 3:** Auch in Behandlungsstudien wird die multifaktorielle Genese von Tinnitus oft nicht berücksichtigt. Das Ergebnis sind negative Resultate. Dies führt zu einer Verweigerungshaltung der Kostenträger, die einerseits einen therapeutischen Minimalismus und andererseits eine hohe finanzielle Belastung der Patienten bewirken kann.
- **Problem 4:** Die Zahl der an Tinnitus leidenden Menschen nimmt trotz großen personellen und finanziellen Aufwands kontinuierlich zu. Ca. 1,5 Mio. Menschen sind in Deutschland bereits davon betroffen. Die moderne Tinnitusbehandlung in Kliniken und Praxen leistet also offensichtlich keinen entscheidenden Beitrag zur Prävention von Tinnitus.

Interdisziplinärer Ansatz

Warum kann ein Behandlungskonzept nach dem Vorbild der TCM helfen, die aktuellen Probleme der Tinnitusbehandlung zu lösen?

Tinnitus tritt bei einer Vielzahl von Störungen auf und ist somit in seiner Genese multifaktoriell. Das klinische Bild der Patienten ist meistens sehr komplex, da häufig mehrere Ursachen gleichzeitig vorliegen und sich diese gegenseitig verstärken können.Schließlich entfalten akute und chronische Zustandsbilder eine gänzlich unterschiedliche Dynamik. Der Umgang mit einem komplexen dynamischen System ist in der TCM aber Gewohnheit und somit unproblematisch.

- **Zu Problem 1:** Der praktische Umgang mit einem Behandlungskonzept wie dem der TCM macht Behandelnden wie Behandelten bewusst, dass die Wahrnehmung von Ohrgeräuschen nur ein Symptom des komplexen Hörsystems und nicht ein eigenständiges Krankheitsbild ist. Tinnitus äußert sich als akustische Phantomwahrnehmung fast immer auf die gleiche Weise, geht aber auf eine Vielzahl ätiologischer Faktoren zurück. Das Modell der TCM lässt keinen Zweifel daran, was Ursache und was Symptom ist. Es verbindet körperliche Symptome mit seelischen Zustandsbildern und eignet sich damit bestens für das Beratungsgespräch. Die Aufmerksamkeit der Patienten kann so konsequent auf die verursachenden Krankheitsbilder und weg von der Symptomwahrnehmung gerichtet werden. Dies legt die Grundlage für eine konstruktive Beratungssituation (positive counseling).
- **Zu Problem 2:** Eine in pathogenetische Muster differenzierte Therapie behandelt Grunderkrankungen. Für viele dieser Störungen sind effiziente Behandlungsverfahren bekannt. Es besteht daher kein Problem der Kostenerstattung oder des Wirksamkeitsnachweises. Inwieweit diese Behandlungen den Prozess, dass die Krankheit als chronisch empfunden wird, zu unterbrechen vermögen, ist noch unklar. Erfahrungsgemäß unterbindet sie aber den Vorgang der zunehmenden seelischen Belastung, da klare therapeutische Vorgaben gemacht werden, anstatt Patienten einer kontraproduktiven Beratungssituation (negative counseling) preiszugeben.

- **Zu Problem 3:** Der interdisziplinäre Ansatz macht, abhängig vom Typ, sehr genaue therapeutische Vorgaben, die spezifisch geprüft werden können. Das Ergebnis solcher Studien bleibt abzuwarten. Therapien können ebenso mit der Behandlung der zugrunde liegenden Störung begründet werden – die Kostenerstattung ist daher eher gewährleistet und therapeutischer Minimalismus unbegründet.
- **Zu Problem 4:** Die Bildung von therapierelevanten Untergruppen definiert eine spezifische Therapie, die in Bezug auf die verursachende Störung als kausal gelten kann. Damit sind eine sinnvolle Behandlung und Prävention möglich. Betrachtet man die Häufigkeitsverteilung der Subgruppen, kann erfahrungsgemäß die sensomotorische Gruppe als die häufigste angesehen werden. Für die Prävention würde dies bedeuten, dass eine Schulung der Sensomotorik und eine Gesunderhaltung des muskulo-skelettalen Systems als vorrangig anzusehen sind. Welchen Einfluss eine konsequente Prävention dieser Art auf die Häufigkeit von Tinnitusneuerkrankungen haben könnte, ist noch nicht bekannt und bleibt abzuwarten.

Interdisziplinärer Gedanke in westlicher und östlicher Medizin

Die Umsetzung einer interdisziplinären Therapie kann im medizinischen Alltag Schwierigkeiten bereiten, da die Bewältigung komplexer und interdisziplinärer Abläufe nicht zu den Stärken der westlichen Medizin gehört. Der in der westlichen Medizintheorie verankerte analytische Zugang impliziert die Suche nach Störungen in einer einheitlichen Ätiologie und Pathogenese als rationale Grundlage für die Therapie. Damit ist eine Spezialisierungstendenz verbunden, da zuerst die Fülle einfacher, monokausaler Zusammenhänge wahrgenommen wird, die die moderne medizinische Therapie westlicher Prägung stark beeinflusst hat. Daher erfordert interdisziplinäres Handeln häufig ein Umdenken.

Im Unterschied dazu ist die östliche Medizin in ihrem theoretischen Grundgedanken streng symptomorientiert. Die TCM sucht in der Diagnostik nach individuellen Störungsmustern beim Patienten. Auf der Ebene der Organpaare des Wandlungsphasenzyklus stehen diese Störungsmuster mit den Funktionen anderer Wandlungsphasen in enger Beziehung, was die multikausale Natur von Krankheitsbildern anschaulich macht. Unabhängig von dem Wortbegriff einer westlichen Diagnose wird dann das Störungsmuster mit einer Vielzahl von Behandlungsmethoden therapiert (Phytotherapie, Bewegungstherapie, Ernährungstherapie, Akupunktur). Ein östliches Medizinsystem wie die TCM eignet sich gut für die Bewältigung komplexer Symptomkonstellationen und impliziert den interdisziplinären Gedanken.

Ein integratives und interdisziplinäres Konzept zur Tinnitustherapie müsste beide Medizinsysteme auf einer Metaebene verbinden, da ihre Ausgangspunkte diametral gegensätzlich sind. Ein vertiefter Blick auf das moderne Wissen der westlichen Medizin zum Thema Tinnitus einerseits und die Kenntnis des Modells der fünf Wandlungsphasen in der chinesischen Medizin andererseits offenbart diese Metaebene.

Zunächst soll jedoch das Phänomen Tinnitus aus Sicht der westlichen und östlichen Medizin genau betrachtet werden.

2.2 Tinnitus aus Sicht der westlichen Medizin

Das Verständnis des Symptoms Tinnitus unterscheidet sich auf den ersten Blick von beiden Richtungen der Medizin fundamental. Unsere moderne westliche Herangehensweise ist auch beim Tinnitus von der klassischen Analyse geprägt, die Ätiologie und Pathogenese zu klären versucht, um darauf aufbauend Diagnostik und Therapie definieren zu können. Das pathogenetische Verständnis beruht dabei auf der Anatomie und der Physiologie, wie wir sie aus naturwissenschaftlicher Sicht definiert haben. Im konkreten Fall der akuten und chronischen Ohrgeräusche liegt bis heute eine Fülle analytischer Daten vor, die eine überaus komplexe Situation beim Tinnitus zeichnen.

Definition/Epidemiologie

Das Ohrgeräusch ist ein häufig auftretendes Symptom. Vorübergehendes, kurzes Auftreten ohne morphologische Veränderungen im Hörorgan wird als ein harmloses Phänomen angesehen (Feldmann 1995). Die Bezeichnung Tinnitus ist dabei rein deskriptiv und leitet sich aus dem Lateinischen ab (tinnire = klingen).

Zur Epidemiologie des Tinnitus: Ca. 2,9 Mio. Menschen sind in Deutschland an Tinnitus erkrankt, wobei derzeit ca. 270.000 Neuerkrankungen pro Jahr zu verzeichnen sind. Ca. 1,5 Mio. Erwachsene haben mittelstarke bis starke Beschwerden, bei ca. 300.000 Betroffenen liegt eine starke Beeinträchtigung im Sinne einer psychosomatischen Zweiterkrankung vor (ca. 0,5%) (Lenarz, in: Feldmann 1998).

Ausgehend von der Entstehung einer Ohrgeräuschwahrnehmung (➢ Tab. 2-1) ist zwischen **objektiven** und **subjektiven** Ohrgeräuschen zu unterscheiden:

- Bei der subjektiven Form kommt es zu symptomatischen Ohrgeräuschen durch eine mechanische Behinderung der Schallleitung im äußeren Ohr oder innerhalb der Mittelohrstrukturen. Am Übertritt vom Mittel- zum Innenohr kann ferner die knöcherne Fixierung der Steigbügelfußplatte, wie bei der Otosklerose, eine Schallleitungsbehinderung erzeugen. Es resultiert ein als Rauschen wahrgenommenes Ohrgeräusch.
- Objektive Ohrgeräusche, ausgelöst durch die rhythmische Kontraktion der Mittelohrmuskeln (M. stapedius oder M. tensor tympani), haben einen knatternden Charakter und sind ebenso wie die Kontraktion des Gaumensegelmuskels (M. tensor veli palatini), der Strömungsgeräusche der Arteria (A.) carotis, A. vertebralis oder A. labyrinthii mit dem Stethoskop wahrnehmbar.

Tab. 2-1 Entstehung von Ohrgeräuschen

Ursachen von subjektivem Tinnitus	Ursachen von objektivem Tinnitus
• Cerumenpfropf • Trommelfellperforation • Gehörgangsstenose • Myringitis (Trommelfellentzündung) • Otosklerose, Otofibrose • Otitis media acuta • Otitis externa acutissima • Paukenerguss • Akustikusneurinom • Hirntumor	• Myoklonus von M. stapedius, M. tensor veli palatini oder M. tensor tympani • Strömungsgeräusch von A. vertebralis, A. carotis oder A. labyrinthii • Gefäßtumor (Hämangiom) des Mittelohrs

Ein Ohrgeräusch wird nach der Dauer seines Bestehens eingeordnet als:
- Akut (0–3 Monate),
- Subakut (3–12 Monate) oder
- Chronisch (> 12 Monate)

Ätiologie

Die Ätiologie des Tinnitus ist nicht bekannt, wird aber als multifaktoriell eingeschätzt (Feldmann 1998).

Pathogenese

Zur Pathogenese gibt es eine Vielzahl von Hypothesen, die ein komplexes Bild der möglichen Entstehungsmechanismen zeichnen. Anatomisch und pathophysiologisch gesehen kommen für die Auslösung subjektiver Ohrgeräusche nahezu alle Bereiche der Hörwahrnehmung einschließlich des Mittelohrs in Frage. Im Mittelpunkt der pathogenetischen Überlegungen stehen aber das Innenohr und die Afferenzen zum Hirnstamm, die Verschaltungen im Thalamus mit ihren Querverbindungen und die Vorgänge im Hörkortex. Dazu kommen die Afferenzen aus dem Bewegungsapparat von Kopf und Hals.

Durch klinische Beobachtungen von akutem Tinnitus bei einem Hörsturz und Knalltrauma lag eine erste Gruppe identischer Pathogenese mit kochleärem Tinnitus nahe (Itard 1821, Loeb u. Smith 1967). Ihren Ursprung vermutet man in der inneren Haarsinneszelle, im Übertragungsprozess an der Synapse zwischen innerer Haarzelle und Nervenendigung (Transduktions- und Transpositionstyp). Auch die äußere Haarzelle ist durch ihre Fähigkeit zur aktiven Signalverstärkung (Motormechanismus) in der Lage, Ohrgeräusche zu erzeugen. Die Ursache für den Motortinnitus ist nicht genau bekannt, vermutet werden aber Schädigungen durch lauten Schall oder durch toxische Stoffe

(Zenner 1987). Eine auf diesen Überlegungen errichtete Klassifikation des Tinnitus blieb in der Praxis unbemerkt.

Versuch der Klassifikation des Tinnitus nach pathogenetischen Kriterien (Zenner 1987)

- Schallleitungstinnitus
- Primär zentraler Tinnitus
- Sensorineuraler Tinnitus
- Sekundär zentraler Tinnitus
  - Typ I Motortinnitus
  - Typ II Transduktionstinnitus
  - Typ III Transformatiostinnitus
  - Typ IV Extrasensorischer Tinnitus

Eine weitere kochleäre Sonderform ist bekannt, die eine eigene Pathogenese aufzuweisen scheint – der Tinnitus beim M. Menière, dem Störungen des Endolymphraums zugrunde liegen (Gold 1948). Bei dieser, in der Kochlea selbst gelegenen Ursache ist eine gestörte Homöostase der Endolymphflüssigkeit durch eine vermeintliche Druckerhöhung zu beobachten, die den anfallsartigen Tinnitus (Rauschen) des Menière-Anfalls auslöst. Auch bei gesunden Individuen sind endolymphatische Druckschwankungen gemessen worden, ohne dass die Symptome eines Morbus Menière beobachtbar waren. Die Ätiologie des M. Menière ist noch weitestgehend unbekannt; ebenso die Frage, ob tatsächlich eine Produktion und Resorption von Endolymphe stattfindet. Selbst Mittelohrprozesse scheinen als Ursache möglich, da viele Patienten eine Linderung ihrer Beschwerden nach Durchführung einer Paukendrainage oder Durchtrennung des Mittelohrmuskels M. stapedius angeben (➢ Abb. 2-1).

Das Paradigma der alleinigen kochleären Ursache für den Tinnitus musste bereits angezweifelt werden, als offenkundig wurde, dass selbst die operative Durchtrennung des Hörnervs oder die Ausschaltung der Kochlea durch die intratympanale Gabe von ototoxischen Substanzen in weniger als der Hälfte der Fälle zum Verschwinden des Tinnitus führte (House u. Brakmann 1981). Es musste also außerhalb des Hörorgans Strukturen oder Funktionsabläufe geben, die ebenfalls Ohrgeräusche hervorrufen konnten.

In den ersten, gemeinsam verlaufenden Nervenendigungen, dem ersten Neuron (Ganglion spirale der Kochlea) und den Nervenfasern des N. acusticus (VIII), wird eine unkoordinierte Aktivität der Fasern für die Entstehung von Tinnitus verantwortlich gemacht (Moeller 1987).

Ab diesem Punkt der Schallweiterleitung und -verarbeitung sind es die physiologischen Regel- und Abstimmungsvorgänge innerhalb der Hörbahn, die zu Tinnitus führen können.

Vor ca. 15 Jahren wurden die Ergebnisse von Untersuchungen publiziert, in denen ein neurophysiologisches Modell der Hörwahrnehmung entwickelt worden war. Es konnte erklären, wie durch die negative Bewertung eines passageren Ohrgeräusches, Prozesse der

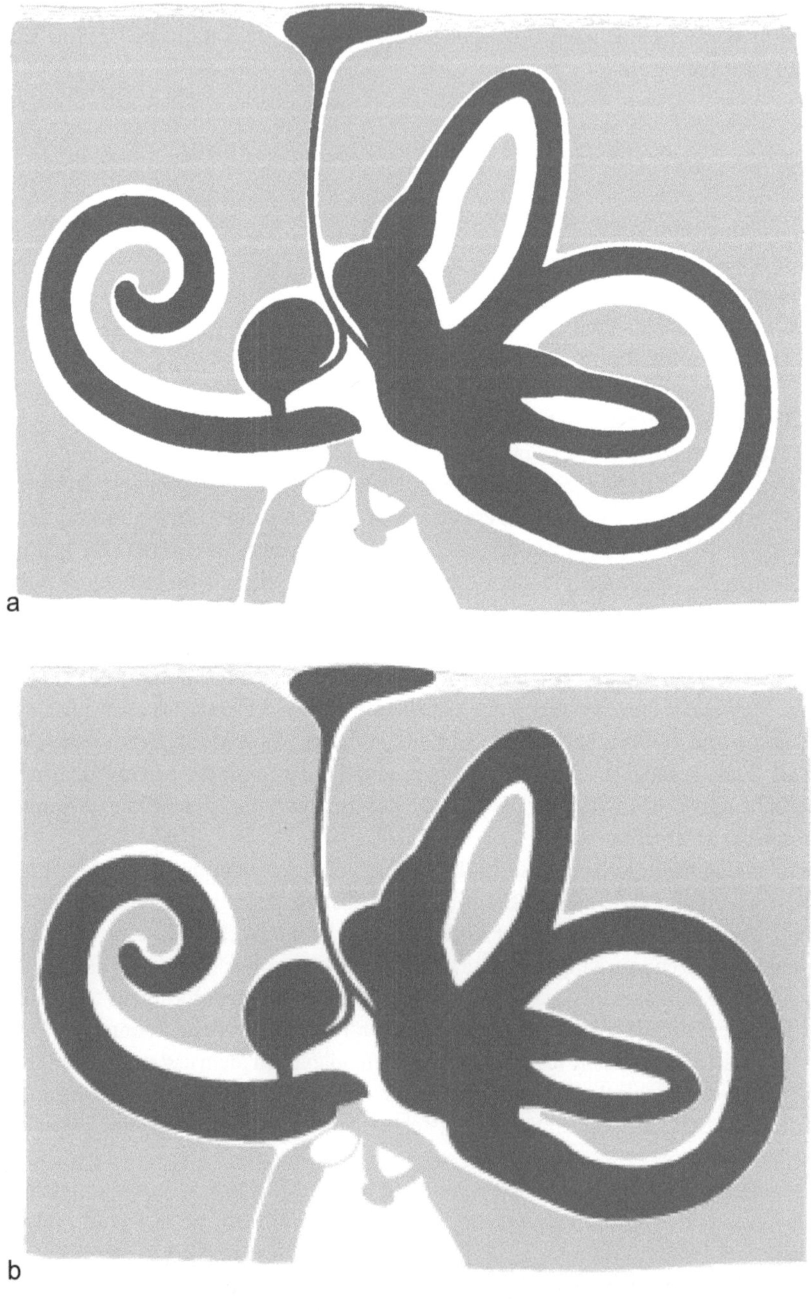

Abb. 2-1 Endolymphatische Druckerhöhung (Sobotta 2006)
a) Endolymphe im Normalzustand
b) Endolymphe bei erhöhtem Druck

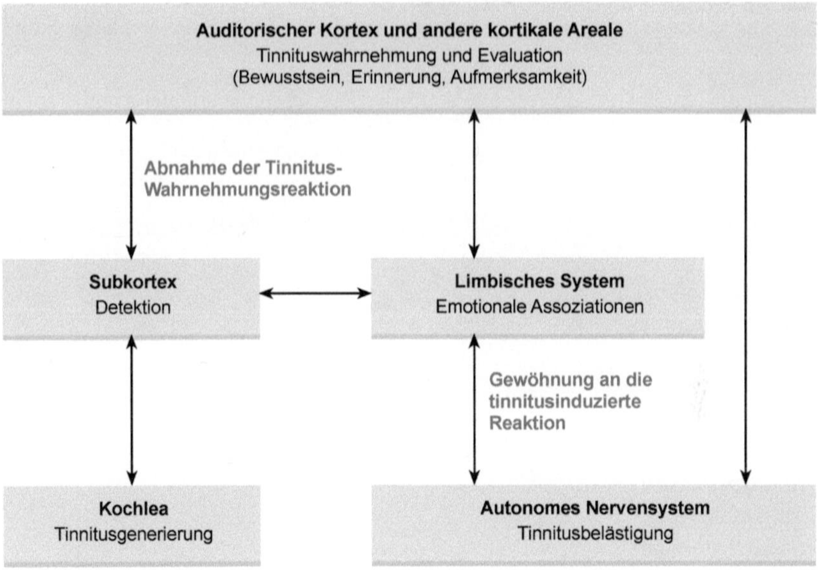

Abb. 2-2 Neurophysiologisches Modell der Tinnitusentstehung (n. Jastreboff 1999)

Neuroplastizität in Gang gesetzt werden, die zu einer andauernden Ohrgeräuschwahrnehmung führen. Das Modell definierte ferner Bedingungen, unter denen Tinnitus chronisch werden kann und wie die vegetativen Symptome von Tinnituskranken zu erklären sind. Das Phänomen einer auditiven Phantomwahrnehmung und die Verbindung zu den Funktionen des Thalamus mit einer sich anschließenden Reaktion des autonomen Nervensystems bildet die Grundlage der Tinnitus-Retraining-Therapie (TRT) und verwandter Verfahren (Jastreboff 1999), (➤ Abb. 2-2).

Ein weiterer Entstehungsmechanismus wurde erst in jüngster Zeit untersucht. Die Störung von Afferenzen der zervikalen Spinalganglien und einiger Hirnnerven kann Tinnitus verursachen und bildet damit eine Gruppe eigener Pathogenese (Shore 2006). Die späte wissenschaftliche Diskussion verwundert, da Halswirbelsäulenbeschwerden und Zahnerkrankungen bereits früher als Ursache von Tinnitus in Betracht gezogen wurden (Decher 1969).

Schließlich ist als Ursachenquelle für die Auslösung von Tinnitus der Einfluss pharmakologischer Substanzen zu nennen, die in das komplexe elektrochemische Gleichgewicht des Hörsystems einzugreifen scheinen. Als Wirkungsort wird die innere Haarzelle vermutet (Lenarz, in: Feldmann 1998).

Tinnituserzeugende Pharmaka (Drucker 1979)

- Antibiotika
- Salizylate und andere nichsteroidale Antiphlogistika

Tab. 2-2 Hypothese zur Tinnituspathogenese

Typ	Pathogenese
Sensomotorisch	Afferenter sensorischer Input im Hirnstamm
Zentral	Zentrale Sensibilisierung
Kochleär-endolymphatisch	Schädigung der Kochlea durch Endolymphveränderung
Toxisch	Reversible oder irreversible Schädigung von Haarzellen und Hörnerv
Kochleär-idiopathisch	Vorgänge an äußerer und innerer Haarzelle

- Schleifendiuretika
- Antimalariamittel
- Zytostatika
- Hormone (Östrogene)
- Lokalanästhetika
- Antidepressiva
- Antihypertensiva
- Antikonvulsiva
- Antiarrhythmika

Die Hypothesen zur Pathogenese lassen sich somit in fünf Gruppen unterteilen, die für das Symptom Tinnitus eine komplexe, multifaktorielle Genese postulieren (➤ Tab. 2-2).

Klinik

Als **Notfall** ist der akute Tinnitus nur bei völliger Ertaubung anzusehen, da hier der Verdacht einer Membranruptur des runden Fensters besteht. Diese bedarf einer sofortigen chirurgischen Intervention.

Fast alle Neuerkrankungen gehen mit einem partiellen oder gänzlich ohne Hörverlust einher. Hier sprechen wir von einem **Eilfall,** der innerhalb weniger Tage fachärztlich abgeklärt werden sollte. Der frühe Beginn einer spezifischen Behandlung ist aus zwei Gründen wünschenswert: Erstens bedingt die Plastizität des auditiven Kortex und tieferer Hirnabschnitte, dass mit dem sofortigen Einsetzen des Ohrgeräusches spezifische Veränderungen der Hörwahrnehmung erzeugt werden, was in Bezug auf eine mögliche **Chronifizierung** unerwünscht ist. Zweitens sind die Patienten verständlicherweise verunsichert oder beängstigt, was eine Fokussierung auf die Ohrgeräuschwahrnehmung zur Folge hat und ebenfalls eine ungünstige Situation hinsichtlich der Chronifizierung darstellt. Die gewissenhafte Ausschlussdiagnostik besitzt daher wie das unerlässliche Beratungsgespräch eine therapeutische Bedeutung.

Neben der angeführten Definition hinsichtlich der Dauer des Bestehens und der Art der Wahrnehmung ist für die Klinik der Grad der subjektiven Belästigung ausschlaggebend. Als dekompensierte Patienten mit Tinnitus werden die Menschen bezeichnet, die in Folge einer negativen Bewertung ihrer Tinnituswahrnehmung emotional leiden, so-

Tab. 2-3 Grading der seelischen Belastung bei chronischem Tinnitus (n. Biesinger 1998)

Gradeinteilung	Einteilung des Schweregrads von Tinnitus
Grad 1	Der Tinnitus ist gut kompensiert, es besteht kein Leidensdruck.
Grad 2	Der Tinnitus wirkt in bestimmten Situationen und bei bestimmten Belastungen störend.
Grad 3	Der Tinnitus führt im privaten und /oder beruflichen Bereich zu einer dauerhaften Beeinträchtigung. Es treten Störungen im emotionalen, kognitiven und körperlichen Bereich auf. Es besteht jedoch noch Arbeitsfähigkeit.
Grad 4	Der Tinnitus führt zu einer völligen Dekompensation im privaten Bereich, und zur Erwerbsunfähigkeit.

dass daraus Schlafstörungen sowie Beeinträchtigungen der Arbeitsfähigkeit und der privaten Lebensqualität resultieren.

Der Grad psycho-somatischer Komorbidität steht in nur loser Verbindung zu dem Symptom Tinnitus; sie wird vielmehr durch Parameter der Persönlichkeit definiert (Goebel 2001). Die auch als Tinnituskrankheit bezeichnete Komorbidität weist Ähnlichkeiten zur chronischen Schmerzkrankheit auf und bedarf in Abhängigkeit von ihrem Schweregrad der separaten, fachärztlichen Diagnostik sowie Therapie. Ein für die Praxis sehr hilfreiches Grading wurde von Biesinger (Biesinger 1998) beschrieben. Es erleichtert den so wichtigen professionellen Umgang mit dem komplexen und vielgestaltigen Patientenkollektiv der Tinnituspatienten mit psychosomatischer Komorbidität (➤ Tab. 2-3).

Wie wichtig die Aufmerksamkeit gegenüber Patienten mit akutem Tinnitus ist, kommt in dem Begriff „positive counseling" zum Ausdruck. Gemeint ist damit, dass die fachgerechte Beratung eines Patienten mit Tinnitus aufklärend und beruhigend sein soll, um die Aufmerksamkeit des Patienten vom Symptom Tinnitus abzulenken. Dies gelingt verständlicherweise nur dann, wenn der Patient hinsichtlich weiterer Diagnostik und Therapie lückenlos im Bilde ist und Vertrauen in das weitere Prozedere hat.

Im Erstgespräch mit einem Tinnituspatienten, dessen Ohrgeräusch seit längerer Zeit besteht, wird offenkundig, ob ein Zustand seelischer **Dekompensation** eingetreten ist. Die emotionale Belastung durch ein Ohrgeräusch und dieses als eine separate psychosomatische Erkrankung zu erkennen, zu verstehen und auch entsprechend separat zu behandeln, ist von entscheidender Bedeutung.

Differenzialdiagnosen

- Multiple Sklerose
- Hirntumor
- Akustikusneurinom

- Lues
- Borrelliose
- Intrazerebrale Gefäßanomalie

Diagnostik

Ein umfangreiches Spektrum an Untersuchungen gewährleistet die Bestimmung wichtiger otologischer Parameter, die Einfluss auf die Therapie haben (z. B. Hörgeräte bei Innenohrschwerhörigkeit). Ferner soll sie alle in Frage kommenden Ursachen erfassen (z. B. kraniovertebrale und kraniomandibuläre Dysfunktion). Die Diagnostik dient auch dem wichtigen

Tab. 2-4 Standarddiagnostik bei Tinnitus

Anamnese und HNO-ärztliche Spiegeluntersuchung	Akustisches oder körperliches Trauma, Komorbidität
Spezifische Tinnitusanamnese	Charakter, Lautheitsgrad, Dauer, Verstärkungsfaktoren, Belästigungsgrad, Maskierungsphänomene, Medikamente
Otologie	Ohrmikroskopie, Tubenfunktionsprüfung, Nasopharyngoskopie, Auskultation der Halsgefäße
Audiologische und neurootologische Diagnostik	Tonaudiometrie, Unbehaglichkeitsschwelle, überschwellige Hörprüfungen, Sprachaudiometrie, otoakustische Emissionen wie Transitorisch evozierte otoakustische Emissionen (TEOAE), Distorsionsprodukt evosierte otoakustische Emissionen (DPOAE) und Spontane otoakustische Emissionen (SOAE), Impedanzprüfung, Brainstem Electric Response Audiometry (BERA), kalorische Vestibularisprüfung
Spezielle audiologische Diagnostik	Tinnitus-Matching, Tinnitus-Masking, Subjektive Lautheitsskalierung
Allgemeine medizinische Diagnostik	Körperliche Untersuchung, Blutdruckmessung, Blutbildbestimmung, Blutkörperchensenkung
Erweiterte medizinische Diagnostik	Bildgebende Verfahren wie Computertomographie (CT), Nuclear Magnetic Resonance (NMR), Angiographie), Doppler-Sonographie der Hals- und intrakraniellen Gefäße, neurologischer Status, internistische Untersuchung, Halswirbelsäulendiagnostik, kieferorthopädischer Status, psychosomatische Untersuchung, Allergiediagnostik, Infektionsserologie (Viren, Borrelliose, Lues), Immunolgische Untersuchung
Objektive diagnostische Verfahren	Veränderung der Steigfunktion der DPOAE, Ensemble Spontanaktivität des Hörnervs (ESA), Positronen Emissions Tomographie (PET), Nah-Infrarot-Spektroskopie zum Nachweis kortikaler Verarbeitung (NIRS)

Ausschluss symptomatischer Tinnitusformen, die einer chirurgischen oder onkologischen Therapie bedürfen (➤ Tab. 2-4).

Standardtherapie/Medikamentöse Therapie

Durch das immer komplexer werdende Bild des Tinnitus hat sich die Behandlungspraxis stark verändert. Der zunächst monokausale Therapieansatz mittels chirurgischer oder medikamentöser Maßnahmen ist einem multidisziplinären und multi-modalen Behandlungskonzept gewichen.

Für die Therapie bedeutet dies, dass Behandlungsstrategien über das Fach der Hals-Nasen-Ohrenheilkunde hinausreichen. Die Erweiterung schließt die Fachdisziplinen Neurologie, Orthopädie, Allgemeinmedizin und Zahnheilkunde ein.

Als erste Ansprechpartner können der Hals-Nasen-Ohrenarzt, der Orthopäde oder der Zahnarzt fungieren. Der Kieferorthopädie sowie die Manuelle Therapie mit kraniosakraler Osteopathie und Neurologie/Psychotherapie sind aber ebenfalls häufige Kooperationspartner.

Interdisziplinäres Team zur Tinnitusbehandlung

- Hals-Nasen-Ohrenarzt
- Orthopäde
- Zahnarzt mit der Kenntnis funktioneller Therapien, Kieferorthopäde
- Neurologe
- Allgemeinarzt
- Manueller Therapeut, Krankengymnast
- Psychotherapeut

Abhängig von der Tinnitusform und ihrer Pathogenese kommen unterschiedliche Therapiestrategien in Betracht (➤ Tab. 2-5).

Angesichts der komplexen Funktionen unseres auditorischen Systems und der sich zunehmend verzweigter darstellenden Pathogenese des Tinnitus liegt die Vermutung nahe, dass es keinen klassischen und linearen Lösungsweg für Funktionsstörungen dieses Systems geben kann. Vielmehr scheinen die systemische Vernetzung sowie die komplexen Regelungsvorgänge innerhalb des Hörsystems die Entwicklung von Behandlungsstrategien zu verlangen, die neben den akustisch-physikalischen Aspekten auch psychisch-emotionale einschließen. Idealerweise würde es sich um eine Methode handeln, die somatische und psychische Phänomene gleichermaßen und in ihrer Ganzheit wahrnimmt. Gute Voraussetzungen hierfür bietet die chinesische Medizin, da sie definitionsgemäß seelische und körperliche Phänomene gleichrangig behandelt und die gegenseitige Beeinflussung pathogener Faktoren in einem Gesamtsystem beschreibt. Tinnitus als Symptom soll daher aus dem Verständnis der chinesischen Medizin erläutert werden.

2

Tab. 2-5 Pathogenese des Tinnitus und Behandlungsstrategien

Typ	Pathogenese	Therapie
Sensomotorisch	Gestörter somatosensorischer Input bzw. Verarbeitung im Hirnstamm	Normalisierung von somatosensorischem Input (z. B. zahnärztliche Funktionstherapie)
Zentral	Zentrale Sensibilisierung	• Habituationstraining • Hörgeräte • Pharmaka
Kochleär-endolymphatisch	Schädigung der Kochlea durch Endolymphveränderung	• Diuretika • Corticoide • Chirurgisch
Toxisch	Reversible oder irreversible Schädigung von Haarzellen und Hörnerv	• Karenz • Antidot
Kochleär-idiopathisch	Funktionsverlust äußerer und/ oder innerer Haarzellen	• Hämorrheologische Therapie • Sauerstofftherapie • Antioxidantien

2.3 Tinnitus aus Sicht der chinesischen Medizin

In der TCM existieren **andere ätiologische und pathogenetische Vorstellungen** als in der westlichen Medizin. Sie basieren auf Konzepten wie das Yin und Yang, die fünf Wandlungsphasen, die fünf Substanzen etc.. Die **TCM** kommt deshalb beim Tinnitus zu gänzlich anderen Befunden als die westliche Medizin, die auf den ersten Blick unvereinbar erscheinen. Auch die Behandlung gehorcht gänzlich anderen Gesetzmäßigkeiten: Körperliche Behandlungen mittels **Akupunktur** und **Massage (Tuina), Phytotherapie,** übende Verfahren wie das **Qigong,** aber auch Empfehlungen für die **Lebensführung** und **Ernährungsweise** leiten sich direkt aus dem Verständnis der chinesischen Medizin ab.

Definition/Epidemiologie

Epidemiologische Daten oder Erhebungen für den Tinnitus sind nicht bekannt, da dieses Symptom durch zahlreiche Störungsmuster der chinesischen Medizin hervorgerufen werden kann, die epidemiologisch nicht einzeln erfassbar sind.

Eine Definition der Ohrgeräusche aus Sicht der chinesischen Medizin liegt aufgrund des phänomenologischen Verständnisses ebenfalls nicht vor. Gleichwohl jedoch ist die Qualität der Wahrnehmung von größter Bedeutung, da diese im chinesischen Verständnis Rückschlüsse auf die Ätiologie und Pathogenese des Tinnitus zulässt.

Ätiologie

Ohrgeräusche entstehen durch Störungen im Element Wasser und dem dazugehörigen Organpaar von Niere und Blase, die das Ohr als ihr Öffnungsorgan haben. Bei vielen Patienten mit Hörstörungen, Tinnitus oder Schwindel finden sich Befunde im Sinne der Nierenschwäche. Hierzu finden sich Parallelenin der westlichen Medizin. So spricht man vom Alport-Syndrom, wenn gleichzeitig Störungen des Nierenparenchyms vorliegen sowie eine progrediente Innenohrschwerhörigkeit aufweist. Aquaporin 1, ein Molekül, das den osmotischen Druck in der Endolymphe reguliert, findet sich neben der Kochlea nur noch im Nierengewebe.

Zur näheren Betrachtung dieser pathologischen Veränderung des Öffnungsorgans Ohr ist es prinzipiell zulässig, jedes der einzelnen diagnostischen Kriterien der chinesischen Medizin zu verwenden (Yin und Yang, die acht Prinzipien, etc). Die fünf Wandlungsphasen erscheinen jedoch als das am besten geeignete Konzept innerhalb der TCM, da es ein hohes Maß an Differenziertheit aufweist und damit Raum für die zahlreichen Ursachen von Ohrgeräuschen bietet Es beschreibt sehr genau die Wechselwirkungen der einzelnen Ursachengruppen zueinander und wird so der Vernetztheit der Symptomatik gerecht. Auch erlaubt es Rückschlüsse auf die seelischen Hintergründe einzelner Tinnitusformen und kann so psychosomatische Zusammenhänge erhellen.

Die idealen Voraussetzungen für eine systembezogene Analyse des Tinnitus bietet dabei die grafische Darstellung der fünf Wandlungsphasen, wie sie in frühen Schriften der chinesischen Medizin dargestellt wurden. Die Darstellungen zeigen ein System von vier Elementen, die um ein zentrales Element herum angeordnet sind (➤ Abb. 2-3).

Ähnliche Modelle existieren in den großen Medizinkulturen westlicher und östlicher Herkunft, in denen die Unterteilung in fünf Felder oder vier Felder mit einem integrierenden Element zur Darstellung kommen (➤ Tab. 2-6).

Zwischen den einzelnen Elementen besteht ein Beziehungsgefüge im Sinne der gegenseitigen Wechselwirkung (Verstärkung und Hemmung). Als ein System, das definitionsgemäß die Naturprozesse im Allgemeinen und die physiologischen Bedingungen im menschlichen Organismus im Speziellen beschreibt, kann der Schluss gezogen werden, dass die Prinzipien der Systemtheorie lebender Organismen Anwendung finden. Eines dieser Prinzipien ist die Selbstähnlichkeit lebender Systeme, die an vielen Strukturen in Pflanzen und Tieren ablesbar ist (➤ Abb. 2-4).

Nach den modernen Gesichtspunkten der Systemtheorie ist auch das System der Wandlungsphasen selbstähnlich (fraktal). Für den Zyklus der fünf Elemente bedeutet dies, dass jedes Element die fünf Wandlungsphasen als Gesamtsystem in sich trägt.

Dabei ist es von Vorteil, sich der klassischen Darstellung der chinesischen Wandlungsphasen zu bedienen, bei dem die Erde im Zentrum steht. Schemata mit einem zentralen und integrierenden Element finden sich auch bei Gleditsch (2003). (➤ Abb. 2-5).

Innerhalb des Elements Wasser, das wir aus den genannten Gründen als Sitz der Hörfunktion ansehen dürfen, entsteht so nach dem fraktalen Prinzip erneut ein System aus fünf Elementen, von denen jedes mit einer Form des Tinnitus in Übereinstimmung gebracht

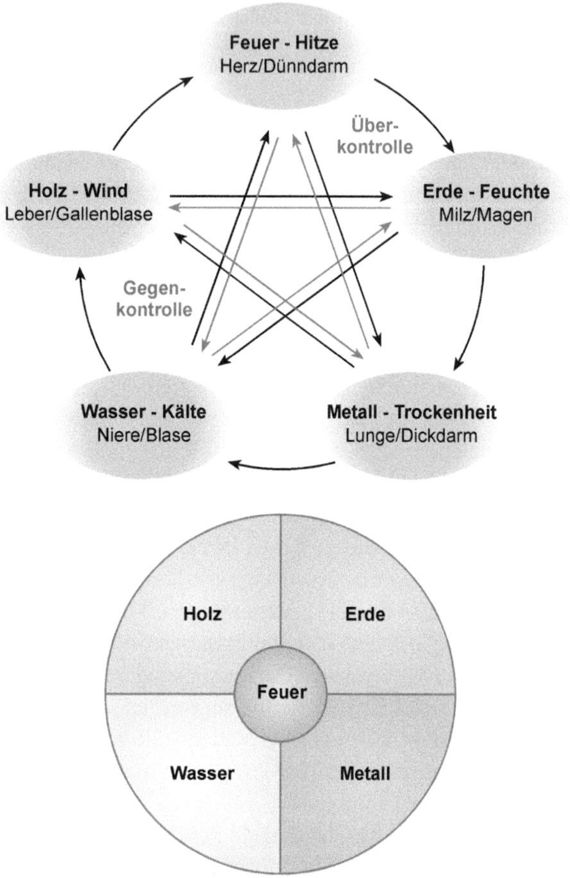

Abb. 2-3 Darstellung der fünf Wandlungsphasen
a) Wandlungsphasen in klassischer Darstellung (Thambirajah 2007)
b) Wandlungsphasen um ein zentrales Element angeordnet (n. Gleditsch 2005)

werden kann. Da sich die Unterteilung weiter fortsetzt, bedeutet dies für jede Tinnitusform, dass sie wiederum in fünf Elemente (pathogenetischer Natur) aufteilbar ist (➤ Abb. 2-6).

Dabei entsteht aus der charakteristischen Anamnese, dem klinischen Befund und der typischen Charakteristik des Tinnitus ein energetisches Abbild der Wandlungsphase. Man kann es auch so sagen: Dem energetischen Muster der Wandlungsphase ist eine bestimmte Form des Tinnitus bzw. eine charakteristische Gruppe von Patienten mit Tinnitus zuordenbar.

Einerseits vereinfacht das System, indem es Patienten mit Tinnitus in fünf Gruppen unterschiedlicher Ätiologie einteilt. Andererseits ist es durch die Unterteilung jeder

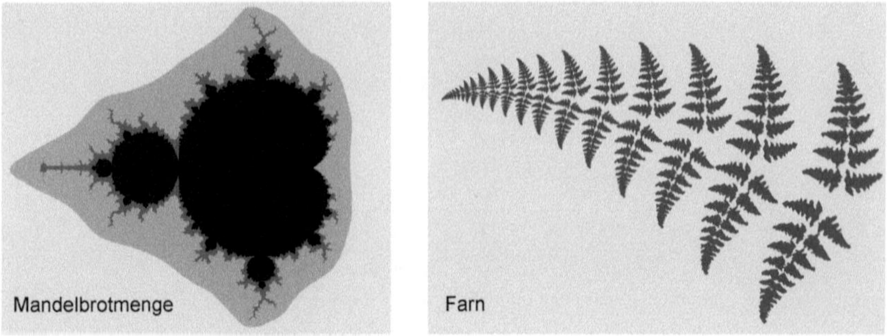

Abb. 2-4 Selbstähnlichkeit biologischer Systeme

Gruppe in Untergruppen in der Lage, die sehr subtilen Phänomene des Tinnitus beliebig differenziert zur Darstellung zu bringen.

Pathogenese

Nach der chinesischen Medizin kommen Erkrankungen durch dysharmonische Zustände der Seele innerhalb der Organpaare im System der Wandlungsphasen oder der Körpermeridiane zustande. Pathogenetische Muster (z. B. ein Yin-Defizit oder ein Leber-

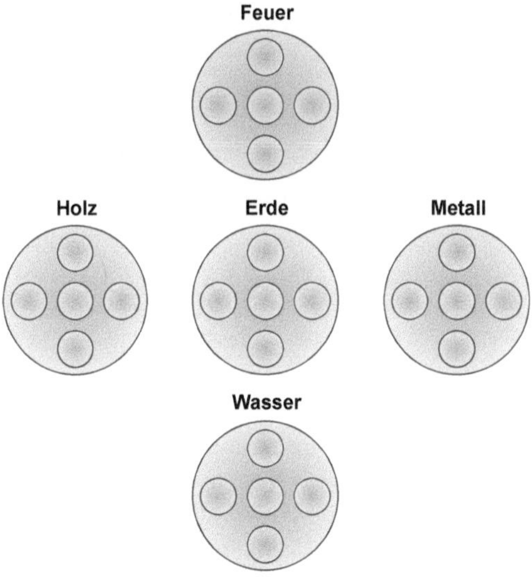

Abb. 2-5 Fraktales System der fünf Wandlungsphasen

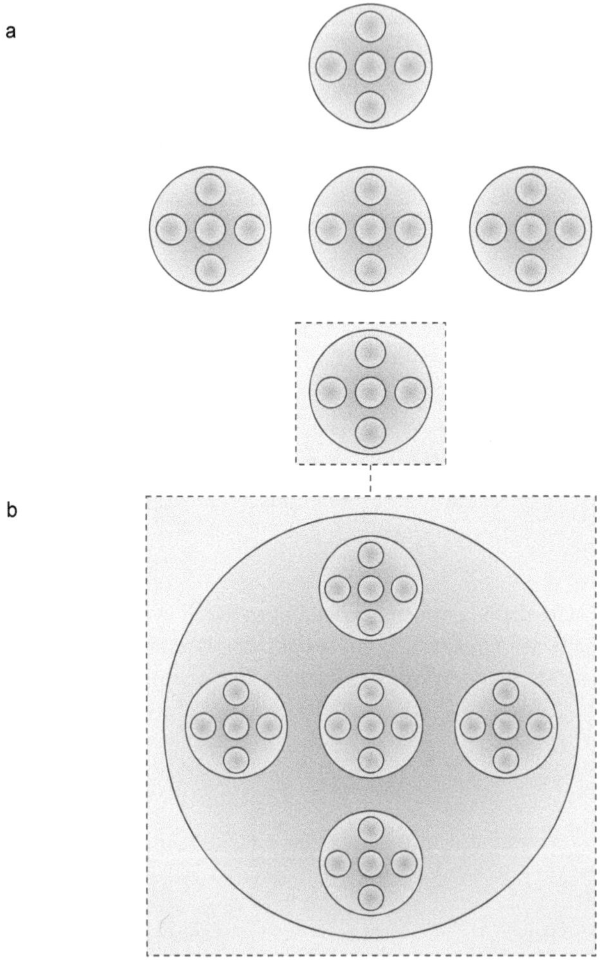

Abb. 2-6 Fraktale Darstellung des Symptoms Tinnitus im System der TCM
a) Der Tinnitus als Phänomen der Hörwahrnehmung gehört dem Element Wasser an.
b) Im Element Wasser differenzieren sich fünf Ursachengruppen des Tinnitus, die wiederum den fünf Elementen zuordenbar sind, usw.

Feuer) können anhand der Kriterien von Yin und Yang, der acht Prinzipien oder der pathogenen Faktoren und Beziehungen der Organpaare untereinander identifiziert werden. Dabei sind die einzelnen Kriterien nur unterschiedliche Betrachtungsweisen ein und desselben Phänomens in seiner seelischen oder körperlichen Ausprägung. Ziel der Behandlung ist die Beseitigung der pathologischen Symptomatik durch Ausbalancieren des Ungleichgewichts.

Tab. 2-6 Synopsis analoger Systeme in Medizin und Psychologie (n. Gleditsch 2005)

Element der chinesischen Medizin	Wasser	Holz	Erde	Metall	Feuer
Funktionskreis und zugehöriges Organ	Niere – BlaseOhr – Knochen	Leber – Gallenblase Auge – Sehnen	Milz/Pankreas – Magen Lippen – Bindegewebe	Lunge – Dickdarm Nase – Haut	Herz – Dünndarm Zunge – Gefäße
Grundfunktion (n. C.G. Jung)	Somatisches Empfinden	Emotion	Ratio	Intuition	(Conjunctio)
Entien (n. Pracelsus)	Ens naturale	Ens astrale	Ens veneni	Ens spirituale	Ens dei
Schlüsselfunktion	Stabilität	Dynamik	Integration	Permeabilität	Kommunikation
Hierarchie der Gehirnstrukturen (n. MacLean)	Stammhirn	Limbisches System	Kortex (linke Hemisphäre)	Kortex (rechte Hemisphäre)	–
Somatische Funktion	Sicherheit	Elastizität	Reserve Speichern	Innen-Außen-Austausch	Kommunikation

Es ist möglich, das Symptom Tinnitus ausschließlich durch die **Yin-** und **Yang-Polarität** zu beschreiben. Der akute Tinnitus sensomotorischen Ursprungs ist meistens ein Yang-Fülle-Symptom, während der chronische Tinnitus bei Innenohrschwerhörigkeit zumeist ein Yin-Leere-Symptom darstellt. Das Erklärungsprinzip von Yin und Yang bietet im Vergleich zum Wandlungsphasensystem wenig Möglichkeit zu detaillierter Betrachtungsweise.

Dagegen stellt das **System der Wandlungsphasen** eine Metaebene dar, auf der die Vielzahl pathogenetischer Muster eingeordnet werden kann. So gelingt es leichter, den Überblick zu behalten und Beziehungen der Organpaare untereinander zu verstehen.

Die pathologischen Energiemuster können den Yin-Organen der Wandlungsphasen zugeordnet werden. Für unsere Betrachtung kommen Ungleichgewichte der fünf Wandlungsphasen in Betracht, die jede zu einer eigenen, pathogenetisch abgrenzbaren Tinnitusform führt (➤ Tab. 2-7).

Integrative Tinnitustherapie – eine Synthese westlicher und östlicher Medizin

Eine Gegenüberstellung des westlichen medizinischen Wissens über Tinnitus und des phänomenologischen Konzepts der TCM lässt Gemeinsamkeiten erkennen, die zur Entwicklung eines integrativen Konzepts führen. Basierend auf dem System der fünf Wand-

Tab. 2-7 Muster der fünf Wandlungsphasen

Nieren-Muster	Störung des Öffnungsorgans Ohr in Form eines Funktionsverlusts des Innenohrs mit Höreinschränkung und Tinnitus durch Beeinträchtigung der Wandlungsphase Wasser. Erkrankungen des Unterbauchs, der Lendenwirbelsäule sowie desKnochenapparats spielen hier eine Rolle. Dem Nieren-Muster liegen seelische Angst- und Schreckenssituationen zugrunde, die einen Stabilitätsverlust herbeiführen.
Leber-Muster	Beeinträchtigung des Bewegungsapparats und indirekte Beeinträchtigung der Hörfunktion durch somatosensorische Afferenzen im Hirnstamm. Dem Leber-Muster entsprechen emotionale Konfliktsituationen, die mit akutem Stress und Verspannungszuständen einhergehen.
Herz-Muster	Irritation der Hörwahrnehmung im Cortex und limbischen System ohne Hörverlust. Störungen der Herzfunktion und funktionelle Symptome des Brustkorbs. Die seelische Entsprechung des Herz-Musters ist der Zustand der Übererregbarkeit und des Orientierungsverlusts.
Milz-Muster	Verlust der Homöostase auf der Ebene der autonomen Innervation des Innenohrs bzw. der humoralen Immunfunktionen. Dadurch kommt es zu Hörstörung, Gleichgewichtsstörung und Tinnitus. Es können zusätzlich funktionelle Erkrankungen des Magen-Darm-Systems auftreten. Dem Milz-Muster liegt ein seelischer Verlust der „inneren Mitte" mit Identitätsverlust und Entscheidungsschwäche zugrunde.
Lungen-Muster	Störung von Austauschvorgängen in den Haarsinneszellen oder am Hörnerv mit reversiblem oder irreversiblem Tinnitus. Diese Tinnitusform scheint vorwiegend durch externe toxische Einflüsse bedingt zu sein. Zum Lungen-Muster gehört die seelische Qualität von Traurigkeit und Introversion. Über das Ausmaß der seelischen Beeinflussung lässt sich nur spekulieren.
Vernetzung	Die Vernetzung der fünf Wandlungsphasen und ihr fraktaler Charakter bedingen, dass pathogenetisch kombinierte Muster entstehen (z. B. Leber-Muster, bedingt durch Nieren-Muster beim idiopathischen Hörsturz), sowie innerhalb einer pathogenetischen Gruppe, dass fünf Muster als fraktale Muster entstehen (z. B. Leber-Muster im Milz-Muster: endolymphatische Störung, bedingt durch kraniovertebrale Dysfunktion).

lungsphasen der chinesischen Medizin und den fünf nach ihrer Pathogenese definierten Tinnitusformen entsteht ein integratives Modell für Diagnostik und Therapie.

Es ist vorstellbar, dass die Einteilung nach den fünf Wandlungsphasen hilft, sich mit Tinnituspatienten und deren umfangreichen diagnostischen Befunden schnell zurechtzufinden und patientengerecht handeln zu können. Für diesen ersten Schritt der klinischen Arbeit ist die Kenntnis von Grundzügen der chinesischen Medizin völlig ausreichend. In der Therapie stünden dann aus dem System der chinesischen Medizin differenzierte Konzepte zur Verfügung. Gelingt es, beide Systeme in integrativer Weise

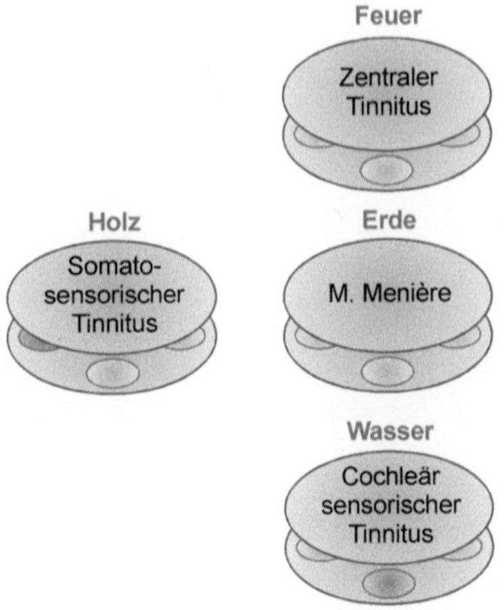

Abb. 2-7 Kongruenz von Wandlungsphasen der chinesischen Medizin und Tinnitusformen der westlichen Medizin

zu verbinden und mögliche Synergien zu verwirklichen, könnte betroffenen Patienten eine verbesserte Behandlung angeboten werden (➢ Abb. 2-7).

KAPITEL

3 Typologie des Tinnitus

3.1 Tinnitustyp Wasser/Niere

Kochleäre Unterfunktion

■ Pathogenetisches Leitprinzip: Bedrohung von Existenz. ■

Charakteristik der Wandlungsphase Wasser

Hier geschieht die Reduktion auf das Strukturelle. Der Stillstand in Erstarrung als Entsprechung zur Jahreszeit Winter, dem maximalen Yin-Zustand. Die Dunkelheit gilt als Ausdruck des Unterbewussten, das Ohr als Öffnungsorgan und wichtigstes Sicherungsorgan des Menschen. Das Mark und die Knochen sind zugehöriges Körpergewebe und symbolisieren Struktur, Sicherheit, Stabilität und potenzielle Neuentstehung. Die Polarität hinten/vorne im Meridianverlauf von Blase und Niere zeigt auf das Zentrum und die Basis des Menschen im Bereich des Beckens, des Kreuzbeins und des Unterbauchs. Angst und Schrecken sind die psycho-pathologischen Qualitäten.

Ätiologie und Pathogenese aus chinesischer Sicht

Der Zustand der Auszehrung, bedingt durch chronische Erkrankung, Überbelastung, Angstsituationen oder z. B. Operationen, greift die in der Niere beheimatete Essenz an. Auch hereditäre und konstitutionelle Faktoren spielen hierbei eine Rolle. Die „markbildende" Kraft der Niere, mit der sie die anderen Organe stärkt, geht verloren. Besonders leidet darunter das Herz als der Yang-Gegenpol, was geistige Symptome beim Tinnitus dieses Typs begünstigt. Ferner leiden die Milz als Bildungsstätte des *Qi* und das Blut, was sich auf alle Organe auswirkt und diese schwächt. Ferner versorgt die schwache Niere durch ihren Yin-Mangel die Leber nur noch unzureichend mit Wasser, was zu ihrer Überhitzung mit aufsteigendem Yang oder Feuer führt. Beide, das aufsteigende Yang und das Leber-Feuer, können plötzliche Ohrsymptome wie akuten hochfrequenten Tinnitus, Hochtonhörsturz und Schwindel hervorrufen (➤ Abb. 3-1).

Anamnese

Die Patienten beschreiben typischerweise den langsam einsetzenden, beidseitigen Tinnitus von tonaler oder etwas gespaltener Qualität, oft begleitet von einer Hochtonhörminderung. Typischerweise tritt diese Form des Tinnitus bei der Altersschwerhörigkeit (Presbyakusis) auf, die für sich genommen aber noch keinen Tinnitus erzeugen muss. Oder es findet sich der plötzliche Hörverlust auf einem Ohr mit hochfrequentem, einseitigem Tinnitus im Sinne des „idiopathischen" Hörsturzes. Gelegentlich treten auch Drehschwindelerscheinungen auf. Mit diesen Symptomen geht häufig der Verlust von

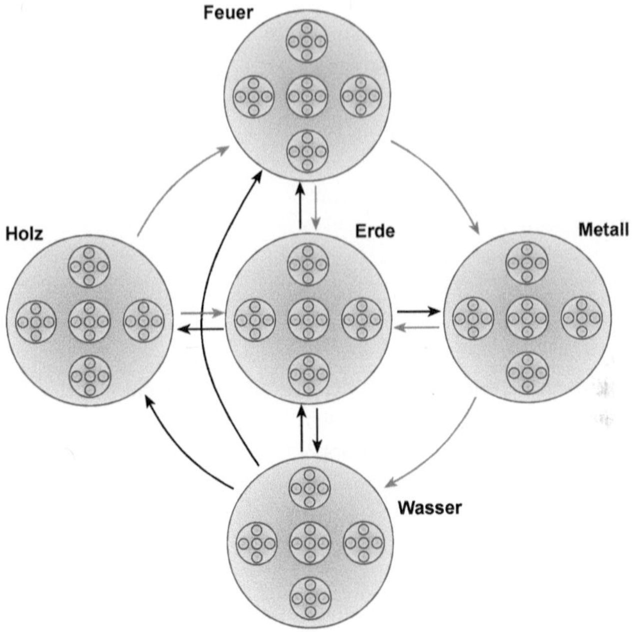

Abb. 3-1 Schema: Nierenschwäche beeinträchtigt Herz, Milz und Leber

Familienmitgliedern durch Trennung oder Tod oder eine Verunsicherung am Arbeitsplatz mit Gefährdung der ökonomischen Sicherheit einher. Erschöpfungszustände jeder Art mit Einschränkung der körperlichen Integrität nach Unfällen, Operationen oder Problemen der Körperstatik sind ebenfalls typische Hinweiszeichen.

Befunde aus westlicher Sicht

- Akuter einseitiger oder chronisch beidseitiger Hochtonhörverlust im Audiogramm, ggf. Nystagmus zur Gegenseite bei Vestibularisbeteiligung
- Hochfrequenter, tonaler oder auch breitbandiger Tinnitus im betroffenen Ohr
- Bedrückt bis verunsichert wirkende Patienten mit niedrigem Muskeltonus
- Auch angespannter und gestauter Habitus möglich
- Verwirrtheit, Schlaflosigkeit, Nachtschweiß
- Bei akutem Tinnitus Spannungskopfschmerz, Sehstörungen, Hitzegefühl im Kopf

Standardmedizinische Diagnose

- Hörsturz ggf. mit vestibulärer Beteiligung
- Akuter einseitiger Tinnitus
- Chronischer beidseitiger Tinnitus
- Presbyakusis
- Posttraumatisches Erschöpfungssyndrom
- Reaktive Depression

Chinesische Diagnose

Zunge: Häufig belaglose rote Zunge als Zeichen des Nieren-Yin-Defizits. Bei Anzeichen für ein aufsteigendes Leber-Yang: Gespannter, schneller Puls. Zunge: Mit roten Rändern, zittrig. Puls: Schnell und dünn. (➤ Tab. 3-1).

Erklärungsmodell der westlichen Medizin

Über den plötzlichen einseitigen Funktionsausfall der kochleären Funktion mit oder ohne vestibulärer Beteiligung ist wenig bekannt. Zirkulationsstörungen und ein konsekutives Sauerstoffdefizit infolge erhöhter Blutviskosität oder Cholesterinkonzentration wurden angenommen, konnten aber wissenschaftlich nie belegt werden (➤ Abb. 3-2). Es bleibt die empirische Feststellung, dass häufig erschöpfende Stressbelastungen als Auslöser anzutreffen sind. Das Gleiche gilt für den beidseitigen Tinnitus mit Hochtonschwerhörigkeit. Die Ohrgeräuschwahrnehmung durch verminderte Signalübertragung (Deafferenzierung) kommt nach heutigem Wissen durch eine Hochregulierung von Feedback-Mechanismen innerhalb der zentralen Hörbahn zustande. Dass nicht jeder Hochtonschwerhörige einen beidseitigen Tinnitus hat, ist nicht primär eine Folge der Deafferenzierung, sondern bedarf zusätzlich der zentralen Verarbeitungsstörung. Das chinesische Modell liefert hierfür auch die schlüssige Begründung.

Tab. 3-1 Psyche – Zunge – Puls

Befund	Niere-Yin-Schwäche	Aufsteigendes Leber-Yang
Psyche	Erschöpfung, Furcht	Erschöpfung, Zorn
Zunge	Belaglos, rot	Rote Ränder, zittrig
Puls	Schnell, dünn	Gespannt, schnell

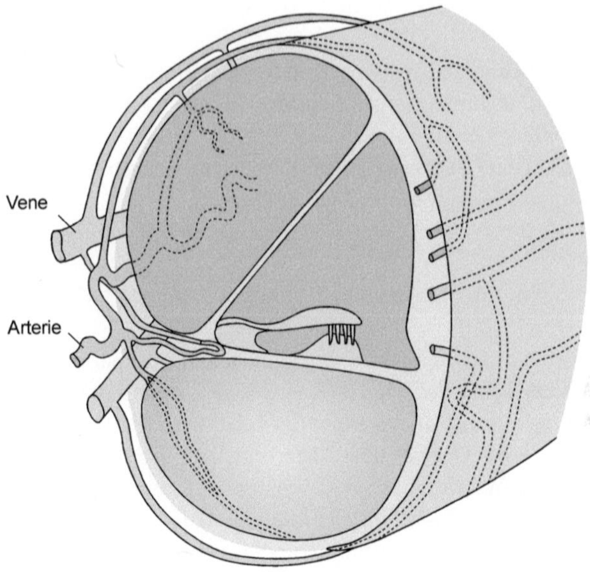

Abb. 3-2 Gefäßversorgung der Kochlea (n. Biesinger 1998)

Dynamische Bezüge zu anderen Wandlungsphasen

Der Verlust körperlicher Integrität nach Operationen oder Traumata reicht in den Bereich der somatosensorischen Auslösung im Element Holz, die durch eine Entstehung des Leber-Yang und Leber-Feuers oponieren. Gravierende Befunde der Halswirbelsäule und Lendenwirbelsäule finden sich erfahrungsgemäß häufig bei Patienten mit Hörsturz, insbesondere bei Patienten mit wiederholt auftretendem Hörsturz. Chronische Infektionen als eine Schwächung des Immunsystems sind nach dem Überwindungszyklus der chinesischen Medizin zu erwarten. Die Suche nach chronischen Herderkrankungen ist daher von Bedeutung, was den Bezug zur Milz (Erde) herstellt, die durch eine Nierenschwäche die Fähigkeit zur Bildung von *Qi* und Blut verliert.

3.2 Tinnitustyp Holz/Leber

Somatosensorische Dysfunktion

❚❚ Pathogenetisches Leitprinzip: Beschränkung von Freiraum. ❚❚

Charakteristik der Wandlungsphase Holz

Dynamik und Wachstum sind typische Kriterien des Holzelements. Es entspricht der Jahreszeit Frühling. Das Öffnungsorgan Auge und Körpergewebe wie Sehnen und Bänder verweisen auf Spontaneität und Schnelligkeit. Emotion und die Polarität recht/links mit dem Meridianverlauf der Gallenblase an der Körperseite unterstreichen die Ausdehnung in den Raum. Zorn ist die psychopathologische Qualität.

Ätiologie und Pathogenese aus chinesischer Sicht

Ausgelöst durch eine akute emotionale Reaktion stellt das emporlodernde Leber-Feuer den Füllezustand der Leber dar, die einen einseitigen, meist hochfrequenten Tinnitus ohne Hörminderung bewirkt, da das Feuer der Leber zum Kopf aufsteigt und über den Gallenblasenmeridian das Ohr vor dem Kiefergelenk erreicht. Im Falle einer lange andauernden frustrierten Wutreaktion mit Anzeichen der Erschöpfung tritt das aufsteigende Leber-Yang mit einer Schwächung der Nierenfunktion als gemischtes Fülle-Leere-Zeichen auf und kann auch eine Hörminderung mit sich bringen. Ist die Milz beteiligt, indem Leber und Milz das *Qi* und Blut nicht mehr harmonisch bilden und verteilen, kann eine Tieftonhörminderung mit rauschendem Tinnitus entstehen, die wie eine Endolymphstörung imponiert (➤ Abb. 3-3).

Anamnese

Patienten berichten fast immer von einem einseitigen Beginn eines entweder hoch- oder tieffrequenten Tinnitus, entweder ohne oder mit geringgradiger Hörminderung zumeist im Tieftonbereich. Eine Empfindlichkeit gegen laute Geräusche im Sinne einer Hyperakusis ist häufig. Schwindelerscheinungen, die bei Bewegungen des Kopfes auftreten, sind ebenfalls nicht selten. Gereiztheit und Emotionsstau sowie Unzufriedenheit mit der körperlichen Befindlichkeit, mit zu viel Arbeitsanspannung und zu wenig Bewegung werden häufig als Ursachen geäußert. Ebenso oft sind vorausgegangene Unfälle mit Wirkung auf die Halswirbelsäule, Operationen und Zahnbehandlungen mit Veränderungen des Bisses anzutreffen.

Befunde aus westlicher Sicht

- Nur in etwa 30% der Fälle findet sich eine geringe bis mittelgradige Hörminderung im Tiefton- oder Hochtonbereich
- Häufig asymmetrischer Befund bei Messung otoakustischer Emissionen (SOAE, TOAE)

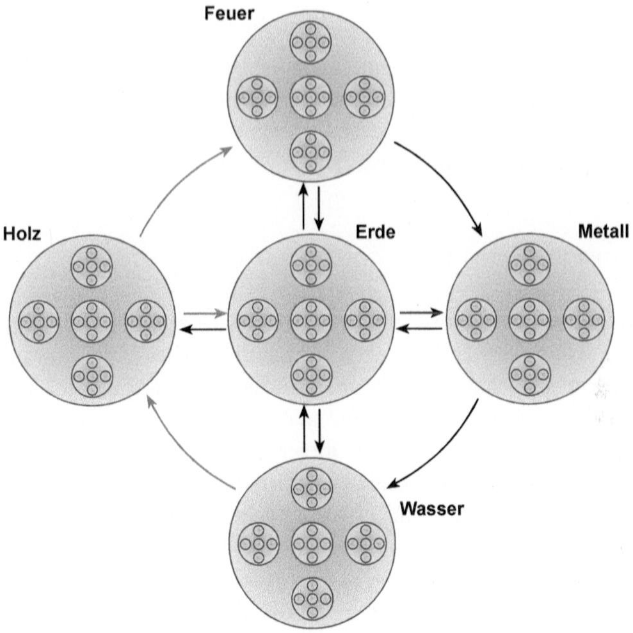

Abb. 3-3 Schema: Leber-Yang und Leber-Feuer stören Herz und Milz

- Normale vestibuläre Funktion in der kalorischen Prüfung
- Triggerpunkte (➤ 5.22) in Kau- und Halsmuskulatur
- Bewegungseinschränkungen in Rotation, Seit- und Längsneigung, häufig auch komplexe kraniosakrale Fehlstellungen
- Zahnstatus mit Fehlbiss, ungenügender Abstützung oder Malokklusion
- Bei Schwindelsymptomen sind oft dentogene Fokalerkrankung durch radikuläre Zysten und fehlerhafte Wurzelfüllungen bzw. Implantitis nachweisbar

Standardmedizinische Diagnose

- Einseitiger Tinnitus
- Zervikogene Otalgie
- Hyperakusis
- Rezidivierende Tieftonschwerhörigkeit
- Zervikogener Schwindel
- Kraniomandibuläre Dysfunktion
- Kraniosakrale Dysfunktion
- Spannungskopfschmerz

Chinesische Diagnose

Aufsteigendes Leber-Yang: Zunge: Rot, besonders an den Rändern. Puls: Saitenförmig. Begleitsymptome: Reizbarkeit, Kopfschmerz, Schlafstörung, Schwindel.
Leber-Feuer: Zunge: Rot, zusätzlich gelber, trockener Belag. Puls: Voll, schnell. Zusätzliche Symptome: Rote Augen, rotes Gesicht.

Erklärungsmodell der westlichen Medizin

Die Kenntnis der somatosensorischen Ursachen von Tinnitus ist noch jung und Gegenstand der Diskussion. Nervale Afferenzen nicht-auditorischen Ursprungs aus N. trigeminus und spinalem Segment C2 erreichen den Nucleus cochlearis dorsalis, werden zusammen mit auditorischen Reizen verarbeitet und in den Hörkortex weitergeleitet. Dieser Prozess ermöglicht die Entstehung von Ohrgeräuschen durch Augenbewegung, Kieferbewegung, Berührung von Hautarealen im Gesicht bis in die Extremitäten und von motorischen Funktionen der Hals- und Extremitätenmuskulatur. Neben der Auslösung ist auch das Phänomen der Modulation von Tinnitus durch die genannten Vorgänge bekannt. Eine besondere Bedeutung scheinen die Afferenzen aus der Mandibularregion zu besitzen, da sie quantitativ den größten Teil der Trigeminusafferenz ausmachen. Entwicklungsgeschichtlich bilden sich im Schläfenbein die Räume von Pars tympanica (Paukenteil, Mittelohr), Pars mastoidea (Warzenteil) und Pars petrosa (Felsenteil) aus der ersten Schlundtasche. Sie gehören also funktionell zum ersten Kiemenbogen, dem Mandibularbogen. Anders als die Pars squamosa des Schläfenbeins, die eine knöcherige Sutur zu anderen Schädelknochen ausbildet, haben die drei anderen Teile Verbindungen in Form der sogenannten Gomphosis, einer bindegewebeartigen Verkeilung, die sich im menschlichen Körper ansonsten nur noch bei den Zähnen findet. Es liegt die Schlussfolgerung nahe, dass sich die knöcherige Einbettung des gesamten Hörorgans vom Trommelfell bis zum inneren Gehörgang, der den Hör- und Gleichgewichtsnerv ebenso wie den N. facialis zum Hirnstamm entlässt, durch zwei Eigenschaften auszeichnet: Es bestehen erstens enge entwicklungsgeschichtliche, anatomische und funktionelle Beziehungen zum Unterkiefer und zum Kiefergelenk, und das gesamte System aus Zähnen, Kiefergelenk, Schläfenbeinknochen und Hörorgan besitzt zweitens mechanisch eine große Anpassungsfähigkeit und Beweglichkeit. Letzteres bringt die Gefahr der funktionellen Dekompensation durch Kieferfehlstellungen mit sich. (➤ Abb. 3-4).

Dynamische Bezüge zu anderen Wandlungsphasen

Bei längerem Bestehen und ungünstigen Bedingungen für die Chronifizierung bildet sich nach mehreren Wochen zusätzlich ein zentrales Ohrgeräusch aus, das typischerweise beidseitig, hochfrequent wahrgenommen wird. Dies ist auf Sensibilisierungvorgänge im

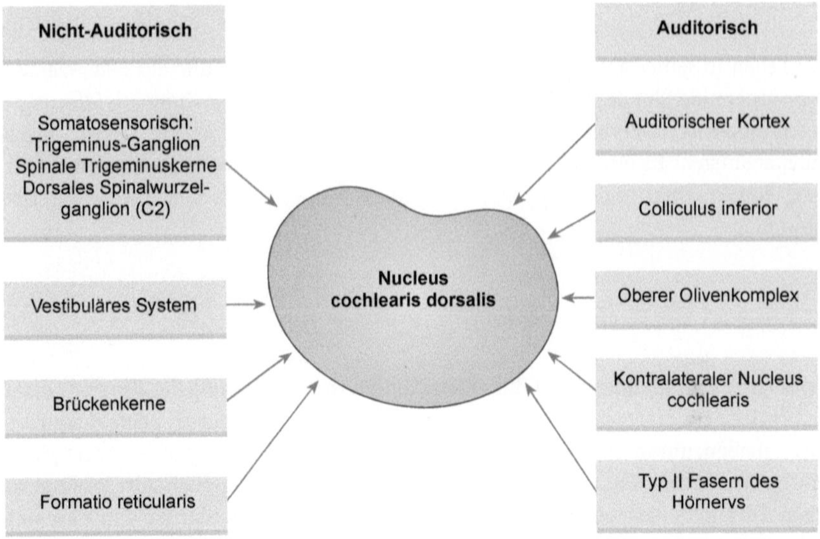

Abb. 3-4 Neuronale Verschaltung nicht-auditorischer und auditorischer Inputs im dorsalen Nucleus cochlearis (Shore 2006)

Zentralnervensystem (ZNS) zurückzuführen. Im chinesischen Verständnis entspricht dies dem Aufsteigen der Leberenergie, die zur Irritation des Herzens als Sitz des Geistes *(shen)* führt. Ferner begünstigen andauernde, kraniosakrale Dysfunktionen erfahrungsgemäß das Auftreten kochleärer Unterfunktionen vom Hörsturz-Typ. Dies entspricht der überstarken Leber, die der Niere Energie entnimmt. Schließlich sind zervikale Ohrdrucksymptome, Tieftonschwerhörigkeit und Schwindel, zusammen mit tieffrequentem, rauschendem Ohrgeräusch, bekanntlich auch bei den Endolymphstörungen vom Typ Morbus Menière zu beobachten. Der gestörte *Qi*-Fluss und die verminderte Bildung von Blut führen zu einer Ernährungsstörung der Milz, was mit dem osmotischen Ungleichgewicht im Endolymphraum vergleichbar ist.

3.3 Tinnitustyp Feuer/Herz

Überreizung im auditorischen System

■ Pathogenetisches Leitprinzip: Orientierungsverlust. ■

Charakteristik der Wandlungsphase Feuer

Das Leben in seiner aktiven und verbindenden Form ist die Natur des Feuerelements. Das pulsierende Blut des Gefäßsystems als Körpergewebe und die Zunge als Öffnungsorgan symbolisieren Verbindung, Beziehung und Kommunikation. Die seelisch-geistige Qualität entsteht als integrale Funktion aus allen Wandlungsphasen im Sinne der Aufhebung von Polarität und Erlangung von Einheit. Pathologische Qualität ist der Überschwang.

Ätiologie und Pathogenese aus chinesischer Sicht

Chronische Erkrankungen und Blutverlust führen zur Schwächung des Herzens, das das Blut regiert. Die Herzenergie kann so nicht mehr zu ihrem ausgleichenden Element, der Niere, fließen, um so Zugang zur Essenz zu erhalten. Die Folge ist der Essenzverlust und eine irritierte Schwäche, die einen beidseitigen, meist hochfrequenten oder leicht gespaltenen Tinnitus erzeugen, der langsam einsetzt, nicht modulierbar ist und durch eine nicht zwangsläufig vorliegende Hochtonhörminderung (den Hörkontakt zum „Höheren" verlieren), in seinem Auftreten begünstigt wird (➤ Abb. 3-5).

Anamnese

Die Patienten können keinen exakten Beginn ihrer Beschwerden angeben. Ein beidseitiges, hochfrequentes, klirrendes Ohrgeräusch (wie bei einem Fernsehtestbild) taucht wie aus dem Nichts auf und wird zunehmend lauter wahrgenommen. Auslöser wie akustische Traumata oder körperliche Beeinträchtigungen fehlen; es werden allenfalls seelischer Stress und eine sehr hohe berufliche Belastung angegeben. Die Patienten verstehen andere Menschen sehr schlecht, besonders bei Störschall.

Befunde aus westlicher Sicht

- Keine oder geringgradige, meist symmetrische Hochtoninnenohrhörminderung
- Otoakustische Emissionen ggf. nicht nachweisbar, da Schädigung der äußeren Haarzellen vorliegt, z. B. durch beginnende Altersschwerhörigkeit
- Geringer akustischer Input begünstigt diese Form von Tinnitus durch zentrale Minderstimulation (akustische Deprivation) und reaktive Übererregung
- Sekundärer Krankheitsgewinn durch Tinnitusbeschwerden; neurotischer Konflikt, der durch die Ohrgeräuschwahrnehmung somatisiert wird

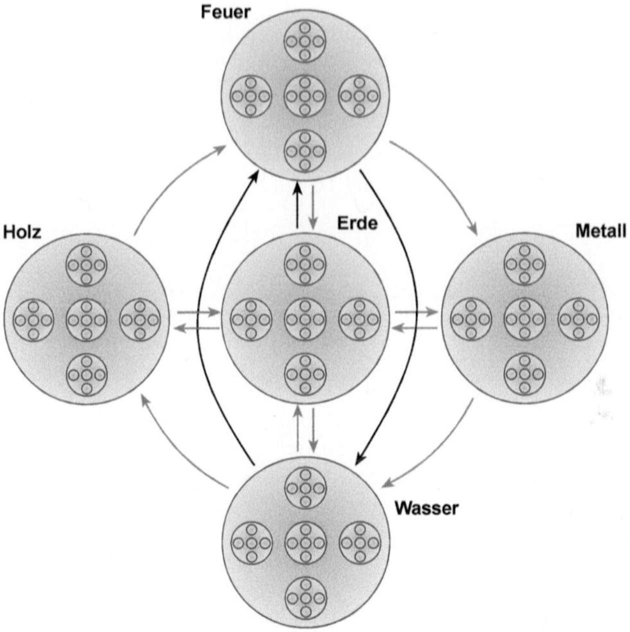

Abb. 3-5 Schema: Schwächung des Herzens beeinflusst Nierenfunktion

Standardmedizinische Diagnose

- Chronischer, beidseitiger Tinnitus
- Reaktive Depression
- Chronisches Stresssyndrom
- Hochtoninnenohrschwerhörigkeit mit beidseitigem Tinnitus

Chinesische Diagnose

Herz-Blut-Mangel: Zunge: Blass. Puls: Schwach, dünn. Zusatzsymptome: Schlaflosigkeit, Angstzustände, Schwindel, Blässe.

Erklärungsmodell der westlichen Medizin

Die Grundaktivität des auditorischen Systems, bestehend aus Kochlea, peripherer und zentraler Hörbahn und auditorischem Kortex, wird unter physiologischen Bedingungen nicht als akustisches Phänomen wahrgenommen. Bringt ein gesunder Proband jedoch

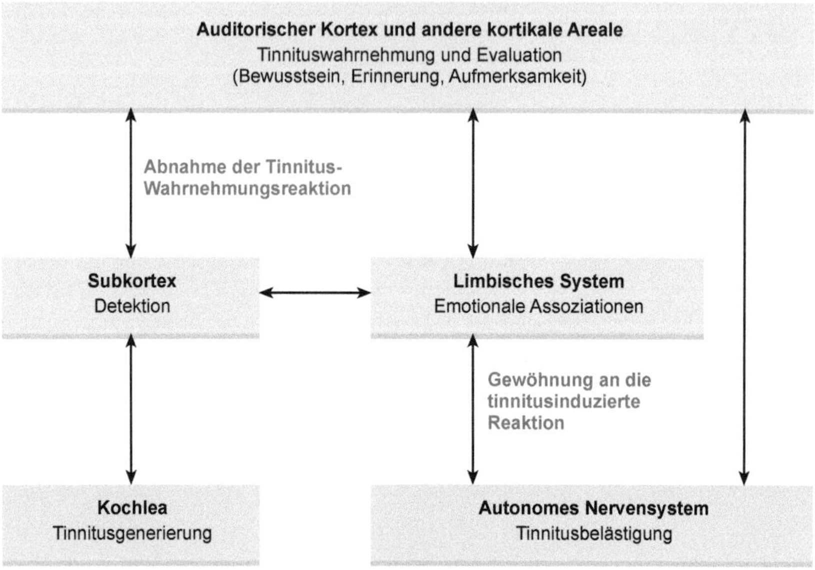

Abb. 3-6 Neurophysiologisches Modell der Tinnitusentstehung (Jastreboff 1993)

mehrere Stunden in einer schallabgeschirmten Kammer zu, entsteht ein Tinnitus, der als Wahrnehmung der Grundaktivität, kombiniert mit einsetzenden Rückkopplungsmechanismen, gelten kann. Wird diese Wahrnehmung mental negativ bewertet und löst diese Bewertung zudem emotionale und vegetative Reaktionen aus, kommt es auf kortikaler Ebene zur Chronifizierung des Tinnitus, auch wenn der Stimulus (Verweilen in der camera silens) nicht mehr vorliegt (Jastreboff 1993). Eine dynamische Fähigkeit unseres Hörsystems zu einer Art selektiver Absenkung der Hörschwelle, wie dies im Falle von Eltern für die kindliche Stimme oder für Geräusche aus der Natur für eine in der Wildnis lebende Population von Vorteil ist, richtet sich in diesem Falle gegen uns, indem die Lernfähigkeit des auditorischen Kortex für eine unangenehme Wahrnehmung verwandt wird. Man könnte diese Ohrgeräuschform auch als Ausdruck einer unbewussten Verunsicherung oder Differenzierungsunfähigkeit verstehen. Dieser Vorgang der Sensibilisierung wird durch Schwerhörigkeit auf kochleärer Ebene verstärkt, da diese einen kortikalen Hörhunger (akustische Deprivation) erzeugt, die ihrerseits das System in ihrer Empfindlichkeit steigert (➤ Abb. 3-6).

Dynamische Bezüge zu anderen Wandlungsphasen

Als auditive Phantomwahrnehmung hat der zentrale Tinnitus einen direkten Bezug zur Niere als Sitz der Essenz *(jing)*, die man als Erdung und Realitätsbezug interpretieren kann. Ohne diesen Bezug verselbstständigt sich ein so hoch entwickeltes Gebilde wie unser auditives System und erzeugt Phantomwahrnehmungen. Die zentralen Vorgänge der Tinnitusentstehung und Chronifizierung durch plastische Vorgänge in der zentralen Hörbahn und im Hörkortex laufen ab, egal ob der primäre Stimulus aus der Kochlea, dem somatosensorischen System oder aus seelisch-geistigen Vorgängen stammt. Die Tendenz zur Chronifizierung wird verstärkt, wenn Patienten durch ihre Arztkontakte, durch eigene Gedanken oder Berichte von anderen Betroffenen verunsichert werden. Daher besitzt diese Tinnitusform eine Verbindung zu allen anderen Subgruppen und addiert sich in der Praxis nach einer Zeit von spätestens einigen Wochen zu jedem Tinnitus anderer Genese hinzu. Für die Behandlung bedeutet dies, dass die kortikalen Vorgänge der Chronifizierung durch Prozesse der Neuroplastizität bereits im akuten Stadium jeder Tinnitusform zu berücksichtigen sind.

3.4 Tinnitustyp Erde/Milz

Endolymphatische Dysfunktion

▌▌ Pathogenetisches Leitprinzip: Balanceverlust. ▌▌

Charakteristik der Wandlungsphase Erde

Balance, Umwandlung und Integration stehen begrifflich für Vorgänge im Erdelement. Das Körpergewebe der Muskeln (Fleisch) beinhaltet den energetischen Aspekt des Nährens. Mund und Lippen als Öffner weisen auf die Funktion der differenzierten Wahrnehmung und Bewertung hin, die über Aufnahme (Integration) oder Ablehnung entscheiden. Entsprechend repräsentiert die Polarität oben/unten das Denken als Analyse, im Gegensatz zur Synthese als eine Verbindung mit der Erde. Wird im pathologischen Fall keine Entscheidung gefunden, entstehen Stillstand und Stau, was sich seelisch-geistig als Grübeln manifestiert.

Ätiologie und Pathogenese aus chinesischer Sicht

Zu kalte und rohe Nahrungsmittel, lange andauernde Sorgen und Grübeln, chronische Infektionserkrankungen oder äußerer Nässeeinfluss verhindern ein vollständiges Aufschließen der Nahrungsenergie, was zu einem Mangel an *Qi* in der Milz führt. Die Blutbildung wird behindert, und Leber und Milz bilden einen Blut-Mangel aus, der einen generellen Nähr-Mangel-Zustand im gesamten System erzeugt. So wie das Erdelement in der Mitte der Wandlungsphasen steht, so steht auch der Endolymphraum in der Mitte des Hörorgans. Ernährungsstörungen dieser Flüssigkeit führen über osmotische Druck-

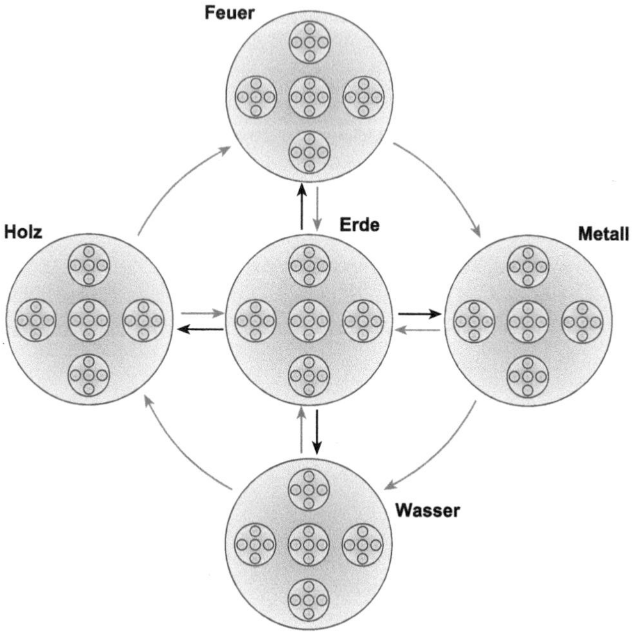

Abb. 3-7 Schema: Milz-Schwäche erzeugt Schwächung des Gesamtsystems

schwankungen zu einem anfallsartigen, rauschenden Tinnitus im erkrankten Ohr mit Schwindel (➢ Abb. 3-7).

Anamnese

Patienten berichten nach körperlichen und seelischen Belastungssituationen über Ohrgeräusche und Schwindel, begleitet von einem Gefühl des Unwohlseins. Es finden sich bei genauem Befragen oft Hinweise auf Herderkrankungen oder Belastungen toxischer Art, ggf. auch schwerwiegende Belastungen des Skeletts an Kopf und Hals. Im Vordergrund steht die aus dem Gleichgewicht geworfene Persönlichkeit der Patienten mit endolymphatischen Störungen. Es handelt sich um Menschen, die im Zentrum getroffen, jäh aus der Mitte ihrer beruflichen Leistungsfähigkeit und aus einem selbstbewussten Lebensgefühl geworfen wurden und die jederzeit damit rechnen müssen, von einem plötzlichen Schwindelanfall zu Boden gezwungen zu werden. Der typische Tinnitus ist ein Rauschen im betroffenen Ohr mit begleitender Hörminderung im Tieftonbereich. Möglich ist auch ein Beginn mit inkonstantem Verlust des Tieftonhörens und begleitendem Rauschen ohne Schwindel, bezeichnet als fluktuierendes Hörvermögen.

Befunde aus westlicher Sicht

- Reiznystagmus ins erkrankte Ohr während des Anfalls
- Rauschender Tinnitus
- Druckgefühl im Ohr vor und während des Anfalls
- Reversible Tieftonsenke mit einem Maximum bei ca. 250 Hz
- Gegebenenfalls reaktivierte Virusinfektionen von Herpes-simplex-Virus (HSV) 1/2, Masern, Epstein-Barr-Virus (EBV) oder Röteln

Standardmedizinische Diagnose

- Fluktuierendes Hörvermögen mit Tinnitus
- Morbus Menière
- Lermoyez-Syndrom

Chinesische Diagnose

Milz-*Qi*-Mangel: Zunge: Blass, Ränder geschwollen. Puls: Leer. Begleitsymptome: Müdigkeit, Appetitlosigkeit, Völlegefühl.
Milz- und Leber-Blut-Mangel: Zunge: Blass. Puls: Rau. Begleitsymptome: Schwindel, Müdigkeit, unscharfes Sehen.

Erklärungsmodell der westlichen Medizin

So sicher wie das Wissen über den Ort der Entstehung dieser Tinnitusform, nämlich der Endolymphraum der Kochlea, so unsicher ist der Grund für diese Funktionsstörung. Ganz offensichtlich kommt es zu Mineralstoffverschiebungen in der Endolymphe, was osmotische Druckschwankungen nach sich zieht. Wie eng die Verknüpfung zwischen Tinnitus und Endolymphdruck genau ist, bleibt jedoch unklar, da auch gesunde Personen erhöhten Endolymphdruck aufweisen können, ohne jemals an Tinnitus oder Schwindel zu erkranken. Auch die Hypothese der verminderten Endolymphresorption im Endolymphsack scheint falsch zu sein, da nach neuerem Wissen gar kein Flüssigkeitsstrom im Endolymphorgan vorliegt. Als hypothetische Ursachen für die Dysbalance der osmotisch wirksamen Anteile in der Endolymphe bleiben also nur die genannten immunologischen Veränderungen durch Viren, Schwermetalle oder Herderkrankungen. Möglicherweise sind auch Fehlstellungen der Schädelknochen mit Duraverziehungen die Ursache, da der Endolymphsack, ein immunkompetentes Organ, in einer Durafalte der Schädelgrube liegt (➢ Abb. 3-8).

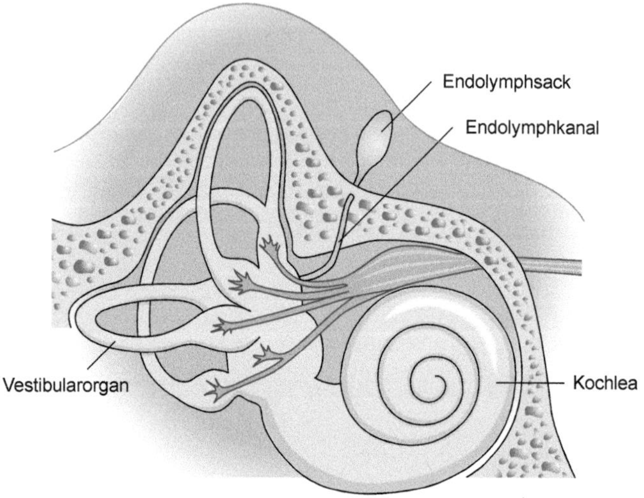

Abb. 3-8 Endolymphorgan im Felsenbein

Dynamische Beziehungen zu anderen Wandlungsphasen

Im Wandlungsphasenzyklus nimmt die Erde (Milz) die zentrale Stellung ein und hat starke Beziehungen zu allen Elementen als ihr Integrationspartner. So kann auch die endolymphatische Dysfunktion als ein Integral der Einflüsse aus Bewegungsapparat, Innenohr (Niere), Umwelt (Lunge), Psyche (Herz) und Immunfunktionen (Milz) verstanden werden.

3.5 Tinnitustyp Metall/Lunge

Toxischer Typ

Pathogenetisches Leitprinzip: Behinderter Austausch.

Charakteristik der Wandlungsphase Metall

Die Grenzfläche zwischen Organismus und Umwelt ist ihre zentrale Funktion. Aufnahme, Öffnung und Ausscheidung sowie Trennung sind Grundeigenschaften, die in der Polarität innen/außen zum Vorschein kommen. Die zugehörigen Organe sind die Lunge und der Dickdarm als Stoffwechsel-Organe mit großer Oberfläche. Das Körpergewebe

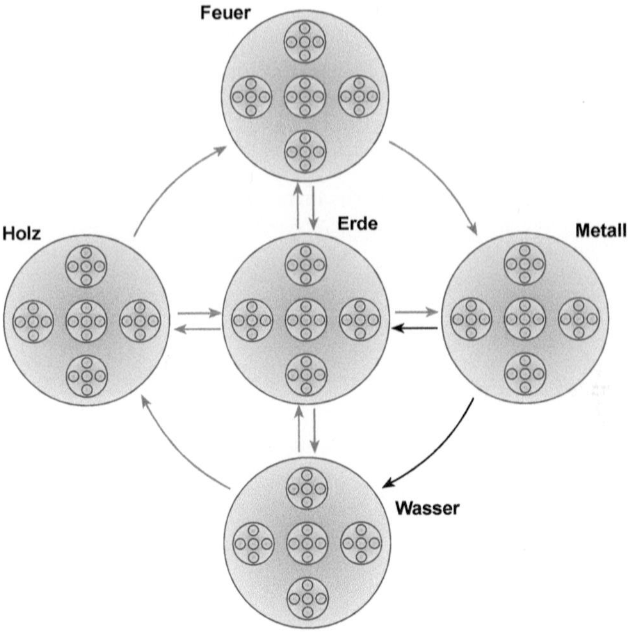

Abb. 3-9 Schema: Pathogene Faktoren beeinflussen über die Lungenfunktion Milz und Niere

Haut ist wichtiges Kontakt- und Entgiftungsorgan zur Innenwelt (Darmschleimhaut) und Umwelt.

Ätiologie und Pathogenese aus chinesischer Sicht

Durch das Eindringen äußerer pathogener Faktoren wie WindHitze wird der obere Erwärmer in seiner Funktion blockiert, was die Zirkulation des Abwehr-*Qi* erschwert. Dies tritt in Form des Befalls der Lunge durch Wind-Hitze zum Vorschein (➤ Abb. 3-9).

Anamnese

Es findet sich der schleichende Beginn eines beidseitigen, eher breitbandigen Ohrgeräusches. Auslöser sind Medikamente mit bekannten Nebenwirkungen in Form von Tinnitus. Fraglich ist die Auslösung durch Schwermetallexposition bei Zahnfüllungsmaterial oder Berufsunfällen. Die akute Mittelohrentzündung mit entzündlichem Exsudat, das einen einseitigen, hochfrequent rauschenden bis hochfrequenten Tinnitus hervorruft, zählt ebenfalls zu den Ursachen der toxischen Innenohrschädigungen.

Befunde aus westlicher Sicht

- Im Tonschwellenaudiogramm Hochtonschwerhörigkeit bei ca. 6 KHz mit Ohrgeräusch im gleichen Frequenzbereich
- Nur bei einseitigem Befund auch Schwindel durch toxische Schädigung des Vestibularapparats
- Erhöhte Serumkonzentration für Medikamente oder Schwermetalle, besonders Quecksilber

Standardmedizinische Diagnose

- Otitis media acuta serosa
- Grippeotitis
- Medikamentennebenwirkung
- Quecksilberintoxikation
- Sick building syndrome

Chinesische Diagnose

Zunge: Rötung an den Rändern und der Spitze mit dünnem weißlichen Belag. Puls: Oberflächlich, schnell. Begleitsymptome: Fieber, Schwitzen, Durst.

Erklärungsmodell der westlichen Medizin

Ort der toxischen Beeinflussung von Hörfunktion und Tinnituswahrnehmung sind nach heutigem Wissen die Kochlea, die gesamte periphere und zentrale Hörbahn sowie der Hörkortex. Eine große Zahl von Pharmaka besitzt ototoxische Wirkung und damit die Fähigkeit zur Erzeugung von Tinnitus. Unklar ist, in welchem Maße Umweltnoxen und endogene Toxine diese Mechanismen ebenfalls in Gang setzen können (➢ Abb. 3-10).

Dynamische Beziehungen zu anderen Wandlungsphasen

Fraglich ist noch eine Verbindung zum endolymphatischen Typ und inwieweit toxische Prozesse auch ein osmotisches Ungleichgewicht der Endolymphe hervorrufen.

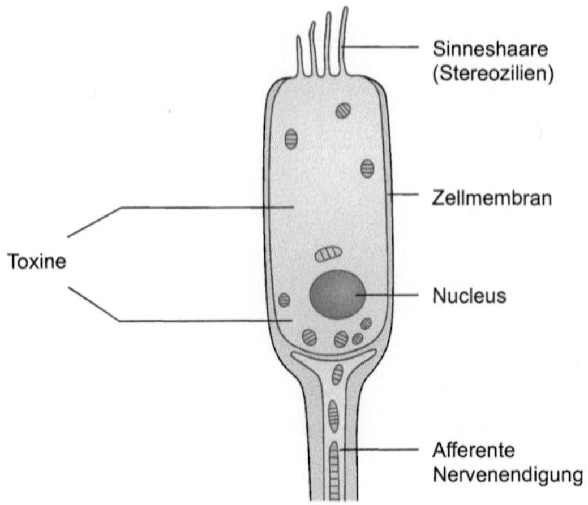

Abb. 3-10 Beeinflussung der Hörfunktion durch Toxine an der äußeren Haarzelle

KAPITEL

4 Aspekte der chinesischen Medizin

4.1 Westliche Naturheilverfahren und chinesische Medizin

In der Traditionellen Chinesischen Medizin (TCM) finden sich alle Elemente einer Naturheilkunde, so wie sie auch für die frühe westliche Medizin charakteristisch waren, bevor die „naturwissenschaftliche" Medizin Einzug hielt. So lassen sich, abgesehen von geringen Modifikationen, die fünf Säulen der Naturheilkunde in beiden Systemen nachweisen:

Die Ernährungstherapie, die Bewegungstherapie sowie die Pflanzenheilkunde sind, abgesehen von kulturellen und geografischen Einflüssen, in etwa deckungsgleich. Die physikalische Therapie, wie die westliche Hydrotherapie (Wasseranwendung), findet sich in der chinesischen Medizin in Form der Moxibustion (Moxa-Therapie), die die Erwärmung von Hautarealen oder Akupunkturnadeln bezeichnet. Auch die Ordnungstherapie westlicher Prägung ist dem chinesischen System implizit, da ein Ungleichgewicht der Funktionskreise automatisch seelische Dysbalancen erzeugt oder von ihnen ausgelöst wird (➤ Abb. 4-1).

Die Akupunktur nimmt eine Sonderstellung ein, da sie keinen natürlichen Reiz darstellt.

Gemeinsame Wurzeln

Lohnenswert ist ein Blick auf die Wurzeln beider Medizinsysteme. Im alten China war es den Ärzten untersagt, eine Untersuchung am entkleideten Patienten vorzunehmen. Sie mussten daher ihre Diagnose anhand des Puls- oder Zungenbefundes stellen. Bei dieser Diagnose wurden körperliche und seelische Störungen gleichermaßen berücksichtigt, da beide als unterschiedliche Ausdrucksformen ein und derselben Grundursache galten. Eine ähnliche Sichtweise fand sich auch in der westlichen Medizin zur Zeit Galens, als die

Westliche Naturheilverfahren	Chinesische Medizin
Hydrotherapie	Moxibustion (Akupunktur)
Bewegungstherapie	Qigong
Ordnungstherapie	Yang/Sheng
Ernährungstherapie	Chinesische Diätetik
Phytotherapie	Chinesische Phytotherapie

Abb. 4-1 Synopsis: Westliche Naturheilverfahren und chinesische Medizin

Körperflüssigkeiten sowohl seelische als auch körperliche Zustände und damit die vier Temperamente (Choleriker, Melancholiker, Sanguiniker und Phlegmatiker) beschrieben. Bis zur Aufklärung gab es im Westen keine anatomische Wissenschaft, da die Öffnung des menschlichen Körpers zu Studienzwecken aus religiösen Gründen untersagt war. Erst als in der Aufklärung eine Trennung von Körper und Geist in zwei Bereiche erfolgte, wurde der Grundstein für die moderne wissenschaftliche Methode gelegt. Im Falle der Untersuchung menschlicher Krankheiten, insbesondere funktioneller Krankheitsbilder, bringt dieses Vorgehen aber eine Schwierigkeit mit sich: Je mehr die körperlichen Befunde in den Vordergrund treten, desto mehr geraten die seelischen Ursachen in den Hintergrund. Erst in den letzten 50 Jahren rückte daher, als eine Art Gegenreaktion, die Bedeutung psychosomatischer Zusammenhänge wieder mehr in den Vordergrund. Es vollzieht sich in der westlichen Medizin der letzten Jahrzehnte also eine Entwicklung hin zu einem stärkeren ganzheitlichen Denken, das von der TCM nie aufgegeben worden ist.

Die fünf Säulen der chinesischen Medizin

- Entsprechend dem vernetzten Denken der chinesischen Medizin kommt die **Akupunktur** neben den anderen Methoden dort als ein Element von mehreren zur Anwendung. Als *zhen jiu* bezeichnet sie **Nadeln** und **Moxibustion.**
- Die chinesische Arzneitherapie macht neben pflanzlichen Produkten, die den Hauptanteil bilden, auch von mineralischen und tierischen Produkten Gebrauch.
- Tuina ist eine Massageform, die sich an den auch für die Akupunktur verwendeten Leitbahnen orientiert.
- Qigong, eine meditativ ausgeführte Bewegungstherapie, hat den Erhalt des Energieflusses in den Körperetagen und Meridianen zum Ziel.
- Der Ernährungstherapie kommt große Bedeutung zu. Ebenso wie die Pflanzenstoffe besitzen die Nahrungsmittel spezifische Qualitäten, die durch den Anbau, die Art der Zubereitung und die Kombination in ihrer Wirkung variiert werden können und ebenso wie die anderen Behandlungsverfahren zum Ausgleich der Energiezustände des Organismus verwendet werden.

Entsprechend den unterschiedlichen Analysemethoden östlicher und westlicher Medizin lassen sich verschiedene Aspekte der Wirkung auf den menschlichen Organismus beschreiben:

Die chinesische Medizin beschreibt eine Normalisierung des Energiezustandes in den Funktionskreisen, und zwar innerhalb von Organpaaren, in der Form von Polaritäten wie oben/unten, rechts/links, innen/außen, hinten/vorne. Darüber hinaus wird der Energiefluss mithilfe der fünf Substanzen innerhalb der Leitbahnen wiederhergestellt. Eine direkte Beeinflussung von Organen und Strukturen erfolgt in der Nähe des Nadelungsortes.

Die westliche Medizin beschreibt eine Veränderung der Durchblutung durch eine Reizung des Sympathikus (Kaada 1984, Ernst 1985), durch eine Stimulation mit Neurotransmittern (Cheng 1980, Maret 1997), durch immunmodulatorische Effekte (Labolovic 1978, Wogralik 1985) und durch eine Erhöhung der Endorphinsekretion (Pomeranz 1977).

Von Bedeutung ist auch die Morphologie der Akupunkturpunkte: Am Rumpf und an den Extremitäten entsprechen die Punkte häufig Perforationen der Körperfaszie mit Gefäßnervenbündeln (Heine 1988), Anhäufungen von Rezeptoren (Meissner-, Krausekörperchen, Kellner 1966) und muskulären Triggerpunkten (Bäcker 2004). An Orten, die frei sind von Faszie, weisen die Punkte einen herabgesetzten Hautwiderstand auf (Becker 1976) oder sind die Kontaktorte glatter Muskelfasern mit Lymphgefäßen (Kellner 1966).

4.2 Wichtige Begriffe der chinesischen Medizin

Yin und Yang

Dieses Begriffspaar wurde erstmals vor ca. 3000 Jahren im *Buch der Wandlungen (Yi Jing)* erwähnt. Das Konzept beschreibt den dynamischen Aspekt von Polaritäten. Licht und Schatten sind nicht nur als Gegensätze zu verstehen, sondern auch als Maximalpunkte eines zyklischen und kontinuierlich voranschreitenden Vorgangs. In der stärksten Ausprägung des einen beginnt das Wachstum des anderen und wächst in seiner Stärke, wie es in der Monade zum Ausdruck kommt (➤ Abb. 4-2).

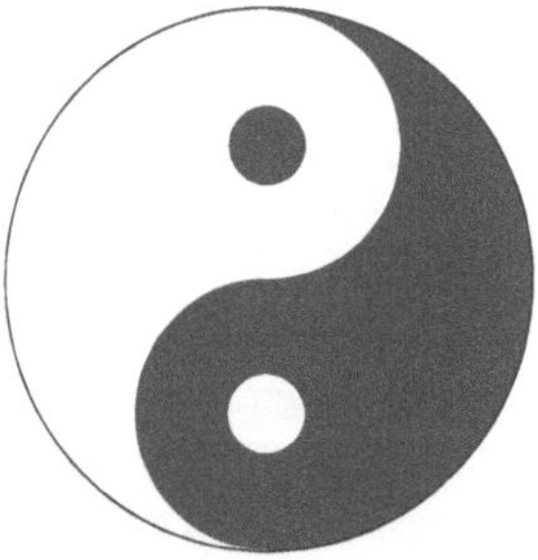

Abb. 4-2 Monade

Alle Phänomene der Natur können durch dieses Konzept beschrieben werden, und alle Vorgänge in der Natur folgen seiner Gesetzmäßigkeit – auch auf der Ebene des menschlichen Körpers (➤ Tab. 4-1).

Auch die Organpaare der TCM unterteilen sich in Yin- und Yang-Organe, ebenso wie physiologische Vorgänge, Körperseiten und -richtungen (➤ Tab. 4-2).

Die Fünf Substanzen

Im Zentrum dieses Konzeptes steht die Lebensenergie *Qi*, zu der es in der westlichen Medizin kein eindeutiges Korrelat gibt. Sie steht zwischen dem Yin-Aspekt in Form der Essenz *(jing)* und dem Yang-Aspekt Geist *(shen)*. Diese drei lassen sich den Organen Milz *(qi)*, Niere *(jing)* und Herz *(shen)* zuordnen. Die verbleibenden zwei sind als eine nährende, mehr stoffliche Form des *Qi* anzusehen, die als Blut *(xue)* übersetzt wird, und die verschiedenen Körpersäfte *(jin ye)*.

Tab. 4-1 Yin und Yang Aspekte

Yin	Yang
Nacht	Tag
Weiblich	Männlich
Erde	Himmel
Mond	Sonne
Dunkel	Hell
Körper	Geist
Passivität	Aktivität
Kälte	Wärme
Wasser	Feuer

Tab. 4-2 Yin und Yang auf der Ebene des Körpers

Yin	Yang
Stofflichkeit Bauch	Energie, Funktion Rücken
Bauchorgane Unten	Bewegungsapparat Oben
Innen Beugeseite Niere Leber Herz Milz Lunge	Außen Streckseite Blase Gallenblase Dünndarm Magen Dickdarm

Qi

Qi, die Lebensenergie, wird ihrerseits in sieben Qualitäten unterteilt, die unterschiedliche Aspekte repräsentieren (➢ Tab. 4-3). Bei den Organen ist es die Lunge, die für Aufnahme und Weiterleitung des *Qi* verantwortlich ist.

Das Wahre *Qi*, die Summe der Körperenergie, lässt sich in das Abwehr-*Qi* an der Körperoberfläche und das Nähr-*Qi*, das für die Versorgung der inneren Organe verantwortlich ist, unterteilen. Das Nahrungs-*Qi* entsteht beim Aufschließen der Nahrung im Magen und in der Milz. Das Ursprungs-*Qi* ist als energetischer Aspekt der Essenz, das Sammel-*Qi* als die in den Brustkorb fortgeleitete Nahrungsenergie zu verstehen, die die Atmung und Stimmfunktion unterstützt. Das Wahre *Qi* zirkuliert im 24-Stunden-Rhythmus in den Meridianen und Organen. Es wird durch die Akupunktur in seinem Fluss entweder gestärkt oder geschwächt und ist als Wirkmedium der Nadelung zu verstehen.

Tab. 4-3 Formen des *Qi*

Form des *Qi*		Funktion des *Qi*
Wahres Qi	**Abwehr-Qi**	An der Körperoberfläche
	Nähr-Qi	Versorgung innerer Organe
Nahrungs-Qi		Entsteht beim Aufschließen der Nahrung im Magen und in der Milz
Ursprungs-Qi		Energetischer Aspekt der Essenz *(jing)*
Sammel-Qi		In den Brustkorb fortgeleitete Nahrungsenergie, die die Atmung und Stimmfunktion unterstützt

4.3 Das Fünf-Elemente-Modell

Zeitlich nach dem Erklärungsmodell von Yin und Yang entstand um 300 v. Chr. das der fünf Elemente, auch der fünf Wandlungsphasen genannt. Es hat in der westlichen Welt eine starke Verbreitung gefunden. In China selbst hat es dagegen heute zugunsten der *zang/fu*-Syndrome an Bedeutung verloren.

Ähnlich dem Yin-und-Yang-System und ähnlich den vier Elementen der griechischen Antike (Feuer, Wasser, Luft und Erde) repräsentiert das chinesische System der fünf Wandlungsphasen in seiner ursprünglichen Form ein Prinzip zur Erklärung von Naturphänomenen wie des Jahresrhythmus, des Tagesrhythmus, der Himmelsrichtungen etc. In dieser ursprünglichen Form bildet die Erde als Entsprechung der Organe Milz und Magen das Zentrum, das mit den sie umgebenden Elementen im Austausch steht und ihren Gleichgewichtspunkt darstellt. Die besondere Ausdruckskraft dieser Konstellation scheint dadurch zustande zu kommen, dass sie die Himmelsenergien repräsentiert und sich in vergleichbarer Form in vielen traditionellen Medizinsystemen wiederfindet (Gleditsch 1983). Die vertikale Achse wird durch die Essenz *jing* (Wasser), *qi* (Erde) und Geist *shen* (Feuer) gebildet und repräsentiert damit die fundamentale Beziehung von Yin und Yang. Da diese Konstellation der von Mikrokosmos und Makrokosmos entspricht, kann eine verbindende Kraft zwischen den einzelnen Elementen abgeleitet werden, die auf immaterieller Ebene zusammenführt, ohne in die eigentlichen Funktionsabläufe eingebunden zu sein, ähnlich wie es das Element Erde auf materieller Ebene bewerkstelligt. Dieses immaterielle und verbindende Element kann als eine transzendierte Form des Funktionskreises Feuer und der Organe Herz und Dünndarm angesehen werden (Gleditsch 1983). Auf der Ebene des menschlichen Körpers erlaubt das System die Einordnung der elementbezogenen Organpaare, der zugeordneten Körpergewebe, der seelischen Entsprechungen und der korrespondierenden Sinnesorgane (➤ Tab. 4-4).

Eine auf die Wandlungsphasen bezogene Synopsis macht deutlich, welche inneren pathogenen Faktoren und welche äußeren klinischen Zeichen sich bei erkrankten Menschen finden lassen.

Tab. 4-4 Energien und Körperphänomene im Fünf-Elemente-Zyklus

Element	Wasser	Holz	Feuer	Erde	Metall
Organe	Niere/Blase	Leber/ Gallenblase	Herz/ Dünndarm	Magen/Milz	Lunge/ Dickdarm
Jahreszeit	Winter	Frühling	Sommer	Zwischenjahreszeiten	Herbst
Farbe	Schwarz	Grün	Rot	Gelb	Weiß
Himmelsrichtung	Norden	Osten	Süden	Mitte	Westen
Äußere Faktor	Kälte	Wind	Hitze	Feuchte	Trockenheit
Körpergewebe	Knochen, Mark	Sehnen, Bänder	Gefäßsystem	Bindegewebe, Muskel	Haut
Öffnungsorgan	Ohr	Auge	Zunge	Lippen	Nase
Psychische Funktion	Angst, Schrecken	Zorn	Überschwang	Sorge	Traurigkeit
Energetische Funktion	Speicherung	Wachstum	Reife	Umwandlung	Austausch
Nebenhöhle	Sinus frontalis	Sinus sphenoidalis	Mittelohr	Sinus maxillaris	Sinus ethmoidalis
Tonsille	Rachenmandel	Gaumenmandel	Zungengrundmandel	Kehlkopf-Lymphfollikel	Lymphfollikel der Eustach'schen Röhre

Aufgrund politischer Einflüsse auf die Interpretation des Fünf-Wandlungsphasen-Modells in China wurde neben der ursprünglichen Form des Modells eine andere Darstellungsform eingeführt, bei der die fünf Elemente kreisförmig angeordnet sind. Die Darstellung der vertikalen Yin-und-Yang-Achse geht so verloren und weicht einem System gleichberechtigter Funktionskreise mit komplexen, dynamischen Beziehungen zueinander.

Diese gegenseitigen Beeinflussungen werden als die physiologischen und pathologischen Zyklen bezeichnet (➤ Abb. 4-3).

- Der *sheng*- oder Hervorbringungs-Zyklus ist derjenige, der die Entstehung eines Elements aus dem vorangegangenen beschreibt (Mutter-Kind-Beziehung). Dabei gibt die Mutter Energie an das Kind ab, was zur Stärkung des Kindes und zur Schwächung der Mutter führt.
- Im *ke*- oder Beeinflussungs-Zyklus findet eine Beeinflussung gegenüberliegender Elemente statt, die das Gleichgewicht erhält.
- Die pathologischen Zyklen entstehen durch eine überstarke Beeinflussung in Form der Überkontrolle (*cheng*-Zyklus) oder des Widerstands gegen die ausgeübte Kontrolle (*wu*-Zyklus).

4

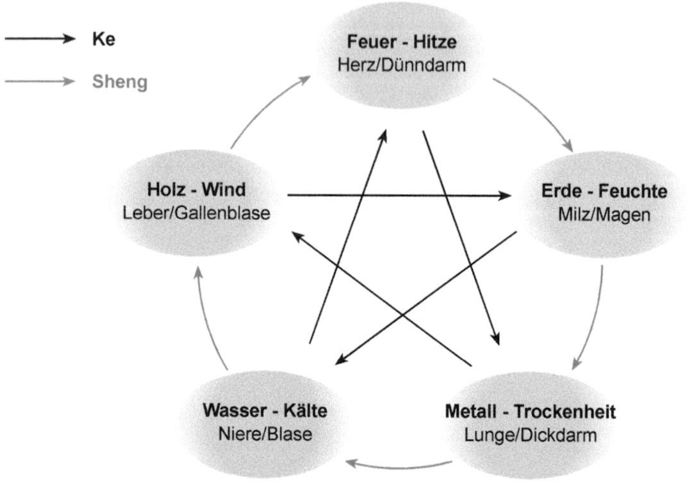

Abb. 4-3 Kreismodell mit *sheng-* und *ke-*Zyklen (Focks, Hillenbrand 2006)

4.4 Die vier Prinzipienpaare

Wichtigstes Prinzipienpaar ist das **Yin und Yang.** Die drei anderen Paare sind Zustände der Entsprechung.

Das Yin beschreibt Vorgänge im Innern des Körpers – Symptome, die durch Kälte und Erkrankungen durch Mangelzustände ausgelöst sind.

Die Yang-Störungen dagegen finden sich auf der Körperoberfläche und zeichnen sich durch Hitze und Fülle aus.

Die Einordnung eines Krankheitszustandes nach den acht Prinzipien ist auch bei komplexen Zustandsbildern möglich und erleichtert die Orientierung.

Vier Zustände charakterisieren die Möglichkeiten des gestörten Gleichgewichts von Yin und Yang (➤ Tab. 4-5).

Tab. 4-5 Säulendiagramm Yin und Yang

Yin	Yang
Innen	Außen
Kälte	Hitze
Mangel	Fülle

4.5 Die pathogenen Faktoren

Hierbei handelt es sich um Umwelteinflüsse sowie um seelische Zustandsbilder, die eine krank machende Wirkung entfalten, indem sie den *Qi*-Fluss beeinträchtigen.

Pathogene Faktoren beeinflussen die Yin-Organe und stellen Fülle-Zustände dar. Die Behandlung der äußeren Faktoren hat gegenüber den inneren Einflüssen Vorrang.

Wind: Yang-Einfluss – Element Holz

- Heftige und wechselnde Beschwerden mit Schmerzen im äußeren und seitlichen Kopfbereich
- Häufig ausgelöst durch einen kalten Luftzug oder schnell wechselnde Zustände von Temperatur, Licht oder Luftfeuchtigkeit

Kälte: Yin-Einfluss – Element Wasser

- Kälteintoleranz mit Anzeichen von Schwäche
- Schmerz, der sich bei Erwärmung bessert
- Verdauungsschwäche
- Wässrige Ausscheidungen, neben äußerer Kälte durch kalte Nahrungsmittel ausgelöst

Hitze: Yang-Einfluss – Element Feuer

- Fieber
- Unruhe
- Schwitzen
- Rote Haut
- Typische Folge von Sommerhitze

Trockenheit: Yang-Einfluss – Element Metall

- Trockene Schleimhäute am Kopf und im Darm
- Trockene Haut
- Kratzen im Hals
- Obstipation
- Nasenbluten

Tab. 4-6 Pathogene äußere und innere Faktoren

Organ	Äußerer Faktor	Innerer Faktor
Niere	Kälte	Angst, Schrecken
Leber	Wind	Zorn
Herz	Hitze	Überschwang, Freude
Milz	Feuchtigkeit	Sorge
Lunge	Trockenheit	Traurigkeit

Feuchtigkeit: Yin-Zustand – Element Erde

- Schweregefühl und Erschöpfung von Kopf und Bauch
- Völlegefühl
- Trübe Sekretionen, ausgelöst durch äußere Nässe oder feuchte Nahrungsmittel (➤ Tab. 4-6)

4.6 Ausgewählte Störungsmuster der Organpaare

Herz-Blut-Mangel (Element Feuer)

Ätiologie

Eine allgemeine Mangelernährung oder die Aufnahme von zu wenig Nahrungsmitteln, die die Blutbildung fördern, führen zu einem *Qi*-Mangel der Milz, deren Fähigkeit zur Blutbildung eingeschränkt wird. Das Blut wird vom Herzen gesteuert. Erhält das Herz zu wenig Blut von der Milz, entwickelt es einen Herz-Blut-Mangel. Große Blutverluste gibt es oft bei einer Operation oder einer Geburt. Länger bestehende Angst schwächt über die Niere den Geist. Das Herz als Sitz des Geistes wird geschwächt, und es entwickelt sich ein Herz-Blut-Mangel.

Pathogenese

Durch den Blutmangel fehlt dem Herzen die Fähigkeit, den Geist zu stärken. Schlafstörungen, Gedächtnisschwäche, Albträume und Angstzustände sind die Folge. Blutmangel kann ferner Schwindel hervorrufen. Herzsensationen können die Tendenz zu Ängstlichkeit verstärken.

Klinische Zeichen des Tinnitus

Durch seinen Entstehungsort, dem Gehirn (Geist), wird der Tinnitus beidseitig wahrgenommen und wird oft als Kopfgeräusch beschrieben, das allmählich auftritt. Die Wahrnehmung von tonalem oder zirpendem Charakter ist hochfrequent.

Emporloderndes Leber-Feuer (Element Holz)

Ätiologie

Hitzebildende Nahrungsmittel wie rote Fleischsorten und Reizstoffe wie Alkohol, Koffein und Gebratenes führen zu Hitzebildung in der Leber. Ferner führen Zorn und aufgestauter Ärger über einen *Qi*-Stau zur Verdichtung und Hitzebildung, die nach oben steigt.

Pathogenese

Durch das Emporsteigen des Feuers zum Kopf mit plötzlichen, seitenbetonten und heftigen Symptomen handelt es sich um einen klassischen Yang-Zustand. Leber-Feuer führt auch zur Abtrocknung mit Obstipation, konzentriertem Harn und bitterem Mundgeschmack.

Klinische Zeichen des Tinnitus

Typischerweise ist es der plötzlich und einseitig auftretende Tinnitus, der laut und bedrängend wahrgenommen wird. Meistens ist er als hohes Pfeifen zu beobachten.

Aufsteigendes Leber-Yang (Element Holz)

Ätiologie

Über lange Zeit bestehender Zorn mit Frustration sowie indirekt auch Angst und Schrecken sind die Ursache einer Nieren-Schwäche.

Pathogenese

Aus einer Leber-Yin- oder Nieren-Schwäche entwickelt sich ein aufsteigendes Leber-Yang, da die nach unten gerichteten Yin-Kräfte abnehmen. Yang steigt nach oben, sodass Symptome des aufsteigenden Leber-Yang besonders am Kopf zu finden sind.

Der Nieren-Schwäche kann sowohl eine Nieren-Yin- als auch eine Nieren-Yang-Schwäche zugrunde liegen.

Klinische Zeichen des Tinnitus

Der Tinnitus ist ebenfalls durch ein plötzliches, einseitiges Auftreten mit oder ohne messbare Hörminderung gekennzeichnet und von hohem, oder auch rauschendem Charakter.

Nieren-Yin-Mangel (Element Wasser)

Ätiologie

Typisch ist hier eine Auszehrung durch chronische Krankheiten, chronischen Blut- oder Flüssigkeitsverlust oder ein Burn-out durch exzessive Belastungen. Auch über längere Zeit andauernde Angst und Schrecken, verbunden mit Resignation, führen zu einem Nieren-Yin-Mangel.

Pathogenese

Das zu schwache Nieren-Yin produziert zu wenig Mark, um das Gehirn zu versorgen, und erzeugt so Vergesslichkeit, Schwindel und Tinnitus. Der Mangel in den Knochen führt zu Rückenschmerzen. Es entsteht eine Leere-Hitze, die in der Haut und Schleimhaut zum Ausdruck kommt.

Klinische Zeichen des Tinnitus

Der Tinnitus tritt langsam auf, ist meistens von einer Hörminderung begleitet und hat einen breitbandigen Charakter im Hochton- oder Tieftonbereich.

Milz-*Qi*-Mangel mit Milz- und Leber-Blut Mangel (Element Erde)

Ätiologie

Ein Nährstoffmangel, zu rohe und zu kalte Nahrungsmittel, Sorgen, exzessive mentale Belastungen, chronische Infektionen und andauernder Nässe-Einfluss können zu Milz-*Qi*-Mangel führen.

Pathogenese

Es kommt zu einer Beeinträchtigung von Umwandlung und Assimilation. Die Blutbildung ist erschwert, was in Leber und Milz zu Blutmangel führt.

Klinische Zeichen des Tinnitus

Die Tinnitussymptomatik kann sehr unterschiedlich sein, entweder mit konstant oder anfallsartig auftretendem, rauschendem Ohrgeräusch auf einem Ohr. Die Hörminderung kann schwach oder stark ausgeprägt sein und betrifft den tiefen bis mittleren Frequenzbereich.

4.7 Zungendiagnose

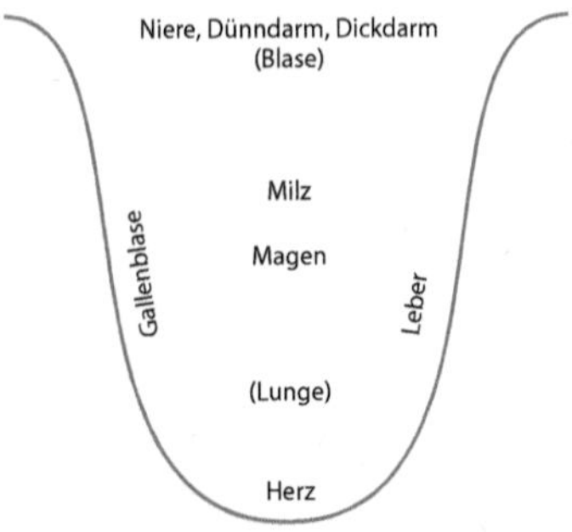

Abb. 4-4 Zunge mit Sektoren der Organe (aus Focks, Hillenbrand 2006)

Auf der Zunge lassen sich Störungsvorgänge des Organismus ablesen. Areale des Zungenkörpers ermöglichen ferner, eine Organzuordnung zu treffen (➢ Abb. 4-4). Dabei ist die Zunge ein sowohl sensibles und aussagekräftiges als auch ein leicht zugängliches Instrument der Diagnose.

Die Prinzipien lassen sich auf der Zunge beurteilen

- **Innen/Außen:** Beschaffenheit des Zungenkörpers und des Belags auf der Oberfläche
- **Hitze/Kälte:** Farbe des Zungenkörpers und Farbe des Zungenbelags
- **Fülle/Leere:** Zungenkörper und Zungenbelag entweder dick oder dünn

4.8 Pulsdiagnose

Nach der Vorstellung der TCM sorgen das *Qi* und das Blut für die Entstehung der Pulse an den Handgelenken. In der Milz entstehen mithilfe von Nahrung und unter Beteiligung der Essenz (*jing*) aus der Niere das *Qi* und das Blut. Die Yin-Organe sind also am Aufbau und an der Verteilung von *Qi* und Blut beteiligt und daher für die Funktion des Blutkreislaufs bedeutsam. Der an den Handgelenken getastete Puls gibt über pathologische Veränderungen der Organe im Körperinneren Aufschluss.

Technik

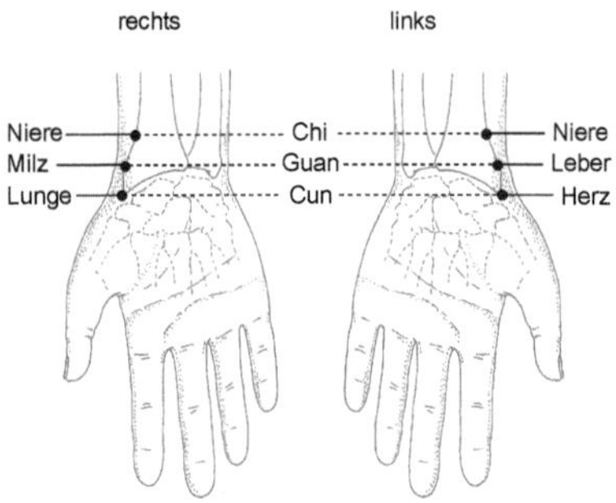

Abb. 4-5 Pulstaststellen (aus Focks, Hillenbrand 2006)

Auf die A. radialis tasten im Verlauf der Radiusapophyse, etwas proximal der Handgelenksfurche, der Zeigefinger, daneben der Mittelfinger und der Ringfinger (➢ Abb. 4-5)

Es wird auf drei Ebenen getastet: Oberflächlich, mittig und tief. Die tastenden Finger werden dabei leicht, mittel oder fest auf die Pulslokalisationen aufgelegt.

Diagnostische Kriterien

- Tiefe: Oberflächlich oder tief
- Frequenz: Langsam oder schnell
- Pulswelle: Lang oder kurz, ausgedehnt oder fadenförmig
- Strömungsqualität: Kräftig oder schwach, vibrierend, rollend oder weich.
- Rhythmus: Rhythmisch oder arhythmisch

Diagnostische Aussagen

- Betroffenes Organ
- Fülle-Leere-Störung
- Yin-Yang-Störung
- Innen-Außen-Störung
- Analogieschluss zu subjektiven Symptomen und Einschätzung des Krankheitsstadiums

KAPITEL

5 Therapieverfahren zur Tinnitusbehandlung

Der integrative Behandlungsansatz besagt, dass Methoden der chinesischen und naturheilkundlichen Medizin neben konventionellen Therapien gleichberechtigt zur Anwendung kommen. In diesem Kapitel werden Behandlungsverfahren erläutert, die sich zur Tinnitusbehandlung in der Praxis bewährt haben. Um ein gutes Ergebnis zu erzielen, wird bei Beginn der Behandlung eine Herddiagnostik und gegebenenfalls Herdsanierung empfohlen.

Übersicht

- Herddiagnostik und -therapie (➢ 5.1)
- H.E.L.P.-Apherese (➢ 5.2)
- Homöopathie (➢ 5.3)
- Infusionstherapie (➢ 5.4)
- Kraniosakraltherapie (➢ 5.5)
- Labyrinthanästhesie (➢ 5.6)
- Manuelle Therapie (Chirotherapie, Osteopathie, Chiropraktik, Kraniosakraltherapie) (➢ 5.7)
- Medizinische Trainingstherapie (➢ 5.8)
- Mikrosystemakupunktur (➢ 5.9)
- (Klassische) Naturheilverfahren (Hydrotherapie, Phytotherapie, Bewegungstherapie, Ernährungstherapie, Ordnungstherapie) (➢ 5.10)
- Neuraltherapie (➢ 5.11)
- Ohrakupunktur (➢ 5.12)
- Orthomolekulare Medizin (➢ 5.13)
- Phytotherapie (➢ 5.14)
- Psychotherapeutische Intervention (➢ 5.15)
- Reflexzonenmassage (➢ 5.16)
- Sauerstofftherapie (Hämatogene Oxidationstherapie (HOT), Hyperbare Sauerstofftherapie (HBO), Ozontherapie) (➢ 5.17)
- Schädelakupunktur (➢ 5.18)
- Sensomotorisches Training (Feldenkrais-Methode, Hanna-Somatics, Postisometrische Relaxation n. Jacobson) (➢ 5.19)
- Symbioselenkung (➢ 5.20)
- Tinnitus-Retraining-Therapie (➢ 5.21)
- Triggerpunktbehandlung (➢ 5.22)
- Umweltmedizin (➢ 5.23)
- Zahnärztliche Funktionstherapie (➢ 5.24)

5.1 Herddiagnostik und -therapie

Definition

Eine Herderkrankung ist eine lokalisierte, chronische und häufig asymptomatische entzündliche Reaktion im menschlichen Körper, mit der sich lokale und allgemeine Immunreaktionen in ständiger Auseinandersetzung befinden. Als Herderkrankung können angesehen werden:

- Zahnerkrankungen
- Chronische Tonsillitis
- Chronische Sinusitis
- Chronische Otitis
- Chronisch pathogene Darmdysbiose
- Chronische Prostatitis

Prinzip der Methode

Ausgehend von der lokalen Herderkrankung können sich Bakterien und giftige Stoffwechselprodukte über die Blutbahn im gesamten Organismus verbreiten, so das Immunsystem angreifen und schwere Erkrankungen begünstigen. Als Folgeerscheinungen kommen Erkrankungen aus dem immunologischen Formenkreis, Neuralgien und Erkrankungen des Herzens sowie des Bewegungsapparats in Betracht.

Neben der chirurgischen Sanierung kann ein konservativer Sanierungsversuch vorangestellt werden: Röder-Behandlung der Tonsillen (Absaugung und lokale Pinselung mit Adstringentien), sekretolytische, antiphlogistische und antibiotische Therapie der Nasennebenhöhlen, Symbiontenbehandlung, ggf. antimykotische, antiparasitäre, antibiotische Therapie des Darms mit diätetischen Maßnahmen bzw. Phytotherapie und antibiotische Therapie der Prostata. Bei erfolgloser Durchführung dieser Behandlungsmaßnahmen sollte eine chirurgische Therapie erfolgen.

Bedeutung für die Tinnitusbehandlung

Bei den noch unklaren, aber als immunologische Veränderung angesehenen Störungen des endolymphatischen Systems kommt der Herdbehandlung eine zentrale Bedeutung zu. Die Elimination von Fokalerkrankungen muss aber als eine Conditio sine qua non der ganzheitlichen Medizin angesehen werden. Bei keiner Tinnitusform wird man daher in der Behandlung eine bestehende Herderkrankung übergehen.

Formulierungsvorschlag für die Überweisung

Bitte klinische und röntgenologische Diagnostik im Fachgebiet bei Verdacht auf dentogene/tonsilläre/sinugene/otogene/enterale/prostatogene Fokalerkrankung und ggf. Sanierung.

Ausbildungsadressen/Verbände

Internationale Gesellschaft für Ganzheitliche Zahn-Medizin e.V. (GZM), Kloppenheimerstr. 10, 68239 Mannheim, Tel.: 0621/48 24 300, Fax: 0621/47 39 49, E-Mail: gzm@gzm.org.

LITERATUR

Biesinger, E.: Der Fokus im HNO-Bereich, Iro Springer, Heidelberg 2006.

5.2 H.E.L.P.-Apherese

Definition

Bei der Heparin-induzierten extrakorporalen LDL-Präzipitation (H.E.L.P.) wird über eine Fällungsreaktion LDL-Cholesterin, Lipoprotein (a) und Fibrinogen aus dem Blut entfernt.

Prinzip der Methode

Die H.E.L.P.-Apherese wurde 1984 für die Behandlung von Patienten mit angeborenen Fettstoffwechselstörungen entwickelt. LDL-Cholesterin lagert sich in den Wänden der Blutgefäße ab; der Gerinnungsfaktor Fibrinogen fördert die Blutgerinnung. Das Prinzip der H.E.L.P.-Apherese ist, die genannten Stoffe aus dem Blut zu entfernen, was die hämorrheologischen Eigenschaften verbessert.

Bedeutung für die Tinnitusbehandlung

Bei akuten kochleären Funktionsstörungen wie Hörsturz und Knalltrauma, kommt der Methode die gleiche Bedeutung wie den hämorrheologischen Verfahren der Infusionstherapie zu, wobei die Methode durch Serumanalysen in ihrer Indikation klar definiert ist.

Formulierungsvorschlag für die Überweisung

Überweisung zur Durchführung der H.E.L.P.-Apherese bei akutem Hörsturz und bestehender Störung des Fettstoffwechsels.

Ausbildungsadressen/Verbände

DGFF Lipid-Liga e.V., „Ärztlicher Beratungsdienst", Waldklausenweg 20, 81377 München, Tel.: 089/719 10 01, Fax: 089/714 26 87, E-Mail: info@lipid-liga.de.

LITERATUR

Thomas, H. P., Kassner, U., Steinhagen-Thiessen, E.: Indications for Lp(a)-aphereses treatment. Abstract book 1, 5. H.E.L.P.-Ärztetreffen, Heparin medicated extracoreal LDL-precipation, Kassel 2000.

5.3 Homöopathie

Definition

Die Homöopathie ist eine Sonderform der Pharmakotherapie, bei der aus Grundstoffen pflanzlicher, tierischer und mineralischer Herkunft Arzneien hergestellt werden. Der Herstellungsvorgang beinhaltet, unter Anwendung eines rhythmischen Prozesses, der als Verreibung oder Verschüttelung bezeichnet wird, die Verdünnung des Grundstoffs (Potenzierung).

Prinzip der Methode

Der wichtigste und namensgebende Grundsatz ist das Ähnlichkeitsprinzip: „Similia similibus curentur: Ähnliches werde durch Ähnliches geheilt". Das Kriterium für die Auswahl eines homöopathischen Arzneimittels ist danach das Phänomen, dass ein Grundstoff an Gesunden ähnliche Symptome hervorrufen kann wie die, an denen der Kranke leidet. Der Patient bekommt das ausgewählte Mittel als homöopathische Arznei in potenzierter Form verabreicht. Bei diesen Arzneien handelt es sich um mit Wasser und Alkohol verschüttelte Dilutionen, um mit Milchzucker verriebene Triturationen bzw. Tabletten oder um Zuckerkügelchen (Globuli), die mit Dilutionen benetzt wurden.

Bedeutung für die Tinnitusbehandlung

Die Homöopathie ist als zusätzliche Therapieoption bei allen Tinnitusformen zu erwägen. Die Zugehörigkeit der Tinnitusform zu einer Wandlungsphase der chinesischen Medizin kann die homöopathische Mittelfindung erleichtern, da die chinesische Medizin, ebenso wie die Homöopathie, die seelische Verursachung von Krankheiten als wichtiges Kriterium ansieht.

Überweisungsvorlage

Mit der Bitte um homöopathische Mitbehandlung bei z. B. subakutem, kompensiertem Tinnitus rechts.

Ausbildungsadressen/Verbände

Deutscher Zentralverein homöopathischer Ärzte e.V., Am Hofgarten 5, 53113 Bonn, Tel.: 0228/63 92 30, Fax: 0228/24 25 331, E-Mail: presse@dzvhae.de.

LITERATUR

Hahnemann, S.: Die chronischen Krankheiten. Ihre eigentümliche Natur und homöopathische Heilung, 5 Bände, Karl F. Haug, Stuttgart 1995.
Hahnemann, S.: Organon der Heilkunst, Narayana, Kandern 2004.
Hahnemann, S.: Reine Arzneimittellehre, 6 Bände, Karl F. Haug, Stuttgart 1995.

5.4 Infusionstherapie

Definition

Die Infustionstherapie ist die intravenöse Infusion von volumenwirksamen Lösungen und Arzneimitteln. Sie wird bei Hörstörungen mit dem Ziel einer verbesserten Sauerstoffaufnahme des Innenohrs sowie der Behandlung entzündlicher Vorgänge im Endolymphraum eingesetzt.

Prinzip der Methode

Kolloidale Lösungen mit Makromolekülen (Hydroxyethylstärke (HAES)), Gelatine oder Dextranen, die die Gefäßwand nicht überschreiten können, erhöhen den kolloidosmotischen Druck so lange, bis die Moleküle durch Abbau oder Phagozytose eliminiert sind. Daraus ergibt sich ein lang anhaltender Effekt auf das Blutvolumen.

HAES und Dextrane führen zu Veränderungen der Blutgerinnung, indem sie Erythrozyten, Thrombozyten und die Gefäßintima mit einer monomolekularen Schicht überziehen. Die Adhäsionsneigung der Thrombozyten und die Aggregationsneigung der Erythrozyten wird vermindert und so die Mikrozirkulation innerhalb des Innenohrs verbessert.

Die zusätzliche Kortikoidgabe nach dem Stennert-Schema lautet: 200 mg Prednisolon am ersten Tag, 150 mg am zweiten Tag, 100 mg am dritten Tag und 50 mg am vierten Tag. Sie stellt die zusätzliche antientzündliche und antiphlogistische Therapieoption dar.

Bedeutung für die Tinnitusbehandlung

Für akute Tinnitusformen der kochleären Unterfunktion oder endolymphatischer Störungen hat die Infusionstherapie große Bedeutung, auch wenn eine Wirksamkeit nur für die medikamentöse Behandlung mit Kortikoiden belegt werden konnte. Beim akuten Hörsturz, dem ein Nieren-Yin-Mangel und aufsteigendes Leber-Yang zugrunde liegt, erscheint die Infusionstherapie sinnvoll. Der Juckreiz, der bei HAES-Lösungen auftreten kann, ist dosisabhängig und tritt nur bei Überdosierung auf. Anaphylaktische Reaktionen sind möglich, aber sehr selten.

Bei endolymphatischen Störungen wird auf die Verwendung von Plasmaexpandern verzichtet. Die parenterale Darreichungsform hat bei starker Übelkeit den Vorteil, dass ausreichende Wirkspiegel sicher erreicht werden.

Formulierungsvorschlag für die Überweisung

Mit der Bitte um Durchführung der Infusionstherapie (10 Mal) mit z. B. HAES 6% bei akutem Hörsturz.

LITERATUR

Biesinger, E., Plath, P., Hesse, G., Zenner, H. P., Hagen, R., Michel, O.: Infusion bei akutem Hörsturz und Tinnitus, Tinnitus-Forum, 3. August 2000, S. 32–34.

Wei B. P., Mubiru, S., O'Leary, S.: Steroids for idiopathic sudden sensorineural hearing loss. Cochrane Database Syst. Rev., 25. 1. 2006.

5.5 Kraniosakraltherapie

Definition

Die Kraniosakraltherapie ist eine aus der Osteopathie entwickelte Methode, die als manuelles Verfahren im Bereich des Schädels, der Wirbelsäule und des Beckens angewandt wird.

Prinzip der Methode

Die Kraniosakraltherapie beruht auf dem Konzept der Beweglichkeit von Hüft- und Schädelknochen sowie einer rhythmischen Pulsation des Liquor cerebrospinalis (kraniosakraler Rhythmus). Die Knochen von Schädel, Wirbelsäule und Becken werden in ihrer Beweglichkeit diagnostiziert und durch sanften Druck auf Muskeln und Knochen behandelt. Durch diese Impulse werden regulierende Funktionsabläufe innerhalb des Organismus beeinflusst und physiologische Verhältnisse wiederhergestellt.

Bedeutung für die Tinnitusbehandlung

Der in dieser Methode verwandte sanfte Druck ist auch bei akuten Störungen des kraniozervikalen Übergangs, wie sie bei vielen Tinnitusformen zu beobachten sind, als Therapie geeignet. Massagen oder ruckhafte Manipulationen sollten beim somatosensorischen und endolymphatischen Tinnitus oder akuten Hörsturz prinzipiell unterbleiben.

Formulierungsvorschlag für die Überweisung

Überweisung mit der Bitte um kraniosakral-osteopathische Mitbehandlung.

Diagnose: Kraniovertebrale Dysfunktion und/oder kraniomandibuläre Dysfunktion mit akutem/chronischem Tinnitus.

Ausbildungsadressen/Verbände

Deutsche Gesellschaft für Osteopathische Medizin **(DGOM)** e.V., Obere Rheingasse 3, 56154 Boppard, Tel.: 06742/80 01-0, Fax: 06742/80 01-27, E-Mail: kontakt@dgom.info.

LITERATUR

Hanten, W. P. et al.: Craniosacral rhythm: reliability and relationships with cardiac and respiratory rates, J Orthop Sports Phys. Ther., 27. März 1998, S. 213–218.

Rogers, J. S. et al.: Simultaneous palpation of the craniosacral rate at the head and feet: intrarater and interrater reliability and rate comparisons. Phys. Ther. November 1998, S. 1175–1185.
Upledger, J. E.: Lehrbuch der Kraniosakral-Therapie (USA 1983), Heidelberg 1991.

5.6 Labyrinthanästhesie

Definition

Bei der Labyrinthanästhesie handelt es sich um die über einen Trommelfellschnitt (Parazentese) oder eine Paukendrainage durchgeführte Instillation eines Lokalanästhetikums (z. B. Lidocain 2–4%) in den Mittelohrraum zur Behandlung der Kochlea und des Vestibularapparats.

Prinzip der Methode

Über ein liegendes Paukenröhrchen oder einen Trommelfellschnitt wird eine Mischung aus Lokalanästhetikum (Lidocain 2–4%) und ggf. Kortison in die Mittelohrräume gebracht. Der Wirkungsmechanismus ist nicht bekannt, vermutet wird aber, dass er auf einer Beeinflussung der autonomen Innervation des Innenohrs beruht. Nach der Behandlung tritt ein vorübergehender Schwindel auf, der nach wenigen Stunden abklingt. Die Trommelfellperforation verschließt sich innerhalb weniger Tage. Erfahrungsgemäß kommt es zu einem mehrmonatigen Stillstand vestibulärer Symptome des M. Menière; kochleäre Symptome scheinen dagegen weniger beeinflussbar zu sein.

Bedeutung für die Tinnitusbehandlung

Die Labyrinthanästhesie stellt eine minimal invasive Therapie dar, die endolymphatische Störungen günstig beeinflusst. Über die zusätzliche Verwendung von Kortison ist ebenso wie über die Wirkung auf kochleäre Symptome noch wenig bekannt.

Für andere Tinnitusformen besitzt sie keine Bedeutung.

LITERATUR

Adunka, O., Moustaklis, E., Weber, A., May, A., von Ilberg, C., Gstoettner, W., Kierner, A. C.: Labyrinth anesthesia – a forgotten but practical treatment option in Menière's disease, ORL J Otorhinolaryngol Relat Spec 2003, S. 84–90.

5.7 Manuelle Therapie

Definition

Manuelle Therapien sind mit der Hand (lat.: manus) durchgeführte Techniken zur Behandlung von Muskeln und Gelenken, reflektorisch auch von inneren Organen.

Prinzip der Methode

Manuelle Therapien werden bei Verspannungen und Imbalancen eingesetzt, die von der Muskulatur, der Faszie, dem Bindegewebe und den inneren Organen ausgehen. Es werden dabei sowohl strukturelle als auch dynamisch-funktionelle Veränderungen behandelt. Die Technik der Intervention variiert sehr stark: von weichen, funktionellen Techniken bis hin zu kraftvollen, impulsreichen Manipulationen. Entsprechend groß ist die Anzahl der verschiedenen Ausrichtungen innerhalb der manuellen Medizin.

Bedeutung für die Tinnitusbehandlung

Größte Bedeutung besitzen die manuellen Verfahren in der Behandlung somatosensorisch bedingter Tinnitusformen. In der Therapie und Rehabilitation von kraniovertebraler und kraniomandibulärer Dysfunktion, ebenso wie bei Störungen des übrigen Bewegungsapparats sind diese Verfahren wichtiger Bestandteil einer erfolgreichen Behandlung. Bei den akuten Tinnitusformen sind die weichen, osteopathischen Techniken zu bevorzugen, während chronische Formen auch impulshafte Manipulationen am Bewegungsapparat zulassen. Letztere erfordern viel Erfahrung und den radiologischen Ausschluss von Anomalien der Knochen und Gefäße. Gemäß der Indikation kommen folgende verschiedene Methoden zur Anwendung:

- Die **Chirotherapie** ist eine in Deutschland seit 1976 anerkannte manuelle Behandlung. Diese Ausrichtung macht von passiver Mobilisation und aktiven Übungen an den Gelenken und an der Wirbelsäule Gebrauch.
- Die **Osteopathie** hat ihre Wurzeln in der volksheilkundlichen Tradition Amerikas. Spezielle Lockerungs- und Grifftechniken lösen Bewegungseinschränkungen der Knochen und Muskeln.
- Die **Chiropraktik** geht auf Daniel David Palmer (1895) zurück. Wirbelblockierungen werden hier durch Druck und Zug gerichtet; dazu kommen Entspannungs- und Dehnübungen der Arme und Beine.
- Die **Kraniosakraltherapie** ist eine ebenfalls aus den USA stammende Entwicklung des Osteopathen William Sutherland (1936). Bei ihr stehen die komplexen Wechselwirkungen innerhalb des Bewegungsapparates, einschließlich der Schädel- und Beckenknochen, im Mittelpunkt.

Formulierungsvorschlag für die Überweisung

Überweisung zur manualmedizinischen Mitbehandlung bei kraniovertebraler Dysfunktion und chronischem Tinnitus.

Ausbildungsadressen/Verbände

Deutsche Gesellschaft für Manuelle Medizin (DGMM), Westbahnhofstr. 2, 07745 Jena, Tel./Fax: 03641/62 21 78, Homepage: www.dgmm.de, E-Mail: post@dgmm.de.Klinik für Manuelle Therapie Hamm, Ostenallee 83, 59071 Hamm, Tel.: 02381/ 986-0, Fax: 02381/986-719, E-Mail: info@kmt-hamm.de , Homepage: www.kmt-hamm.de.

LITERATUR

Hülse, M., Hölzl, M.: Effektivität der manuellen Medizin in der HNO. Eine retrospektive Langzeituntersuchung, HNO 52, 2004, S. 227 – 234.

Hülse, M., Neuhuber, W. L., Wolff, H. D.: Die obere Halswirbelsäule. Pathophysiologie und Klinik, Springer, Berlin, Heidelberg, New York, 2005.

Seifert, K.: Funktionelle Störungen des kranio-zervikalen Überganges und HNO-Symptomatik – eine Standortbestimmung, HNO 37, 1989, S. 443–448.

5.8 Medizinische Trainingstherapie (MTT)

Definition

Die Medizinische Trainingstherapie (MTT) ist eine Methode zur Steigerung der Muskelkraft, der Kraftausdauer und der Koordination. Sie arbeitet mit gezielten Programmen und Unterweisungen durch geschultes sportwissenschaftliches Personal an Trainingsgeräten. Als Synonym wird der Ausdruck Krankengymnastik am Gerät verwendet.

Prinzip der Methode

Auf der Grundlage der Muskelfunktionsanalyse (MFA) bietet die MTT die Möglichkeit der gezielten Stärkung von Halte- und Stützmuskulatur, ohne dass dabei die Gefahr von Über- oder Fehlbelastungen besteht. Die MTT beinhaltet als Teilgebiet der Sportmedizin die fachgerechte Anleitung der Patienten durch sportwissenschaftlich geschulte Übungsleiter. Sie bietet im Anschluss an orthopädische, manualmedizinische und krankengymnastische Verfahren die Möglichkeit zur Stabilisierung des Therapieerfolgs und den Übergang zur Eigenbehandlung in Form sportlicher Betätigung.

Bedeutung für die Tinnitusbehandlung

Bei sensomotorischem Defizit eignet sich die MTT im Anschluss an übende Verfahren wie das Feldenkrais-Training oder die Hanna-Somatics zur Stabilisierung des Therapieerfolgs und zum Muskelaufbau. Bei Tinnitus somatosensorischen Ursprungs oder bei Mischformen mit sensomotorischem Defizit kommt dieser Methode größte Bedeutung zu.

Formulierungsvorschlag für die Überweisung

10 Mal MTT/KG am Gerät bei kraniovertebraler Dysfunktion und bei Defizit der rumpftragenden Muskulatur.

Ausbildungsadressen/Verbände

PhysioNetzwerk GmbH, Postfach 1835, 27738 Delmenhorst, Tel.: 04221/12 36 31, Fax: 04221/12 05 16, E-Mail: info@physio-netzwerk.de.

LITERATUR

Coenen, W.: Die sensomotorische Integrationsstörung, Manuelle Medizin 34, 1996, S. 141–145.
Daniels, K., Denner, A.: Analysegestützte medizinische Trainingstherapie für die Wirbelsäule (FPZ-Konzept): Qualitätssicherung im Rahmen von Evidence based medicine. Zeitschrift für ärztliche Fortbildung und Qualitätssicherung 5, 1999.
Daniels, K.: Analysegestützte medizinische Trainingstherapie für die Wirbelsäule (FPZ-Konzept), Manuelle Medizin 3, 1999, S. 160–168.
Denner, A.: Analyse und Training der wirbelsäulenstabilisierenden Muskulatur. Springer, Berlin, Heidelberg, New York, 1998.

5.9 Mikrosystemakupunktur

Definition

Die Mikrosystemakupunktur ist eine Form der Akupunktur mittels Nadelung, Injektion oder Laserbehandlung über Körperteile, in die sich somatotopisch die Gesamtheit des Körpers projiziert. Die wichtigsten Mikrosysteme sind Ohr (➢ 5.12), Schädel, Fuß, Hand, Mund, Mittelhandknochen und Bauchdecke.

Prinzip der Methode

Die Projektion erkrankter Körperbereiche auf Mikrosysteme der Körperoberfläche ist der Diagnostik und Therapie zugänglich. Veränderungen entsprechender Punkte liefern Hinweise auf erkrankte Organe, Gelenke oder Wirbelsäulenabschnitte. An diesen Lokalisationen wird durch Nadelung, Injektion oder Mikroaderlass sowie durch andere Methoden der Punktreizung (Laser, elektrische Reizung, Moxibustion) behandelt. Im Vergleich zur Körperakupunktur besitzt die Mikrosystemakupunktur einen schnelleren Wirkungseintritt und eine kurzfristigere Wirkung.

Bedeutung für die Tinnitusbehandlung

Die direkte reflektorische Wirkung der Mikrosystemakupunktur eignet sich gut für Störungen des Bewegungsapparates, aber auch für solche der Sensorik. Aufgrund seiner Lage am Kopf und der überaus komplexen Innervation der Ohrmuschel durch vier Hirnnerven kommt der Ohrakupunktur (➤ 5.12) eine besondere Bedeutung zu. Somatosensorisch verursachte Tinnitusformen und endolymphatische Störungen eignen sich daher am besten für die Behandlung. Bei den anderen Tinnitusformen hat die Mikrosystemakupunktur nur adjuvante Bedeutung.

Ausbildungsadressen/Verbände

DÄGfA – Deutsche Ärztegesellschaft für Akupunktur e.V,Würmtalstraße 54, 81375 München, Tel.: 089/71 005-11, Fax: 089/71 005-25, E-Mail: fz@daegfa.de.

LITERATUR
Gleditsch, J.: MAPS (Mikro-Aku-Punkt-System), Thieme, 2002.

5.10 (Klassische) Naturheilverfahren

Definition

Diese sind Heilmethoden, die in der Natur vorkommende Stoffe und Reize für die medizinische Behandlung verwenden.

Prinzip der Methode

Die Naturheilverfahren haben die Unterstützung der körpereigenen Heilungsvorgänge zum Ziel. Die Behandlung zielt daher auf eine Stärkung dieses „inneren Arztes" und vermeidet, die Wirksamkeit des inneren Arztes zu behindern. Die einzelnen Verfahren werden in fünf große Gruppen unterteilt:

- **Hydrotherapie** – regulative Verfahren durch Wasseranwendungen
- **Phytotherapie** – Anwendung von pflanzlichen Arzneien
- **Bewegungstherapie** – übende Verfahren und körperorientierte Selbsterfahrung; fünf Tibeter: Übungsfolge, die besonders eine Stärkung der Halte- und Stützmuskulatur der Wirbelsäule zum Ziel hat. Ferner führt die Rotationsübung zur Stimulation des Vestibularorgans und damit zur energetischen Stärkung der Nierenfunktion.
- **Ernährungstherapie** – Ernährungslehre und Fastentherapie
- **Ordnungstherapie** – Lebensordnung und körperorientierte Psychotherapien

Die einzelnen Methoden werden in der naturheilkundlichen Behandlung miteinander kombiniert, um die beste Wirkung zu erzielen. Die Ordnungstherapie wird als integratives und übergeordnetes Element verstanden.

Bedeutung für die Tinnitusbehandlung

Die Einteilung der westlichen Naturheilkunde ist mit den fünf Elementen der chinesischen Medizin und als solche auch mit den fünf Formen der Entstehung von Tinnitus vergleichbar. Die einzelnen Naturheilverfahren besitzen daher auch in der Tinnitusbehandlung Schwerpunkte. Die Ordnungstherapie ist für die zentrale Tinnitusgenese des Feuer-Elements geeignet. Die Bewegungstherapie ist die Domäne der somatosensorischen Störungen des Holz-Elements, die Ernährungstherapie die der endolymphatischen Störungen im Erd-Element. Die Pflanzenheilkunde besitzt Affinitäten zu den kochleären Funktionsstörungen des Wasser-Elements und die Hydrotherapie zu den toxischen Vorgängen des Metall-Elements. Es finden sich entsprechende Therapiemethoden auch in den konventionellen Therapierichtungen (z. B. Salzkarenz bei M. Menière, Ginkgo biloba bei Hörsturz oder psychosomatische Interventionen bei chronisch-zentralem Tinnitus).

Das Therapieverständnis in der Naturheilkunde westlicher und östlicher Herkunft weist also starke Kongruenzen auf.

Ausbildungsadressen/Verbände

ZÄN – Zentralverband der Ärzte für Naturheilverfahren, Am Promenadenplatz 1, 72250 Freudenstadt, Tel.: 07441/91 858-0, Fax: 07441/91 858-22, E-Mail: info@zaen.org.

LITERATUR
Augustin, M., Schmiedel, V.: Praxisleitfaden Naturheilkunde, Urban & Fischer, München 2003.

5.11 Neuraltherapie

Definition

Die gezielte Anwendung von Lokalanästhetika zur Behandlung von Krankheiten durch die Beeinflussung des vegetativen Nervensystems bezeichnet man als Neuraltherapie.

Prinzip der Methode

Die Injektion von Lokalanästhetika im Sinne der Segment- oder der Störfeldtherapie führt zur Ausschaltung einer pathologisch veränderten vegetativen Versorgung. Verschwinden vorher bestehende Beschwerden kurz nach der Applikation des Lokalanästhetikums, spricht man vom „Sekundenphänomen". Die Normalisierung der autonomen Nervenversorgung durch wiederholte Injektionen ist Ziel der Neuraltherapie.

Bedeutung für die Tinnitusbehandlung

Die Störfeldbehandlung mittels Neuraltherapie ist prinzipiell bei allen Tinnitusformen indiziert, weil sie Therapiehindernisse beseitigt. Die periganglionäre Infiltration am Ganglion stellatum, am Ganglion oticum und am Ganglion cervicale superius sind bei somatosensorischen, endolymphatischen und kochleär idiopathischen Tinnitusformen wie dem Hörsturz indiziert. Für die Segmenttherapie, mit der reflektorisch die Funktion innerer Organe beeinflusst wird, gilt dasselbe Indikationsspektrum wie für die periganglionäre Infiltration.

Ausbildungsadressen/Verbände

Internationale medizinische Gesellschaft für Neuraltherapie nach Huneke e.V., Frau Gabi Möhrle, Am Promenadenplatz 1, 72250 Freudenstadt, Tel.: 07441/91 858-0, Fax: 07441/91 858-22, Homepage: www.ignh.de, E-Mail: ZAEN-Freudenstadt@t-online.de.

LITERATUR
Barop, H.: Lehrbuch und Atlas der Neuraltherapie nach Huneke, Hippokrates, 1996.

5.12 Ohrakupunktur

Definition

Die Ohrakupunktur ist eine Form der Mikrosystemakupunktur an der Ohrmuschel, die ein Somatotop nutzt, das den menschlichen Körper als Fötus auf das Ohr projiziert.

Prinzip der Methode

Durch die Nadelung definierter Punkte an der Ohrmuschel werden Organe des Bewegungsapparats, im Körperinnern oder des Nervensystems behandelt. Neben der regulären Nadelung eignet sich das Ohr auch für Dauernadeln aus Stahl, die über Tage belassen werden können. Neben den reflektorischen Wirkungen sind auch Wirkungen auf Neurotransmitter und Einflüsse auf die neuronale Plastizität beschrieben.

Bedeutung für die Tinnitusbehandlung

Ihre größte Bedeutung besitzt die Ohrakupunktur bei der somatosensorischen Tinnitusform, da sie sich gut zur Behandlung des kraniomandibulären und kraniozervikalen Systems eignet. Ferner sind Punkte der Ohrakupunktur für das Stammhirn und die Hirnrinde beschrieben, die im Einzelfall mit geeignetem Instrumentarium detektiert werden können. Bei akut kochleärem Funktionsverlust besteht ebenso wie bei den endolymphatischen Störungen eine adjuvante Behandlungsindikation mittels Ohrakupunktur.

Ausbildungsadressen/Verbände

DÄGfA – Deutsche Ärztegesellschaft für Akupunktur e.V., Würmtalstraße 54, 81375 München, Tel.: 089/71 005-11, Fax: 089/71005-25, E-Mail: fz@daegfa.de.

LITERATUR

Angermaier, M.: Leitfaden Ohrakupunktur, Urban & Fischer, München 2007.
Rubach, A.: Propädeutik der Ohrmuschel 2., Hippokrates, überarbeitete und erweiterte Auflage, 2000.

5.13 Orthomolekulare Medizin

Definition

Die hochdosierte Gabe von Vitaminen, Mineralstoffen, Spurenelementen, Aminosäuren oder Fettsäuren zur Behandlung oder Vermeidung von Krankheiten bezeichnet man als orthomolekulare Medizin.

Prinzip der Methode

Aus Sicht der orthomolekularen Medizin führen Krankheiten stets zu einem biochemischen Ungleichgewicht im Körper, das durch eine geeignete gesunde Ernährung unter Hinzunahme von Nahrungsergänzungsmitteln ausgeglichen werden kann. Substanzen wie Vitamine, Mineralstoffe, Spurenelemente, Aminosäuren oder Fettsäuren werden für den Körper als verträglicher, risikoloser und heilsamer angesehen als körperfremde Stoffe wie Pflanzenextrakte oder synthetische Medikamente. Im Regelfall empfiehlt die orthomolekulare Medizin eine wesentlich höhere tägliche Zufuhr an Vitaminen und Mineralstoffen als es naturwissenschaftliche und medizinische Erkenntnisse ausweisen.

Bedeutung für die Tinnitusbehandlung

Bei allen Tinnitusformen spielt die Funktion von Geweben des auditorischen Systems eine ausschlaggebende Rolle. Hypothesen zur Tinnitusentstehung beziehen sich teilweise auf den Stoffwechsel von Neurotransmittern und deren Vorstufen in der Nahrung. Mineralstoffe wie z. B. Magnesium sind bekannt als wirksame Einflussfaktoren der Nervenfunktion im zentralen Nervensystem. Ähnliches gilt für die Omega-3-Fettsäuren, die eine neurotransmitterähnliche Wirkung besitzen. Der Substitution orthomolekularer Substanzen kommt daher bei allen Tinnitusformen eine gleich große Bedeutung zu.

Ausbildungsadressen/Verbände

DGOM – Deutsche Gesellschaft für orthomolekulare Medizin e.V., Nord Carree 9, 40477 Düsseldorf, Tel.: 0211/58 00 26 46, Fax: 0211/164 59 56, E-Mail: info@dgom.de.

LITERATUR

Dietl, H., Ohlenschläger, G.: Handbuch der Orthomolekularen Medizin. Haug, Stuttgart 2001.

5.14 Phytotherapie der TCM

Definition

Die Phytotherapie der TCM beruht auf der Verwendung von Heilpflanzen zu medizinischen Zwecken.

Prinzip der Methode

Die Phytotherapie gehört zu den ältesten medizinischen Therapien und ist auf allen Kontinenten und in allen Kulturen beheimatet. Die Phytotherapie im engeren Sinne verwendet entweder die ganze Pflanze (Kraut) oder deren Teile (Blüten, Blätter, Wurzel). Die Zubereitung geschieht auf unterschiedliche Weise: als Frischkraut, als Aufguss, als Dekokt (Auskochung) oder Kaltwasserauszug. Auch Pulverisierung und Trockenstandardisierung ist möglich. Bei der reinen Phytotherapie werden meist Stoffgemische verwendet, weil der Wirkstoff unbekannt ist.

Für die Herstellung der in der TCM verwendeten Arzneimittel werden pflanzliche, tierische und mineralische Stoffe herangezogen. In Asien werden mehr als 5.000 Pflanzenarten und mehr als 1.500 Tierarten verwendet. In Europa beschränkt sich die Arzneitherapie meist auf die Verwendung pflanzlicher Wirkstoffe aus kontrolliertem Anbau. Die einzigen offiziell in Europa verwendeten tierischen Arzneistoffe sind verschiedene Muschelschalen (z. B. der chinesischen Auster oder Arkamuschelschalen).

Die Arzneimittel werden für den Patienten stets individuell zusammengestellt. Verabreicht wird die Arznei meist in Form von Tee oder, genauer gesagt, als Dekokt (chinesische tang, zu Deutsch: „Suppe").

Die Arzneimittel werden jeweils einer energetischen Eigenschaft (kalt, kühl, neutral, warm, heiß) und einer Geschmacksrichtung (süß, salzig, bitter, sauer, scharf, neutral) zugeordnet. Die Arznei wird nach der gewünschten therapeutischen Wirkung entsprechend seiner Eigenschaft und seiner Geschmacksrichtung ausgewählt.

Verschiedene Kräuter werden an den Patienten angepasst und als Rezeptur zusammengemischt. Eine typische Rezeptur besteht aus vier bis 15 Kräutern.

Pharmakologisch lassen sich die Inhaltsstoffe in Gruppen zusammenfassen:

- Ätherische Öle
- Alkaloide
- Glykoside
- Bitterstoffe
- Polysaccharide
- Anorganische Stoffe
- Hormone
- Vitamine

Bedeutung für die Tinnitusbehandlung

Einige Pflanzenstoffe haben sich empirisch bewährt und sind klinisch geprüft (z. B. Ginkgo biloba). Dies gilt für die kochleären Funktionseinschränkungen mit Tinnitus. Empirische Berichte gibt es auch für Zingiber officinalis (Ingwer) bei endolymphatischen Störungen. Sedierende Pflanzenstoffe sind bei den zentralen Tinnitusformen adjuvant zu erwägen. Die chinesische Phytotherapie stellt Rezepturen nach anderen, energetischen Kriterien zusammen, die bei allen Tinnitusformen gemäß der Störungsmuster zur Anwendung kommen.

Ausbildungsadressen/Verbände

GPhy – Gesellschaft für Phytotherapie e.V., Uferstrasse 4, 51063 Köln, Tel.: 0221/941 70 21
E-Mail: ges-phyto@t-online.de.

LITERATUR

Burschka, M. A., Hassan, H. A., Reineke, T., van Bebber, L., Caird, D. M., Mösges, R.: Effect of treatment with Ginkgo biloba extract EGb 761 (oral) on unilateral idiopathic sudden hearing loss in a prospective randomized double-blind study of 106 outpatients. Eur Arch Otorhinolaryngol, Juli 2001, S. 213–219.

Ernst, E.: Ginkgo bei akutem Hörverlust? MMW-Fortschr. Med. 2001.

Schilcher, H., Kammerer, S., Volkmann, D.: Leitfaden Phytotherapie, Urban & Fischer, München 2003.

Hilton, M., Stuart, E.: Ginkgo biloba for tinnitus, Cochrane Database Syst Rev. 2004.Weiß, R. F., Fintelmann, V.: Lehrbuch der Phytotherapie, Hippokrates, Stuttgart 2002.

5.15 Psychotherapeutische Intervention

5.15.1 Counseling

Erstes Element der Behandlung eines Patienten mit Tinnitus ist das Tinnitus-Counseling. Hierunter ist ein Beratungsgespräch zu verstehen, in dem möglichst viele Informationen über Ursachen, andere klinische Zeichen, Behandlung und Prognose des Tinnitus weitergegeben werden. Es ermöglicht dem Patienten, Einsicht in die weitere Behandlung zu bekommen und Ängste abzubauen.

5.15.2 Hypnotherapie

Definition

Die Hypnotherapien sind eine Gruppe von Therapieformen, die die Wirkung von Trance und Suggestion therapeutisch nutzen. Bei der Hypnotherapie nach Erickson kommt zusätzlich eine kommunikative Kooperation von Therapeut und Patient zur Anwendung.

Prinzip der Methode

Die Bezeichnung „Hypnotherapie" setzt sich aus den Wörtern „Hypnose" und „Therapie" zusammen. Dabei kann die Hypnose durch verschiedene Verfahren induziert werden. Die Behandlung geschieht auftragsorientiert, das heißt der Therapeut ermittelt mit dem Patienten Ziele, die in der weiteren Beratung verfolgt werden und deren Erreichen am Ende überprüft wird.

Milton Erickson verstand das Unbewusste als einen Quell an Ressourcen und Kreativität. Er versuchte, mit Tranceinduktionen den analytischen Verstand abzulenken, um dem Unbewussten für kreative Veränderungen des Patienten Raum zu geben. Der Hypnotherapeut nutzt hierfür Metaphern, Sprachbilder, Analogien und Wortspiele, um bei dem in Trance befindlichen Patienten neue Ideen und Lösungsmöglichkeiten für seine Probleme anzuregen. Die Entscheidung darüber, welche dieser Ideen er annimmt und wie er sie nutzt, bleibt dabei allein dem Patienten überlassen. Der Umfang der Therapie beschränkt sich oft auf wenige Sitzungen.

Bedeutung für die Tinnitusbehandlung

Besonders für die zentrale Tinnitusform und bei leichten Formen seelischer Beeinträchtigung spielt die Erschließung seelischer Ressourcen eine wichtige Rolle. Auch bei den anderen Tinnitusformen kann die Methode entscheidende Hilfen im therapeutischen Prozess leisten, da kreative Veränderungen im Leben des Patienten sich insgesamt günstig auf den Therapieverlauf auswirken.

Formulierungsvorschlag für die Überweisung

Mit der Bitte um hypnotherapeutische Mitbehandlung bei z. B. chronisch kompensiertem, beidseitigem Tinnitus.

Ausbildungsadressen/Verbände

Berufsverband Deutscher Hypnosetherapeuten e.V., Augustaanlage 53, 68165 Mannheim, Tel.: 0621/423 69 17, Fax: 0621/423 69 18, E-Mail: kontakt@hypnoseverband.com.

LITERATUR

Ross, U. H., Lange, O., Unterrainer, J., Laszig, R.: Ericksonian hypnosis in tinnitus therapy: effects of a 28-day inpatient multimodal treatment concept measured by Tinnitus-Questionnaire and Health Survey SF-36. Eur Arch Otorhinolaryngol, Mai 2007.

Schmidt, G.: Einführung in die hypnosystemische Therapie und Beratung, Carl-Auer Verlag, Heidelberg 2005.

5.15.3 Somatic experiencing

Definition

Somatic experiencing ist eine psychotherapeutische Methode, bei der es über die Körperwahrnehmung zur Lösung traumatischer Erfahrungen kommt.

Prinzip der Methode

Angst und Schrecken können sich auf der Ebene autonomer Funktionen des Stammhirns körperlich fixieren und so große Mengen an psychischer Energie binden. Den Zustand der Agonie in den aktivierter Energien (Angriff oder Flucht) zurückzuführen, ist das Ziel dieser Methode. Dabei kommt es über die Körperwahrnehmung zu einem Befreien der psychischen Energiepotenziale.

Bedeutung für die Tinnitusbehandlung

Die als Intervention mit geringer Anzahl an Therapiesitzungen angelegte Methode eignet sich gut für alle Tinnitusformen, da sie streng ressourcenorientiert arbeitet und körperorientiert ist. Die Lösung traumatischer Erfahrungen spielt für die Störungen der Nieren-Energie eine wichtige Rolle. Ob dabei die Wirkungen auf somatisch fixierte Erfahrungen des Hirnstamms eine bedeutende Rolle spielen, die auch in die Prozesse der Chronifizierung involviert sind, ist noch unklar. Die Methode ist sowohl zur Behandlung des akuten als auch des chronischen Tinnitus geeignet.

Ausbildungsadressen/Verbände

Somatic Experiencing Deutschland e. V., Liebigstr. 9, 58511 Lüdenscheid, Tel.: 02351/ 433 83 09, Fax: 02351/91 87 44, Homepage: www.somatic-experiencing.de, E-Mail: info@somatic-experiencing.de.

LITERATUR

Levine, P. A.: Trauma-Heilung – Das Erwachen des Tigers, Synthesis-Verlag 1998.

5.15.4 Verhaltenstherapie

Definition

Die Verhaltenstherapie umfasst ein Spektrum von Formen der Psychotherapie, die für den Patienten Methoden erarbeiten, die ihm nach der Einsicht in die Ursachen und die Entstehungsgeschichte seiner Probleme Symptomfreiheit ermöglichen.

5

Prinzip der Methode

Die Verhaltenstherapie ist durch die Konzentration auf gegenwärtige Handlungsdeterminanten charakterisiert, ohne jedoch die Vergangenheit in der Analyse der Problementstehung zu vernachlässigen. Somit liegt der Schwerpunkt auf beobachtbarem Verhalten und dessen Veränderungen. Es wird angenommen, dass Verhaltensweisen erlernt und auch wieder verlernt werden können. Daraus folgt für die Verhaltenstherapie, dass problematisches Verhalten in erster Linie als Ergebnis von Lernprozessen gesehen und durch die Verwendung von Verhaltens- und Lernprinzipien verändert werden kann. Entscheidend ist hierfür eine genaue Verhaltensanalyse. Es werden insgesamt mehr als 50 Methoden der Verhaltenstherapie unterschieden.

Bedeutung für die Tinnitusbehandlung

Die Verhaltenstherpaie hat besonders in Deutschland einen großen Stellenwert in der Behandlung chronischer Tinnituspatienten erlangt, die Zeichen der Dekompensation aufweisen. Die Verhaltenstherapie eignet sich als kognitiv orientierte Methode gut als Element der Tinnitus-Retraining-Methode.

Ausbildungsadressen/Verbände

Deutsche Gesellschaft für Verhaltenstherapie e. V., Neckarhalde 55, 72070 Tübingen, Tel.: 07071/94 34-0, Fax: 07071/94 34 35.

LITERATUR

Hiller, W., Goebel, G.: Hals-Nasen-Ohren-Erkrankungen (HNO). In: Flor, H., Hahlweg 2001.
Birbaumer, N. (Hrsg.): Enzyklopädie der Psychologie, Band 4, Anwendungen der Verhaltensmedizin, S. 147–200. Göttingen, Hogrefe 2001.
Margraf, J. (Hrsg.): Lehrbuch der Verhaltenstherapie (2. Auflage, 2 Bd.),Springer, Berlin 2000.
Reinecker, H.: Lehrbuch der Verhaltenstherapie, DGVT, Tübingen 1999.

5.16 Reflexzonenmassage

Definition

Die Reflexzonenmassage ist eine Form der manuellen Therapie an Körperteilen, die als Somatotop die Gesamtheit des menschlichen Körpers abbilden, um reflektorisch funktionelle Störungen zu behandeln.

Prinzip der Methode

Als Reflexzone wird ein Körperbereich bezeichnet, der sowohl diagnostisch als auch therapeutisch nutzbar ist.

Die Reflexzonenmassage ist eine Behandlungsform, die an den Mikrosystemen des menschlichen Körpers arbeitet. Sie wird zumeist am Fuß durchgeführt, ist jedoch auch an Händen, Kopf, Ohren und Rücken möglich. Auf reflektorischem Wege werden Organe und Körperteile therapeutisch beeinflusst. Das Indikationsspektrum umfasst funktionelle Störungen des Bewegungsapparates, des Bauch- und Brustraums sowie des Kopfes.

Bedeutung für die Tinnitusbehandlung

Die Reflexzonenmassage eignet sich adjuvant zur Behandlung bei akuten kochleären Funktionsstörungen mit Tinnitus (z. B. Hörsturz) und somatosensorisch bedingtem Tinnitus.

Formulierungsvorschlag für die Überweisung

10 Mal Fußreflexzonenmassage bei Hörsturz mit Tinnitus.

Ausbildungsadressen/Verbände

Lehrstätte Hanne Marquardt, Prof.-Domagk-Weg 15, 78126 Königsfeld-Burgberg, Tel.: 07725/7117, Fax 07725/7080, Homepage: www.fussreflex.de , E-Mail: info@fussreflex.de.

LITERATUR

Gleditsch, J. M.: Reflexzonen und Somatotopien – Vom Mikrosystem zu einer Gesamtschau des Menschen, Urban & Fischer 2002.

Marquardt, H.: Praktisches Lehrbuch der Reflexzonentherapie am Fuß, Hippokrates 2001.

5.17 Sauerstofftherapie

5.17.1 Hämatogene Oxidationstherapie (HOT)

Definition

Die hämatogene Oxidationstherapie ist eine Methode der Sauerstoffbehandlung von venösem Blut unter Verwendung von ultraviolettem Licht in Form einer Infusionstherapie.

Prinzip der Methode

Bei dieser Methode, die 1950 von dem Schweizer Arzt Wehrli entwickelt wurde, gelangen ca. 250 ml venöses Blut per Reinfusion wieder in den Blutkreislauf. Vorher wurde dieses Blutz. B. mit Natriumcitrat ungerinnbar gemacht, mit Sauerstoff vermischt und ultravioletter Bestrahlung ausgesetzt., Ähnlich wie bei der Ozontherapie finden Oxidationsprozesse an Erythrozyten und anderen Blutbestandteilen statt, die für immunmodulierende und hämorrheologische Wirkungen verantwortlich gemacht werden.

Bedeutung für die Tinnitusbehandlung

Bei den akuten kochleären Funktionsstörungen wie bei Hörsturz und Knalltrauma kommt der Methode ähnliche Bedeutung wie den hämorrheologischen Verfahren der Infusionstherapie zu.

Formulierungsvorschlag für die Überweisung

Zur Durchführung der HOT (6 Mal) bei Zustand nach akustischem Trauma mit akutem Tinnitus.

Ausbildungsadressen/Verbände

Internationale Gesellschaft für Biologische Medizin e. V., Waldseestraße 2c, 76530 Baden-Baden, Tel.: 07221/18 301 10, Fax: 07221/18 301 89, Homepage: http://www.biogesellschaft.de, E-Mail: info@biogesellschaft.de.

LITERATUR

Dehmlow, R.: Mechanismen, Prozesse und Wirkungsweisen der UVB und HOT. Teil 1: Einleitung, Pathophysiologie, Indikation. Therapeutikon 1991; S. 446–450.

5.17.2 Hyperbare Sauerstofftherapie (HBO)

Definition

Bei der Hyperbaren Sauerstofftherapie handelt es sich um eine Methode, bei der reiner Sauerstoff unter erhöhtem Umgebungsdruck (Druckkammer) eingeatmet wird, um den O_2-Partialdruck von Körpergeweben zu erhöhen.

Prinzip der Methode

Atmet der Mensch in einer Druckkammer Sauerstoff bei einem Druck von 2,5 Bar, gelangt ungefähr die 20-fache Menge an Sauerstoff ins Blut. Hierdurch wird die mögliche Diffusionsstrecke für Sauerstoff im Kapillarbereich von normalerweise 64 µm auf 247 µm vergrößert, was bei Durchblutungsstörungen und anderen Sauerstoffmangelzuständen den therapeutischen Effekt ausmacht. Die verbesserte Anflutung der Gewebe mit Sauerstoff durch den erhöhten Partialdruck führt zur spezifischen Wirkung.

Bedeutung für die Tinnitusbehandlung

Bei den akuten kochleären Funktionsstörungen wie Hörsturz und Knalltrauma kommt der Methode große Bedeutung zu, da sie die Sauerstoffaufnahme der Kapillaren in der Kochlea verbessern hilft. Die Therapieentscheidung ist nicht immer leicht, da eine Behandlung bei den genannten Indikationen nach Möglichkeit schnell beginnen sollte, der Aufwand und die Kosten der HBO dies aber flächendeckend nicht rechtfertigen können. Bei chronischen Tinnitusformen gibt es keine rationale Grundlage für diese Therapieform. Dagegen spricht ein geringes Alter der Patienten, ein starker Hörverlust, vor allem nach einem akustischen Trauma, und ein früher Therapiebeginn für diese Methode.

Formulierungsvorschlag für die Überweisung

Bitte Durchführung von z. B. 10 Mal HBO bei akutem Hörverlust mit Tinnitus nach Explosionstrauma rechts.

Ausbildungsadressen/Verbände

Verband Deutscher Druckkammerzentren e.V., Cuno-Niggl-Str. 3, 83278 Traunstein, Tel. 0861/125 89, Fax: 0861/158 89 E-Mail: geschaeftsstelle@vdd-hbo.de.

5.17.3 Ozontherapie

Definition

Die Anwendung von Ozon (O_3) auf Körperoberflächen, in Körperhöhlen oder als Beimengung zu Blut bei akuten und chronischen Infektionen, Durchblutungsstörungen sowie Störungen des Immunsystems bezeichnet man als Ozontherapie.

Prinzip der Methode

Als Ozontherapie werden mehrere Verfahren bezeichnet, bei denen Ozon, eingesetzt wird. Als wissenschaftlich belegt gilt die keimtötende Wirkung. Durch Oxidationsprozesse an den Erythrozyten soll es ferner zur Verbesserung der Fließeigenschaften des Bluts kommen. Als Indikationen für Ozontherapien gelten vor allem Durchblutungsstörungen, Virusinfektionen und Allergien.

Anwendungsformen

Bei der großen Eigenblutbehandlung wird dem Patienten 60–200 ml Blut aus der Vene entnommen. Dieses Blut wird mit einem Ozon-Sauerstoffgemisch versetzt und anschließend wieder reinfundiert.

Bei der kleinen Eigenblutbehandlung wird 10–20 ml Blut entnommen. Es wird mit einem Sauerstoff-Ozon-Gemisch versetzt und dann in die Muskulatur reinjiziert.

Bedeutung für die Tinnitusbehandlung

Zur Verbesserung der Sauerstoffaufnahme bei akuten kochleären Funktionsstörungen wie dem Hörsturz ist das Verfahren zu erwägen. Ggf. ist es auch bei endolymphatischen Formen in Erwägung zu ziehen, wenn eine immunmodulatorische Wirkung erwünscht ist.

Ausbildungsadressen/Verbände

Ärztliche Gesellschaft für Ozon-Anwendung in Prävention und Therapie e.V., Nordring 8, 76473 Iffezheim, Tel.: 07229/30 46 25, Fax: 07229/30 46 30, Homepage: www.ozongesellschaft.de.

LITERATUR

Bennett, M. H. et al.: Hyperbaric oxygen for idiopathic sudden sensorineural hearing loss and tinnitus. Cochrane Database Syst Rev 2005.

Bocci, V. A.: Scientific and medical aspects of ozone therapy. State of the art., Arch Med Res., Mai 2006 May, S. 425–435.

Di Paolo, N.: Extracorporeal blood oxygenation and ozonation: clinical and biological implications of ozone therapy, Redox Rep., 2005, S. 121–130.

Pilgramm, M., Lamm, H., Schumann, K.: Hyperbaric oxygen therapy in sudden deafness, Laryngol Rhinol Otol, Stuttgart 1985, S. 351–354.

Dehmlow, R., Jungmann, M.-T.: Grundlagen-Prävention-Therapie, Haug Viebahn-Hänsler/Knoch, Ecomed-Verlag 1996–2006.

5.18 Schädelakupunktur

Definition

Die Schädelakupunktur ist eine diagnostische und therapeutische Methode der Mikrosystemakupunktur (> 5.9), bei der eine Nadelung an definierten Punkten des Schädels vorgenommen wird. Reflektorisch wirkt die Behandlung auf Teile des gesamten Körpers ein.

Prinzip der Methode

Die chinesische und japanische Schule der Schädelakupunktur unterscheidet sich in dem diagnostischen und therapeutischen Vorgehen. Beide bedienen sich aber des gleichen Prinzips. In der Schädelakupunktur nach Yamamoto dienen Areale der Halsseite und der Bauchdecke zur Diagnosestellung. In der Therapie werden Punkte und Areale am Schädel mittels Nadelung, Injektion oder Stromreizung behandelt. Unklar ist bisher, in welchem Maße Nadelreize am Schädel eine direkte Einwirkung auf die Hirnareale oder über die somatosensorischen Afferenzen auf die Hirnnerven und deren Kerngebiete haben. Möglicherweise erzielt die Schädelakupunktur ähnliche Effekte wie die transkranielle Stimulation mit Magnetfeldern.

Bedeutung für die Tinnitusbehandlung

Die Methode ist nach den diagnostischen Kriterien der Schädelakupunktur bei allen Tinnitusformen anwendbar. Besondere Bedeutung besitzt sie aber bei den somatosensorischen Formen, die Veränderungen der Akupunkturpunkte und -areale sowie der Faszien und Muskeln hervorrufen. Einige der klassischen Akupunkturpunkte am Schädel finden sich im Bereich des M. temporalis, M. masseter oder kleiner Gesichtsmuskeln, die auch Triggerpunkte ausbilden.

5

Ausbildungsadressen/Verbände

DÄGfA – Deutsche Ärztegesellschaft für Akupunktur e.V., Würmtalstraße 54, 81375 München, Tel.: 089/71 005-11, Fax: 089/71 005-25, E-Mail: fz@daegfa.de.

LITERATUR

Gleditsch, J. M. und Ogal, H.P.: Mikro-Aku-Punkt-Systeme. Grundlagen und Praxis der somatotopischen Therapie, Hippokrates 2002.

5.19 Sensomotorisches Training

Definition

Methoden, die die dynamische Verbindung von Sinnesorganen und motorischen Funktionen diagnostizieren, behandeln und schulen, bezeichnet man als sensomotorisches Training.

Prinzip der Methode

Die Wahrnehmung durch ein Sinnesorgan und das motorische Verhalten stehen in direkter Verbindung. Diese Prozesse zwischen dem Auge, dem Ohr und der Muskulatur am Kopf und am Hals vollziehen sich ohne direkte Beteiligung der Willkürmotorik fast synchron. Der Verlust motorischer Fähigkeiten durch Beeinträchtigungen am Bewegungsapparat oder den Einfluss von hemmenden oder fördernden Impulsen des Nervensystems führt zu Störungen der Sensorik und umgekehrt. Ein verbessertes Zusammenspiel sensomotorischer Funktionen ist Ziel dieser Therapien. Die gebräuchlichen Verfahren sind die postisometrische Relaxation (nach Jacobson), Somatics, Feldenkrais-Arbeit, die Ergotherapie und Methoden der Physiotherapie. Auch die Verfahren der Bewegungstherapie wie Qigong oder verschiedene Richtungen der Atemtherapie leisten eine Bewegungsschulung und -verbesserung.

Bedeutung für die Tinnitusbehandlung

Bei chronifiziertem Tinnitus zentraler Genese spielen diese Verfahren eine große Rolle, da über die Sensomotorik neuroplastische Veränderungen in der zentralen Hörbahn initiiert werden können. Wenn zur Durchführung eines Retraining-Programms eine körperliche Behandlung verordnet wird, fällt vielen Patienten der Habituationsprozess leichter. Bei den Patienten mit vorwiegend somatosensorisch verursachtem Tinnitus kommt dem sensomotorischen Training die wichtige Aufgabe zu, nach den passiven Therapien den Weg in eine konsequente Eigenbehandlung zu finden.

5.19.1 Feldenkrais-Methode

Definition

Die Feldenkrais-Methode, nach Moshé Feldenkrais (1904–1984) benannt, ist eine Methode der körperorientierten Selbsterfahrung. Anhand der Wahrnehmung von Bewegungsmustern wird Bewusstheit geschult und erweitert.

Prinzip der Methode

Denken, Fühlen, Wahrnehmen und Bewegen als unterschiedliche Ausdrucksformen eines gemeinsamen Kerns der menschlichen Existenz zu verstehen, ist niemals isoliert zu sehen und ist die entscheidende Idee von Feldenkrais. Bewegung schien ihm dabei der beste Ansatzpunkt zu sein, um Verbesserungen zu erzielen. Das eigene Körperempfinden für subtile Bewegungen zu schulen, ist Ziel der Übungen. Vom Nervensystem können die

Bewegungsabläufe so erlernt und spontan in den Alltag übernommen werden, was Tätigkeiten erleichtern hilft.

Bedeutung für die Tinnitusbehandlung

Die Feldenkrais-Arbeit stellt eine Methode der sensorisch-motorischen Schulung dar, was für Patienten mit zentralem und sensomotorischem Tinnitus besonders wichtig ist, um Muster neuroplastischer Veränderungen aufzuweichen und umzutrainieren, die unter anderem zur Tinnituswahrnehmung geführt haben.

Formen

Gruppenarbeit (Bewusstheit durch Bewegung): In Übungsgruppen werden mit verbaler Anleitung komplexe Bewegungsabläufe aus Einzelbewegungen zusammengesetzt.

Einzelarbeit (funktionale Integration): Die leichte, präzise Berührung als Mittel der nonverbalen Kommunikation ermöglicht das Erspüren von Bewegungszusammenhängen.

5.19.2 Hanna-Somatics

Eine Abwandlung der Feldenkrais-Methode ist Hanna-Somatics, die durch seinen Schüler Thomas Hanna entwickelt wurde. Dieser legte besonderen Wert darauf, dass Übungen auch ohne Anleitung angewendet werden können. Patienten können in der Durchführung dieser Übungen unterrichtet werden und diese täglich selbst durchführen (Anhang: ➢ Abb. 7-5 s. Anhang).

5.19.3 Postisometrische Relaxation (nach Jacobson)

Diese Methode arbeitet mit dem Phänomen, dass ein isometrisch angespannter Muskel (d. h. eine Anspannung ohne dynamische Bewegung) im Anschluss an die Anspannung kurzfristig weniger Grundspannung (Tonus) aufweist. Dies wird in verschiedenen Schulen der Krankengymnastik und Körpertherapie genutzt, um verspannte und funktionell verkürzte Muskeln zu lockern und zu dehnen. Der Therapeut lässt hierzu den Patienten den zu dehnenden Muskel zunächst gegen einen Widerstand anspannen. Nach einigen Sekunden lässt der Patient locker. Im Anschluss daran kann der zuvor angespannte Muskel ohne großen Kraftaufwand oder gar Schmerzen gedehnt werden. Aus der neuen, etwas gedehnten Position wird das gleiche Vorgehen wiederholt und so Zug um Zug der Bewegungsspielraum des Muskels erweitert bzw. eine Verspannung aufgehoben.

Formulierungsvorschlag für die Überweisung

10 mal Feldenkrais-Training
Diagnose: Kraniovertebrale Dysfunktion mit Tinnitus

Ausbildungsadressen/Verbände

Feldenkrais-Verband Deutschland e.V., Jägerwirtstraße 3, 81373 München, Tel.: 089/523 101 71, Fax: 089/523 101 72, Homepage: www.feldenkrais.de, E-Mail: info@feldenkrais.de.

Somatics – Dr. Helga Pohl, Tassiloweg 2, 82319 Starnberg-Percha, Tel.: 08151/781 71, Fax 08151/3743, E-Mail: dr.pohl@koerpertherapie-zentrum.de.

LITERATUR
Chaitow, L.: Muskel Energie Techniken in der Osteopathie und Manuelle Medizin, Churchill Livingston, 2003.
Feldenkrais, M.: Bewusstheit durch Bewegung, Suhrkamp 2004.
Hanna, T.: Beweglich sein – ein Leben lang, Kösel 2003.

5.20 Symbioselenkung

Definition

Die Symbioselenkung beeinflusst die intestinale Bakterienbesiedelung zu therapeutischen Zwecken mittels lebensfähigen oder abgetöteten Symbionten der gesunden Darmschleimhaut oder deren Stoffwechselprodukten.

Prinzip der Methode

Symbionten im Sinne der Symbioselenkung sind Mikroorganismen, die im Darm in Symbiose mit dem Menschen existieren. Das menschliche Immunsystem benötigt diese Bakterien für eine funktionierende Immunabwehr. Die Anzahl der Bakterien im Darm wird auf über 100 Billionen geschätzt. Die große Anzahl von Immunzellen um den Darm herum (ca. 65% der Gesamtzahl) deutet auf eine zentrale Rolle der Darmflora für die menschliche Immunabwehr hin. Symbionten schützen die Darmschleimhaut vor Krankheitserregern, indem sie Milchsäure bilden oder um Nahrungsstoffe konkurrieren. Ist diese Symbiose gestört, weil schädliche Bakterien sich vermehren oder die nützlichen

Bakterien abnehmen, spricht man von einer Dysbiose. Diese wird als Herderkrankung im weiteren Sinne angesehen und kommt als Ursache verschiedener chronischer Krankheiten in Betracht.

Die Symbioselenkung soll das Gleichgewicht der Darmflora wiederherstellen. Hierzu werden – in unterschiedlicher Reihenfolge und Zusammensetzung – Darmbakterien wie Esterichia coli und Enterokokken in lebender oder abgetöteter Form oral als Kapseln, Tabletten oder Tropfen eingenommen. Autovakzinen sind individuelle Arzneimittel, für die Bakterien einer Stuhlprobe im Labor zu einem sterilen Arzneimittel verarbeitet werden, das in steigender Dosierung subkutan injiziert wird.

Bedeutung für die Tinnitusbehandlung

Es handelt sich um eine nur für die endolymphatische Tinnitusform relevante Therapie, da hier eine besonders gewissenhafte Sanierung aller Herderkrankungen betrieben wird. Die chronisch entzündliche Darmschleimhaut setzt als „leaky gut" immunologische Prozesse und auch autoimmunologische Prozesse in Gang. Die endolymphatischen Störungen korrelieren mit Erkrankungen aus dem allergischen Formenkreis, sodass ein gesundes Magen-Darm-System als eine wichtige Therapievoraussetzung angesehen werden kann.

Formulierungsvorschlag für die Überweisung

Überweisung mit der Bitte um Symbioselenkung/Mikrobiologische Therapie v.a. bei Dysbiose des Darms und Endolymphstörung.

Ausbildungsadressen/Verbände

Arbeitskreis für Mikrobiologische Therapie e.V., Beilsteiner Straße 22, 35764 Sinn, Tel.: 02772/58 25 95, Fax: 02772/58 25 96, E-Mail: info@amt-herborn.de.

LITERATUR

Kolb, H.: Mikrobiologische Therapie. In: Lehrbuch der Naturheilverfahren. Hg. v.: K. C. Schimmel, Hippokrates, Stuttgart 1990.

Melchart, D.: Immunogene Umstimmungsverfahren im Überblick. In: Naturheilverfahren und Unkonventionelle Medizinische Richtungen. Hg. v. M. Bühring, F.H. Kemper. Springer, Berlin, Heidelberg 1997, 13. Auflage.

Sonnenborn, U., Greinwald, R.: Beziehungen zwischen Wirtsorganismus und Darmflora, Schattauer, Stuttgart, New York 1991.

5.21 Tinnitus-Retraining-Therapie (TRT)

Definition

Die Tinnitus-Retraining-Therapie (TRT) ist Behandlungsmethode zur Linderung des Tinnitus-Leidens, beruhend auf dem neurophysiologischen Tinnitus-Modell von P. Jastreboff und J. Hazell. Sie zielt auf die Reduktion der subjektiven Beeinträchtigung und der vegetativen Symptome, die das seelische Zustandsbild kennzeichnen.

Prinzip der Methode

Die Tinnituswahrnehmung wird durch eine negative Stimmungslage und durch Ängste entscheidend verstärkt. Erste Nervenkerne der Hörwahrnehmung auf der Ebene des Hirnstamms stehen in Verbindung mit höheren akustischen Zentren und mit dem limbischen System, das die menschliche Gefühlswelt steuert. Hier werden Geräusche als angenehm oder unangenehm bewertet. Diese Wahrnehmungen und Empfindungen bestimmen schließlich einen Höreindruck, der im primären Hörzentrum bewusst gemacht wird.

Die Gewöhnung an eine akustische Wahrnehmung wird als Habituation bezeichnet.

Dieser Mechanismus findet bei der Entstehung des zentralen Tinnitus nicht statt, vielmehr wird die Tinnituswahrnehmung negativ bewertet, wodurch die Aufmerksamkeit verstärkt auf das Ohrgeräusch gelenkt und der unangenehme Eindruck potenziert wird. Die Störung ist damit im Wesentlichen im limbischen System und höheren kortikalen Zentren der Hörwahrnehmung lokalisiert.

Erstes Element der Behandlung ist das Tinnitus-Counseling. Hierunter ist ein Beratungsgespräch zu verstehen, in dem möglichst viele Informationen über Tinnitus und das neurophysiologische Tinnitusmodell weitergegeben werden, um Ängste abzubauen.

Als zweites Element kommen Rauschgeräte (z. B. Noiser) zum Einsatz. Hierzu wird dem Patienten mithilfe eines einem Hörgerät ähnlichen Apparates ein leises, wenig störendes Geräusch angeboten. Der Patient soll damit lernen, den Tinnitus weniger wahrzunehmen und das externe Geräusch, das nicht negativ bewertet wird, zu überhören.

Dieser Prozess dauert Monate, oft sogar mehr als ein Jahr. In Deutschland hat eine Arbeitsgemeinschaft die Grundzüge der Tinnitus-Retraining-Therapie in ein Konzept gebracht, das dem deutschen Gesundheitssystem angepasst ist.

Bedeutung für die Tinnitusbehandlung

Die Methode wird bei der zentral bedingten Tinnitusform gewählt, um kortikale Sensibilisierungsvorgänge rückgängig zu machen und die subjektive Belästigung zu reduzieren.

Formulierungsvorschlag für die Überweisung

Überweisung zur Tinnitus-Retraining-Therapie bei chronisch kompensiertem/dekompensierten Tinnitus.

Ausbildungsadressen/Verbände

Arbeitsgemeinschaft Deutschsprachiger Audiologen und Neurootologen (ADANO), Homepage: www.hno.org/adano.

LITERATUR

v. Wedel, H., v. Wedel, U. C.: [An assessment of tinnitus retraining therapy]. 16. HNO 2000, S. 887–901.

Jastreboff, P.J.: Phantom auditory perception (tinnitus): mechanisms of generation and perception, 1990, S. 221–254.

Kroener-Herwig, B. et al.: Retraining therapy for chronic tinnitus. A critical analysis of its status. Scand Audiol. 2000, S. 67–78.

5.22 Triggerpunktbehandlung

Definition

Die Triggerpunktbehandlung ist eine Lokalbehandlung an myofaszialen Arealen, die eine Schwellung, Verhärtung und fortgeleitete Schmerzauslösung ausprägen.

Prinzip der Methode

Ziel der Triggerpunktbehandlung ist die Auslöschung verhärteter Muskelareale (myofasziale Triggerpunkte), die zu fortgeleiteten Symptomen wie Schmerzen oder Druckgefühl führen. Als Behandlungsmöglichkeiten kommen die manuelle, physiotherapeutische Intervention, die Kältebehandlung mittels Kältespray, Akupunktur (dry needeling), Injektionen mit Lokalanästhetikum oder die Stoßwellentherapie (ESWT) zur Anwendung. Die Therapie richtet sich gezielt auf die Deaktivierung der permanent kontrahierten Muskelfasern. Zur Nachbehandlung und Prophylaxe dauerhaft verkürzter oder fehlbeanspruchter Muskeln stehen konservative Methoden der Physiotherapie und Trainingstherapie im Vordergrund.

Bedeutung für die Tinnitusbehandlung

Bei Störungen des Bewegungsapparates und bei somatosensorischer Tinnitusform eignet sich die Triggerpunkttherapie besonders im frühen Akutstadium, da ein Soforteffekt eintritt, der den somatosensorischen Input schnell verändert. Bevorzugte Lokalisationen sind der M. sternocleidomastoideus, M. trapezius, M. temporalis, M. Masseter und die Mm. scaleni.

Ausbildungsadressen/Verbände

Deutsche Gesellschaft für Schmerztherapie e.V., Adenauerallee 18, 61440 Oberursel, Homepage: www.dgschmerztherapie.de, E-Mail: info@dgschmerztherapie.de.

LITERATUR

Simons, D. G., Travell, J.G., Simons, L.S.: Handbuch der Muskel-Triggerpunkte, Obere Extremität, Kopf und Rumpf, Urban & Fischer, München 2001.

5.23 Umweltmedizin

Definition

Die Umweltmedizin hat die Diagnose und Behandlung von Erkrankungen zum Ziel, die mit Umweltfaktoren in Verbindung gebracht werden.

Prinzip der Methode

Die Diagnostik stützt sich auf die Laboranalytik, auf klinische Tests und physikalische Messungen vor Ort.

In der Behandlung kommen Karenzmaßnahmen ebenso wie Sanierungsmaßnahmen im Wohnbereich und die Gabe von Antidoten und Ausleitungsmitteln zur Anwendung. Als krank machende Umweltfaktoren kommen in Betracht:

- Schwermetalle aus Nahrungsmitteln und medizinischen Materialien (z. B. Amalgamfüllungen)
- Herbizide, Pestizide, Fungizide aus Umwelt, Nahrungsmitteln und Wohnraum (z. B. Holzschutzmittel)
- Chemische Substanzen aus medizinischen Materialien am Arbeitsplatz und im Wohnraum (z. B. Formaldehyd)

- Physikalische Faktoren an Arbeitsplatz und im Wohnraum (z. B. Beleuchtung, elektromagnetischer Smog)

Bedeutung für die Tinnitusbehandlung

Noch unklar ist die Rolle toxischer Stoffe bei der Auslösung von akutem oder chronischem Tinnitus, der beidseitig auftritt. Hier ist nur der Einfluss von Pharmaka bekannt und gesichert. Umweltmedizinische Maßnahmen sind bei den endolymphatischen Störungen daher am ehesten angeraten, da der Grund für autoimmunologische Veränderungen der Kochlea sowohl als postinfektiöses Syndrom als auch durch den Einfluss immunmodulatorisch wirkender Stoffe erklärt werden könnte. Hier kommen besonders Schwermetalle in Betracht, da einige Transportproteine für Wasser (Aquaporine) als schwermetallsensibel bekannt sind.

Ausbildungsadressen/Verbände

IGUMED Geschäftsstelle – Interdisziplinären Gesellschaft für Umweltmedizin, Frielinger Str. 31, Tel.: 0421/498 42 51, Fax: 0421/498 42 52, 28215 Bremen, E-Mail: IGUMED@gmx.de.

Gesellschaft für Hygiene, Umweltmedizin und Präventivmedizin, Society of Hygiene, Environmental and Public Health Sciences, c/o Institut für Hygiene und Umweltmedizin, Friedrichstrasse 16, 35392 Giessen, E-Mail: sekretariat@ghup.info.

LITERATUR

Hardt, J., Schulze, M., Ehret, W.: Human-Biomonitoring in der Umweltmedizin: Erfahrungen mit 500 Patienten der Umweltambulanz am Klinikum Augsburg. Umweltmedizin in Forschung und Praxis 9 (6), 2004, S. 336–346.

Schweinsberg, F.: Bedeutung von Quecksilber in der Umweltmedizin – eine Übersicht. Umweltmedizin in Forschung und Praxis 7 (5), 2002, S. 263–278.

5.24 Zahnärztliche Funktionstherapie

Definition

Sie ist eine Methode zur Behebung kraniomandibulärer Dysfunktionen, die von Zahnärzten und Kieferorthopäden durchgeführt wird. Kraniomandibuläre Dysfunktion (Craniomandibular dysfunction, CMD) ist der Übergriff für strukturelle, funktionelle oder psychisch ausgelöste Fehlfunktionen der Kaumuskel- oder Kiefergelenkfunktion.

Prinzip der Methode

Diagnostik

- Eingeschränkte Kieferöffnung
- Knacken oder Reiben der Kiefergelenke beim Öffnen oder Schließen des Mundes
- Ausstrahlende Schmerzen in Mund, Gesicht, Kopf, Nacken, Schulter oder Rücken
- Hals-Wirbelsäulen-Schulterprobleme
- Eingeschränkte Kopfdrehung
- Plötzlich auftretende Probleme mit der Zahnpassung
- Ferner Ohrschmerz oder Ohrgeräusche

Ursachen

- Hormonelle Einflüsse
- Entwicklungsstörungen der Kiefer
- Haltungsstörungen, akutes oder chronisches Stresssyndrom
- Trauma durch Unfälle
- Schlafstörungen
- Depressionen
- Posttraumatische Belastungsstörung
- Zahnfehlstellung, Zustand nach Zahnextraktion

Therapie

- Aufklärung über die Krankheitszusammenhänge
- Hinweise zur Selbstbehandlung: Dehnübungen, Wärme- oder Kälteanwendungen und Entspannungsübungen
- Okklusionsschiene zur Entspannung der Kau- und Kopfmuskulatur und Entlastung der Kiefergelenke
- Physiotherapie zur Reduktion muskulärer Verspannungen
- Transkutane elektrische Nervenstimulation (TENS) zur Entspannung der Muskulatur und Schmerzreduktion
- Triggerpunktinfiltrationen der Muskulatur mit Lokalanästhetika
- Zahnsanierung und kieferorthopädische Maßnahmen zur Normalisierung der Okklusion

Bedeutung für die Tinnitusbehandlung

Kraniomandibuläre Dysfunktionen wirken über den N. trigeminus auf den Hirnstamm und Nucleus kochlearis dorsalis ein. Die Funktionsbehandlung ist daher bei pathologischem Befund für die somatosensorische Tinnitusform bedeutsam. Aufgrund der Beeinflussung von Schlaf und kraniovertebraler Funktion ist sie aber auch bei allen anderen Tinnitusformen behandlungsbedürftig. Anamnese und klinischer Befund der Kaumuskulatur geben über die Bedeutung am Gesamtgeschehen der Tinnitussymptomatik Auskunft.

Formulierungsvorschlag für die Überweisung

Überweisung mit der Bitte um zahnärztliche Funktionstherapie bei kraniomandibulärer Dysfunktion mit akutem/chronischem Tinnitus.

Ausbildungsadressen/Verbände

Deutsche Gesellschaft für Funktionsdiagnostik und -therapie in der Zahn-, Mund- und Kieferheilkunde (DGFDT).

LITERATUR

Dapprich, J.: Funktionstherapie in der zahnärztlichen Praxis., Quintessenz-Verlag, Berlin 2004.
Linsen, S., Schmidt-Beer, U., Koeck, B.: Tinnitus-Verbesserung durch Kiefergelenk-Distraktions-Therapie, Deutsche Zahnärztliche Zeitschrift 61, 2006.
Peroz, I., Kirchner, K., Lange, K.-P.: Kraniomandibuläre Dysfunktion bei Tinnitus-Patienten, Deutsche Zahnärztliche Zeitschrift 55, 2000, S. 694–699.

KAPITEL

6 Praxis der Tinnitusbehandlung

Die Behandlungsmethoden von Tinnitus werden in diesem Kapitel in der Reihenfolge ihrer Wichtigkeit genannt. Vorangestellt ist ein Abschnitt, in dem der pathogenetische Grundgedanke und die resultierende Tinnitussymptomatik wiedergegeben werden.

6.1 Tinnitustyp Wasser/Niere

6.1.1 Kochleäre Unterfunktion

Therapeutisches Leitprinzip

II Kraftpotenzial sammeln. II

Standardmedizinische Diagnose

Presbyakusis (Altersschwerhörigkeit) mit chronischem, beidseitigem Tinnitus. Akuter, einseitiger und meistens hochfrequenter Tinnitus bei Hörsturz.

Pathogener Prozess

Sichere Aussagen zum pathogenen Prozess dieses Tinnitustyps lassen sich aus westlichem Verständnis nicht machen. Ob die Funktionseinbuße der Kochlea durch eine Durchblutungsstörung oder eine Störung der autonomen Innervation zustande kommt, ist ungewiss.

Die chinesische Sichtweise dieses Tinnitustyps sieht einen Verlust an gespeicherter Kraft (dem maximalen Yin) im Wasser-Element als Ursache. Das Hörvermögen hat in der Niere seinen Sitz. Tritt hier ein Kraftverlust ein, reicht die Kraft der Niere nicht bis zu ihrem Gegenpol, dem Yang des Herzens. Daraus resultiert Schwerhörigkeit im Hochtonbereich und ein hochfrequentes Rauschen, das sehr langsam einsetzt. Kommt es im Zustand der Nierenschwäche zu einer relativen Überfunktion der Leber im Sinne des aufsteigenden Leber-Yang, resultiert daraus eine plötzliche Hörminderung mit meist hochfrequentem Tinnitus, manchmal zusätzlich von akutem Schwindel in Form der vestibulären Unterfunktion begleitet (➢ Abb. 6-1).

Symptome

Die Patienten zeigen im Fall der beidseitigen Schwerhörigkeit allgemeine Schwäche und Antriebsarmut mit Neigung zu Schmerzen in der Lendenregion. Auch Denkschwäche und Verwirrtheit kommen vor. Der Tinnitus tritt erst allmählich auf, variiert wenig bis gar nicht und wird nicht als sehr belastend empfunden. Im Falle des akuten Hörsturzes

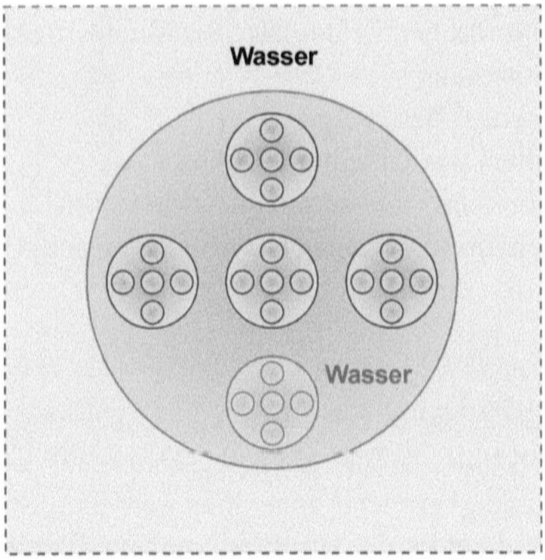

Abb. 6-1 Tinnitustyp: Wasser in Wasser (Schema)

empfindet der Patient Beunruhigung und unruhige Erregtheit; plötzliche Symptome wie Kopfschmerz und Nackenverspannung treten zusätzlich auf.

Behandlungsprinzip

Im Leitprinzip kommt zum Ausdruck, dass Kraftreserven geschützt und regeneriert werden sollen. Die Behandlung hat daher die Schonung und Erholung einer tiefen Schicht im menschlichen Organismus zum Ziel. Wenn uns etwas „an die Nieren" geht, bedeutet dies „im Mark getroffen sein". Das Wiederherstellen von Sicherheit, Stabilität und Stärke haben in der Behandlung höchste Priorität. Daher kommt der Substitution eine größere Bedeutung zu als der Stimulation. Im klinischen Bild des akuten idiopathischen Hörsturzes kommt eine Folgestörung der Leber hinzu, die Behandlung zielt dann neben der Nierenstärkung auf eine Besänftigung der Leber. Den emotionalen Faktoren wie Zorn und unterdrückte Wut kommen ebenfalls zusätzlich besondere Bedeutungen zu. Dem akuten, einseitigen Tinnitus beim Hörsturz liegt ein kochleärer Funktionsverlust zugrunde, der im Falle der Persistenz eine große Beeinträchtigung des Patienten mit sich bringt und ggf. ein Hörgerät erforderlich macht. Daher ist bei diesem Krankheitsbild im akuten Stadium eine Maximaltherapie gerechtfertigt.

Therapeutisches Gespräch und allgemeine Maßnahmen

Im therapeutischen Gespräch können die Hintergründe der Entkräftung thematisiert und die Wichtigkeit der Stärkung hervorgehoben werden (Angst oder Schrecksituation). Eine Ressourcenförderung durch Verfahren der Psychotherapie sind zu erwägen, sollte ein unbewältigtes Trauma als Therapiehindernis bestehen. Ferner können folgende Maßnahmen als günstig gelten:

- Förderung der Eingebundenheit in familiäre Beziehungsstrukturen
- Leichte körperliche Bewegung
- Vermeidung erschöpfender Belastungen
- Meiden von Genussgiften wie Koffein und Nikotin
- Im Akutfall: Krankschreibung und ambulante „Kurmaßnahme" in Form der Infusionstherapie und z. B. hydrotherapeutischer Anwendungen.

Prognose

Die Schwäche-Muster der Niere in Form von Nieren-Yin- und Nieren-Yang-Schwäche sind nur langsam zu beeinflussen. Dies gilt insbesondere für die Nieren-Essenz-Schwäche, die als nur unvollständig reversibel angesehen werden muss.

Die einmal eingetretene, beidseitige Hörminderung im Alter ist daher nicht reversibel. Dies gilt auch für die einseitige Hörminderung nach einem Hörsturz, wenn mehr als drei bis sechs Monate vergangen sind.

Ein hochfrequenter Tinnitus bei beidseitiger Hochtonhörminderung ist über einen Verlauf von mehreren Monaten günstig zu beeinflussen, wenn das Störungsmuster der Niere erfolgreich behandelt werden kann.

Der akute Tinnitus beim Hörsturz hat auch unbehandelt eine sehr hohe Remissionsrate (mehr als 70%). Bei frühem Behandlungsbeginn und kombinierter Behandlung des Leber- und Nierenmusters ist die Prognose des akuten Tinnitus erfahrungsgemäß sehr gut. Das Hörvermögen und die Ausprägung des Tinnitus verlaufen im akuten Zustand parallel.

6.1.2 Integratives Behandlungskonzept

Seelische und körperliche Ressourcen zu stärken, ist das Therapieziel des integrativen Behandlungskonzeptes. Folgende Methodenkombination bietet dazu erfahrungsgemäß die besten Voraussetzungen (➤ Kapitel 5):

Integrative Therapie

- Psychotherapeutische Intervention
  - Hypnotherapie
  - Somatic experiencing
- Pharmakotherapie
- Infusionstherapie
- H.E.L.P.
- Sauerstofftherapie
  - Hyperbare Sauerstofftherapie
  - Hämatogene Oxidationstherapie (HOT)
  - Sauerstoff- und Ozontherapie

- Manuelle Therapie
  - Kraniosakrale Osteopathie
- Bewegungstherapie
  - Fünf Tibeter
- Sensomotorisches Training
  - Hanna-Somatics
- Westliche Phytotherapie
- Orthomolekulare Medizin
- Homöopathie

Chinesische Medizin

- Körperakupunktur
- Mikrosystemakupunktur
  - Ohrakupunktur
  - Schädelakupunktur
  - Mundakupunktur
- Qigong
- Chinesische Phytotherapie

Psychotherapeutische Intervention

Hypnotherapie

Die Hypnotherapie ist eine ressourcenfördernde, zeitlich befristete Intervention; in der Behandlung akuter Beschwerden (Hörsturz) ist sie sinnvoll, um eine Beruhigung und einen stärkeren Körperbezug herzustellen. Auch bei chronischem Tinnitus mit Hörminderung im Falle neurotischer Störungen, die zu Überlastung und Überforderung führen, ist sie indiziert.

Somatic experiencing

Somatic experiencing ist eine Methode der Körperwahrnehmung zur Lösung traumatischer Erfahrungen, die autonome Funktionen beeinflussen. Sie ist bei schweren Reaktionen seelischer Art sowohl zur Behandlung des akuten als auch des chronischen Tinnitus geeignet, die Furcht und Schock beinhalten.

Infusionstherapie

Die Infusionstherapie hat kühlenden Einfluss auf die Nieren-Yin-Schwäche und ist deshalb bei akutem Hörsturz mit ca. sieben bis zehn Infusionen z. B. mit Plasmaexpander (HAES® 6%) sinnvoll, besonders wenn rheologische Parameter pathologisch sind. Zur Infusion werden ggf. Antioxidantien (Vitamin C: ein Mal täglich 7,5 g) und Procain 400–1000 mg oder Phytopharmaka (Ginkgo biloba ein Mal täglich 120 mg Extrakt) eingesetzt. Bei chronischem Tinnitus ist die Infusionstherapie nicht sinnvoll, es sei denn, andere Grunderkrankungen indizieren sie.

Pharmakotherapie

Die Kortisongabe ist als i. v.-Therapie in der Infusion oder per os möglich: Im akuten Fall (Hörsturz) ist sie zu erwägen, besonders bei ausgeprägtem Nieren-Yang und Nieren-Essenz-Mangel. Sowohl eine Hochdosistherapie nach dem Stennert-Schema (jeweils drei Tage lang 100-80-50-20 mg Prednisolon) als auch eine Niedrigdosis z. B. mit Methylprednisolon-Tabletten zu 4 mg (3-2-2-1-1) sind möglich.

H.E.L.P.

H.E.L.P. wird bei erhöhtem LDL-Cholesterin und Fibrinogen zur Verbesserung rheologischer Parameter angewandt. Es ist eine aufwändige Methode, bei der die genannten Moleküle extrakorporal gebunden und damit dem Kreislauf entzogen werden. Im Einzelfall ist H.E.L.P. bei starker metabolischer Entgleisung und bei akutem Hörsturz indiziert.

Sauerstofftherapien

Hyperbare Sauerstofftherapie

Die hyperbare Sauerstofftherapie wird bei akutem Tinnitus mit Hörverlust und ausbleibender Restitutio angewandt. Sie ist eine aufwändige Methode, die eine Druckkammer voraussetzt. Das Potenzial zu klaustrophobischen Zuständen in der Druckkammer ist zu beachten. Die Indikation sollte daher insbesondere bei ängstlichen Patienten streng gestellt werden.

Hämatogene Oxidationstherapie (HOT)

HOT ist eine ambulant durchführbare Methode, die erfahrungsgemäß das Allgemeinbefinden nachhaltig verbessert und daher am ehesten für Patienten in reduziertem Allgemeinzustand empfehlenswert ist.

Ozontherapie

Die Ozontherapie ist ebenfalls eine ambulant leicht durchführbare Methode, bei der immunmodulierende und rheologische Wirkungen angewandt werden. Sie ist im Sinne einer Stabilisierung des Allgemeinbefindens beim akuten Hörsturz und adjuvant bei Schwächemustern der Niere positiv zu bewerten.

Kraniosakrale Osteopathie

Bei der kraniosakralen Osteopathie steht im Vordergrund die Lösung von Blockierungen der Kopfgelenke und des Os temporale, besonders im akuten Fall. Die Behebung von

Fehlstellungen der Sakral- und Lendenwirbelsäulenregion sowie von Kopfgelenken und Schädelknochen als unterstützende Maßnahme bei chronischen Formen. Zur Stärkung der Nierenenergie im chinesischen Sinne und zur Konsolidierung der Körperstatik (therapeutisches Leitprinzip) ist die kraniosakrale Osteopathie gut geeignet, da sie hilft, auf körperlicher Ebene das zu begleiten, was die Akupunktur auf energetischer Ebene bewirkt. Die Achse Sakrum – Cranium ist die physische Entsprechung der Verbindung Niere (Essenz) – Herz (Geist).

Sensomotorisches Training

Hanna-Somatics

Hanna-Somatics sind sehr sanfte und vorsichtig ausgeführte Übungen, die zur Entspannung der Bauch- und Lendenmuskulatur beitragen. Auch für ältere Patienten sind diese Übungen gut geeignet (Anhang: Übungen aus dem Hanna-Somatics-Konzept).

Qigong

Diese Form der Bewegung hat eine starke Wirkung auf den Energiefluss in den Meridianen. Zusätzlich ist sie ein intensives Training der eigenen Körperwahrnehmung.

Westliche Phytotherapie

Das Ginkgo-Extrakt besitzt antioxidative Eigenschaften. Klinische Prüfungen liegen für diesen pflanzlichen Wirkstoff vor. Die Förderung der Hirndurchblutung macht den Einsatz des Ginkgo für den Tinnitus bei Altersschwerhörigkeit geeignet. Bei zusätzlichen Schmerzen der Lendenregion ist Solidago virgaurea zu erwägen. Beim Hörsturz kommen Kurkuma, Silybium marianum und Chelidonium majus zur Anwendung.

Phytopharmaka und Dosierungen

Phytopharmakon	Dosierung/Tag
Ginkgo biloba (Extrakt)	3-mal 80 mg
Solidago virgaurea (Extrakt)	2-mal 300 mg
Chelidonium majus (Extrakt)	3-mal 200 mg
Silybium marianum (Extrakt)	2-mal 140 mg
Kurkuma (Extakt)	2-mal 150 mg
Ginseng (als Tee)	2-mal 2 Tassen
Die adjuvante Therapie dauert bei chronischem Tinnitus sechs Wochen, bei akutem Tinnitus ca. zehn Tage.	

6

Orthomolekulare Medizin

Dem Prinzip der Substitutionstherapie folgend sind orthomolekulare Substanzen ggf. nach vorheriger Labordiagnostik sinnvoll.

Orthomolekulare Substanzen und Dosierungen

Orthomolekulare Substanz	Dosierung/Tag
Eisensubstitution	2-mal 20 mg
Zink	3-mal 20 μg
Magnesium	2-mal 200 mg
Omega-3-Fettsäuren	2-mal 2 g (Fischöl)
Vitamin C	2-mal 500 mg
Vitamin B_{12}	2-mal 100 μg
Vitamin D	2-mal 20 μg
Vitamin E	2-mal 200 mg
Vitamin Taurin	2-mal 500 mg
Koenzym Q10	2-mal 50 mg
Betacarotin	2-mal 20 mg
Mangan	2-mal 10 mg
Die adjuvante Therapie dauert bei chronischem Tinnitus sechs Wochen, bei akutem Tinnitus ca. drei Wochen.	

Homöopathie

Nach Möglichkeit ist eine konstitutionelle Therapie anzuwenden. Häufig finden sich hier Arsenicum album, Phosphorus, Silicea, Ignatia, Cimicifuga, Secale cornutum, Petroleum.

6.1.3 Chinesische Medizin

Störungsmuster: Nieren-Yin-Mangel

Tinnitussymptome

- Beidseitiges hochfrequentes Rauschen
- Langsam einsetzend
- Chronisch vermindertes Hörvermögen im Hochtonbereich
- Als Grundlage für Leber-Störung möglich

Allgemeine Symptome

- Chronische Schwächung
- Wärmeintoleranz
- Nachtschweiß
- Vergesslichkeit
- **Zunge** Belaglos, rot
- **Puls** Oberflächlich, schnell

Körperakupunktur

➢ Abb. 6-2
Bei geschwächten Patienten ist eher keine oder nur eine kurze Akupunktur mit wenig Nadeln anzuwenden.

Mi 6 ***Sayinjiao*** **(Treffpunkt der drei Yin)**
Lokalisation 3 cun oberhalb der größten Erhebung des Innenknöchels am Hinterrand der Tibia.
Punktion Senkrecht 0,5–1,5 cun oder tief bis Gb 39 bei Paresen, Moxibustion applizierbar, traditionell kontraindiziert in der Schwangerschaft; wenn, dann keine starke Stimulation!
Funktion Stärkt das Nieren-Yin sowie das Milz- und Leber-*Qi* und das Blut; wirkt so auch beruhigend auf den Geist.
Besonderheit *Luo*-Punkt von Leber, Niere und Milz, Kreuzung der drei Yin-Leitbahnen.

Ni 3 ***Taixi*** **(Leuchtendes Meer)**
Lokalisation In der Vertiefung zwischen der höchsten Prominenz des Malleolus medialis und der Achillessehne.
Punktion Senkrecht 0,3–1 cun.
Funktion Nährt Nieren-Yin und klärt Mangel-Hitze, stärkt Nieren-Yang, stabilisiert Nieren-*Qi* und die Lunge. Stärkt den unteren Rücken, Lokalwirkung.
Besonderheit *Yuan*-Punkt, Bach-*shu*-Punkt, Erd-Punkt. Bedeutender Punkt zur Stärkung der Nieren (besoders des Nieren-Yin).

Ni 5 ***Shuiquan*** **(Wasserquelle)**
Lokalisation 1 cun unter Ni 3.
Punktion Senkrecht ca. 0,3–0,5 cun, Moxibustion applizierbar.
Funktion Stärkt die Niere, belebt Blut und harmonisiert unteren Erwärmer.
Besonderheit Aktiviert Meridian-*Qi* besonders stark.

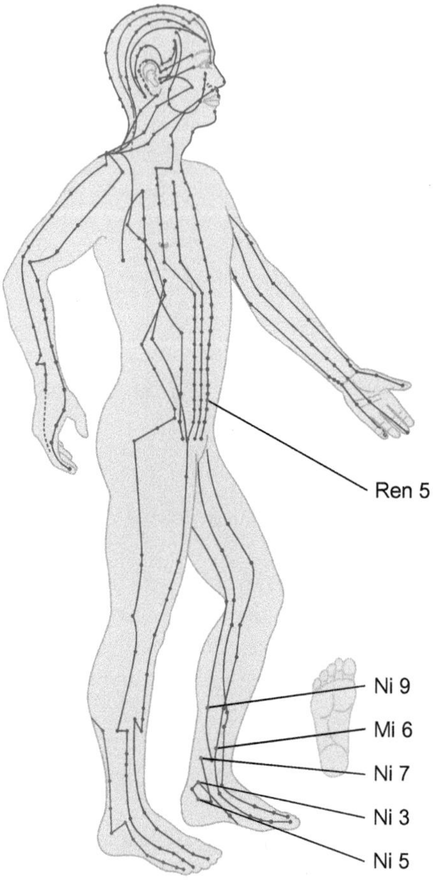

Abb. 6-2 Körperakupunktur: Nieren-Yin-Mangel

Ni 7 *Fuliu* **(Wiederkehr des Abflusses)**
Lokalisation Am Vorderrand der Achillessehne, hinter dem M. flexor digitorum longus, 2 cun über der größten Prominenz des Malleolus internus = 2 cun oberhalb Ni 3.
Punktion Senkrecht 0,5–1 cun, Moxibustion applizierbar.
Funktion Tonisiert die Niere, beseitigt Nässe aus dem unteren Erwärmer.
Besonderheit Wirkt stark auf das Nieren-Yang.

Ni 9 *Zhubin* **(Gästehaus)**
Lokalisation 6 cun oberhalb des Innenknöchels, 1,5 cun hinter der medialen Tibiakante, am tibialen Rand des medialen Gastrocnemiusbauches.
Punktion Senkrecht 1–1,5 cun, Moxibustion applizierbar.

Funktion Stärkt Nieren-Yin, beruhigt den Geist.
Besonderheit Bei Ängstlichkeit und Beunruhigung stark wirksam, beseitigt Enge im Thorax.

Ren 5 *Shimen* **(Steinernes Tor)**
Lokalisation 2 cun unterhalb des Nabels.
Punktion 0,5 cun senkrecht, Moxibustion applizierbar.
Funktion Stärkt Ursprungs-*Qi* und wärmt die Nieren.
Besonderheit Gut bei schwacher Konstitution zur Stärkung der Nieren.

Mikrosystemakupunktur

Der Mikrosystemakupunktur kommt hier adjuvante Bedeutung zu, die Ohrakupunktur erlaubt die günstige Verwendung von Dauernadeln.

Ohrakupunktur

Anhang: ➢ Abb. 7-1
Niere, Nebenniere, Innenohr.

Chinesische Phytotherapie

Liu Wei Di Huang Wan zur Unterstützung bei beidseitigem, hochfrequent rauschendem Tinnitus mit Hochtonhörminderung.

Rp. *Liu Wei Di Huang Wan* (6-Bestandteile-Pille mit Rad. Rehmanniae)		
Shu di huang	Rad. Rehmanniae Glutinosae	12 g
Shan zu yu	Fruct. Corni off.	6 g
Shan yao	Rad. Dioscoreae Oppostae	6 g
Fu ling	Sclerotium Poriae Cocos	6 g
Mu dan pi	Cort. Moutan Radicis	6 g
Ze xie	Rhiz. Alismatis Orientalis	6 g
Therapie für eine Dauer von sechs Wochen sinnvoll, dann sollte eine Kontrolle erfolgen.		

6

Störungsmuster: Aufsteigendes Leber-Yang

Tinnitussymptome

- Akut
- Einseitig
- Hochfrequenter Tinnitus
- Hörminderung im Hochtonbereich

Allgemeinsymptome

- Kopfschmerzen
- Schwindel
- Reizbarkeit
- **Zunge** Rot an den Rändern
- **Puls** Saitenförmig

Körperakupunktur

➢ Abb. 6-3
Die Behandlung besänftigt die Leber und stärkt die Nieren.

3E 5 *Weiguan* (Äußerer Pass)
Lokalisation 2 cun proximal der Mitte der dorsalen Handgelenksfurche, gegenüber Pe 6.
Punktion Senkrecht 0,7–1 cun, Moxibustion applizierbar.
Funktion Leitet Leber-Yang und Leber-Feuer aus, öffnet die Ohren.
Besonderheit 3E 5 bildet mit der Gallenblasenleitbahn die *shao-yang*-Achse, deshalb besonders bei begleitenden Kopfschmerzen wirksam.

Gb 6 *Xuanli* (Ein Maß von der Anhängung entfernt)
Lokalisation Wo Suturae frontoparietalis und frontosphenoidalis und sphenoparientalis zusammenkommen, zwischen Gb 4 u. Gb 7.
Punktion Flach s. c. 0,5–0,8 cun nach okzipital, Moxibustion applizierbar.
Funktion Leitet Leber-Yang ab, unterstützt das Ohr.
Besonderheit Kreuzungspunkt von Gallenblasen-Leitbahn, Dreifacher Erwärmer und Magen-Leitbahn.

Gb 8 *Shuaigu* (Führendes Tal)
Lokalisation 1,5 cun über der Ohrmuschelspitze.
Punktion Flach s. c. 0,2–0,5 cun, Moxibustion applizierbar.
Funktion Beseitigt Obstruktion, leitet Leber-Yang ab.
Besonderheit Kreuzungspunkt von Gallenblasen- und Blasen-Leitbahn.

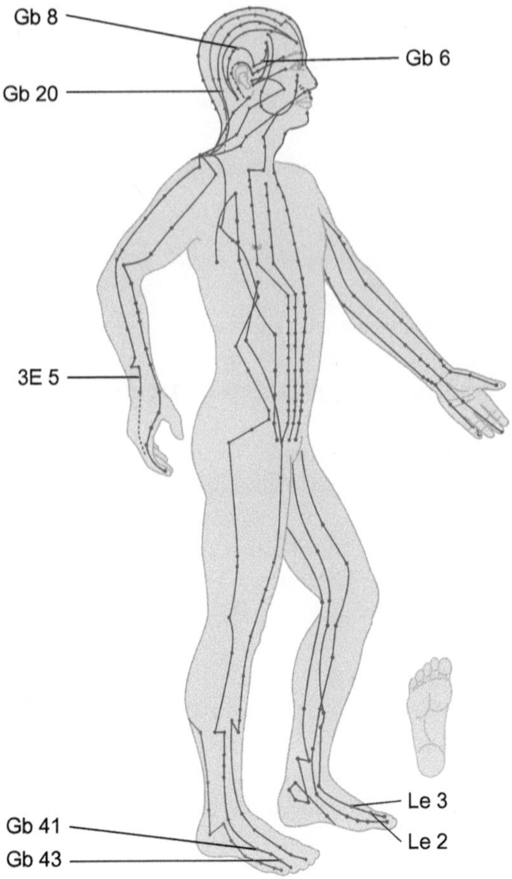

Abb. 6-3 Körperakupunktur: Aufsteigendes Leber-Yang

Gb 20 *Fengchi* **(Windteich)**
Lokalisation Hinter dem Mastoid zwischen Trapezius und M. sternocleidomastoideus am unteren Okzipitalrand.
Punktion Schräg 0,5–1,2 cun in Richtung Nasenspitze bzw. kontralateraler Orbita, Moxibustion applizierbar.
Funktion Beseitigt Hitze und Wind, leitet Leber-Yang und Leber-Feuer ab, klärt die Ohren.
Besonderheit Durch *yang-wei-mai*-Verbindung eine Wirkung auf Niere und Geist. Sehr wichtiger Punkt bei Wind-Störungen. Für akuten Tinnitus und Schwindel.

Gb 41 ***Zulinqi*** **(Tränenabstieg am Fuß)**
Lokalisation Im proximalen Winkel zwischen Os metatarsale IV und V.
Punktion Senkrecht 0,3–0,5 cun, Moxibustion applizierbar.
Funktion Harmonisiert den *Qi*-Fluss der Leber, beseitigt Leber-Wind und Leber-Feuer.
Besonderheit Leitet bei chronischen Urogenitalinfekten Nässe-Hitze aus.

Gb 43 ***Xiaxi*** **(Verengtes Tal)**
Lokalisation In der Schwimmhautfalte zwischen vierter und fünfter Zehe, näher am Grundgelenk der vierten Zehe.
Punktion Senkrecht 0,3–0,5 cun, Moxibustion applizierbar.
Funktion Leitet Leber-Yang aus, unterstützt die Ohren.
Besonderheit Seitliche Kopfschmerzen und akuter einseitiger Tinnitus.

Le 2 ***Xingjian*** **(Zwischenraum der Bewegung)**
Lokalisation In der Schwimmhautfalte zwischen erster und zweiter Zehe, laterales Ende des Großzehengrundgelenks.
Punktion Schräg/senkrecht 0,3–1 cun, Moxibustion applizierbar.
Funktion Beseitigt Leber-Feuer, leitet Wind aus.
Besonderheit Sedierungspunkt, wirkt stark und schnell auf psychische Symptome.

Le 3 ***Taichong*** **(Höchster Angriffspunkt)**
Lokalisation Im proximalen Winkel zwischen Os metatarsale I und II, auf dem Fußrücken.
Punktion Senkrecht 0,3–1 cun, Moxibustion applizierbar.
Funktion Beruhigt aufsteigendes Leber-Yang, fördert *Qi*-Fluss, beruhigt den Geist.
Besonderheit Wichtiger Punkt beim akuten Hörsturz.

Mikrosystemakupunktur

Es finden sich häufig zusätzlich Störungen des Bewegungsapparats, die sich über Mikrosysteme gut behandeln lassen.

Ohrakupunktur

Anhang: ➢ Abb. 7-1
Leber, *Shen Men*, Innenohr.

Chinesische Phytotherapie

Zhen Gan Qi Fen Tang beim Hörsturz mit aufsteigendem Leber-Yang.

Rp. *Zhen Gan Qi Fen Tang* (Dekokt zur Beruhigung der Leber und zur Beseitigung von Wind)		
Huang niu xi	Rad. Achyrnthis Bidentatae	9 g
Zhe shi	Haematitum	9 g
Long gu	Os Draconis	6 g
Mu li	Concha Ostreae	6 g
Gui ban	Plastrum Testudinis	6 g
Xuan shen	Rad. Scrophulariae Ningpoensis	6 g
Tian man dong	Tb. Asparagi Cochinensis	6 g
Bai shao	Rad. Paeoniae Lactiflorae	6 g
Yin chen hao	Hb. Artemisiae	3 g
Chuan lian zi	Fruct. Meliae Toosendan	3 g
Mai ya	Fruct. Hordei Vulgaris Germinatus	3 g
Gan cao	Rad. Glycyrrhizae Uralensis	3 g
Therapie für eine Dauer von drei Wochen sinnvoll, dann sollte eine Kontrolle erfolgen.		

Störungsmuster: Nieren-Essenz-Mangel

Tinnitussymptome

- Beidseitiger Tinnitus bei Schwerhörigkeit
- Langsamer Beginn
- Breitbandiger Ton

Allgemeinsymptome

- Rückenschmerzen
- Schwäche
- Frühzeitiges Altern
- **Zunge** Rot, belaglos
- **Puls** Oberflächlich und leer

Körperakupunktur

➢ Abb. 6-4

Die Akupunktur hat adjuvanten Charakter und ist in ein Konzept zur Stärkung der Nierenfunktion eingebunden.

6

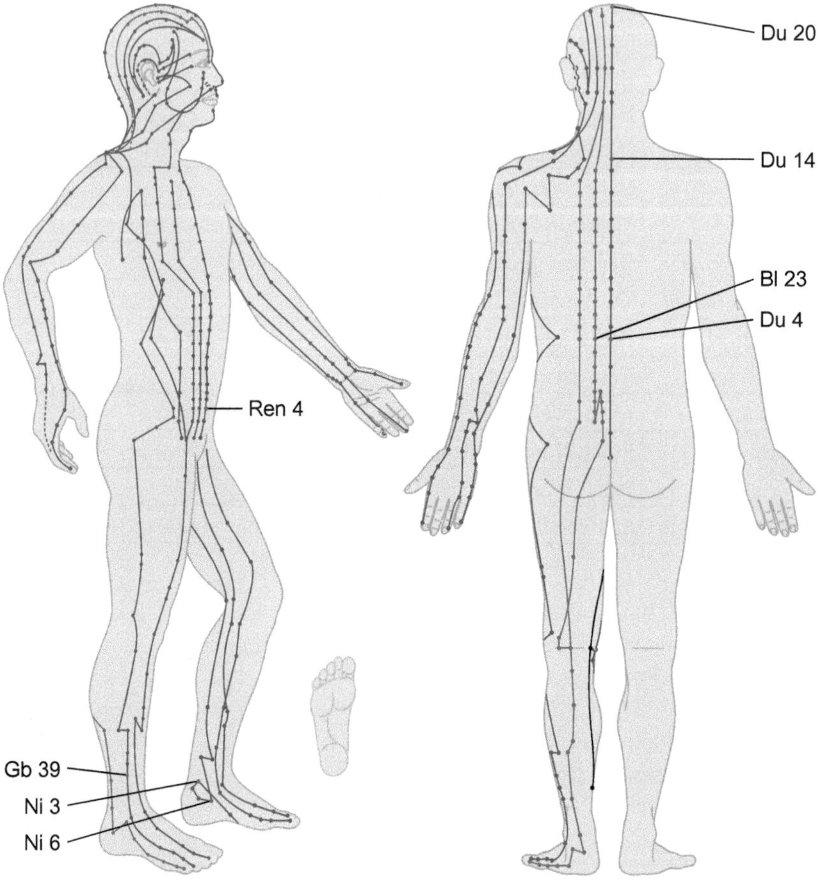

Abb. 6-4 Körperakupunktur: Nieren-Essenz-Mangel

Bl 23 *Sanjiaoshu* **(Transportpunkt zum Magen)**
Lokalisation 1,5 cun lateral Dornforts. LWK 2, also lateral Du 4.
Punktion Senkrecht 0,5–1 cun, Moxibustion applizierbar.
Funktion Stärkt die Niere, besonders die Nieren-Essenz, nährt das Blut, öffnet die Ohren.
Besonderheit Zustimmungspunkt der Niere, bei Nieren-Yang-Schwäche moxen.

Ni 3 *Taixi* **(Leuchtendes Meer)**
Lokalisation In der Vertiefung zwischen der höchsten Prominenz des Malleolus medialis und der Achillessehne.
Punktion Senkrecht 0,3–1 cun.
Funktion Nährt Nieren-Yin und klärt Mangel-Hitze, stärkt Nieren-Yang, stabilisiert Nieren-*Qi* und die Lunge.
Stärkt den unteren Rücken, Lokalwirkung.
Besonderheit *Yuan*-Punkt, Bach-*shu*-Punkt, Erd-Punkt. Bedeutender Punkt zur Stärkung der Nieren (v. a. Nieren-Yin).

Ni 6 *Zhaohai* **(Leuchtendes Meer)**
Lokalisation Unterhalb der Spitze des Innenknöchels.
Punktion Senkrecht 0,2–0,5 cun, Moxibustion applizierbar.
Funktion Nährt das Yin, kühlt das Blut, beruhigt den Geist.
Besonderheit Stärkste Wirkung auf das Nieren-Yin und auf das Nieren-Yang.

Gb 39 *Xuanzhong* **(Aufgehängte Glocke)**
Lokalisation 3 cun oberhalb des Außenknöchels, am Vorderrand der Fibula.
Punktion Senkrecht 0,5–1,5 cun oder Durchstechen bis Mi 6 möglich, Moxibustion applizierbar.
Funktion Leitet Wind aus, nährt das Mark und fördert die Essenz (Niere).
Besonderheit Kreuzungspunkt der drei Yang-Leitbahnen des Fußes, wirkt besonders stark auf das Mark (*hui*-Punkt), wirkt stark auf die seitliche Halswirbelsäule (HWS).

6

Du 4 *Mingmen* **(Lebenstor)**
Lokalisation Unterhalb des Dornfortsatz LWK 2, lateral liegen Bl 23 und Bl 47.
Punktion 0,5–1 cun schräg nach oben, Moxibustion applizierbar. **Cave:** Moxibustion bei Patienten unter 20 Jahren und Sedierung kontraindiziert.
Funktion Stärkt Nieren-Yang und Essenz, nährt Ursprungs-*Qi*.
Besonderheit Sehr starke Wirkung auf Nieren-Yang, besonders bei älteren Patienten mit Kälte-Symptomen.

Du 14 *Dazhui* **(Großer Wirbel)**
Lokalisation Unterer Dornfortsatz HWK 7.
Punktion 0,5–1 cun senkrecht, Moxibustion applizierbar. **Cave:** Wirkung abhängig von der Nadeltechnik: Du 14 + M stärkt und wärmt das Yang; Du 14 – befreit die Körperoberfläche, leitet Wind-Hitze und innere Hitze aus, Moxibustion kontraindiziert.
Funktion Bei Stimulation tonisiert er das Yang und klärt den Geist.
Sedierend genadelt beseitigt Du 14 äußere Faktoren wie Wind-Hitze und innere Hitze.
Besonderheit Hat gegensätzliche Wirkungen, je nach Nadelung.

Du 20 *Baihui* **(Zusammenkunft aller Leitbahnen)**
Lokalisation Auf der Verbindungslinie der beiden Apices auriculae.
Punktion 0,3–0,5 cun flach s. c., Moxibustion applizierbar. **Cave:** Moxibustion kontraindiziert bei Hitzezeichen und Hypertonus. Wirkung abhängig von Nadeltechnik: Du 20 M auf Ingwerscheibe hebt das Milz-Yang, Du 20 + lenkt das klare Yang zum Kopf (zur Wiederbelebung), Du 20 – senkt inneren Wind ab.
Funktion Klärt den Geist, tonisiert das Yang, beseitigt Leber-Wind und aufsteigendes Leber-Yang.
Besonderheit Bei Schwindelsymptomen durch inneren Wind.

Ren 4 *Guanyuan* **(Pass zum Ursprung)**
Lokalisation 2 cun bzw. $^2/_5$ der Strecke Symphyse/Nabel oberhalb der Symphyse.
Punktion 0,5–1,5 cun senkrecht, Moxibustion applizierbar. **Cave** in der Schwangerschaft.
Funktion Beruhigt den Geist. Nährt Blut und Yin, stärkt das Yang und die Niere.
Besonderheit Sehr wichtig bei Leere-Symptomen von Yin und Blut.

6

Mikrosystemakupunktur

Sie findet besonders bei den Mischformen von Nieren-Schwäche und aufsteigendem Leber-Yang oder Leber-Feuer eine Rolle und ist insbesondere bei akuten Symptomen mit Hörminderung anzuwenden.

Ohrakupunktur

Anhang: ➢ Abb. 7-1
Die Ohrakupunktur richtet sich auf die Stimulation der Nieren und verbessert damit die Hörfunktion.

Schädelakupunktur

Anhang: ➢ Abb. 7-2
Die Behandlung mittels Schädelakupunktur hat adjuvanten Charakter und dient besonders der Besserung von Begleitsymptomen wie Vergesslichkeit, Schlafstörungen, Konzentrationsschwäche oder Kopfschmerz.

Mundakupunktur

Anhang: ➢ Abb. 7-3
Auch der Mundakupunktur kommt bei dieser Indikation nur adjuvante Bedeutung zu.

Chinesische Phytotherapie

Gute Indikation, da die kontinuierliche Behandlung mit dem Dekokt eine verlässliche Stärkung bewirken kann. Es kommen *Er long zuo ci wan* bei Nieren-Yin-Mangel und *You gui wan* bei Nieren-Yang-Mangel zur Anwendung.
Bei Nieren-Yin-Mangel

Rp. *Er long zuo ci wan*		
Shu Di Huang	Rad. Rhemanniae praeparata	24 g
Shang zhu yu	Fruct. corni	12 g
Shan yao	Rhiz. Dioscoreae	12 g
Ze xie	Rhiz. Alismatis	9 g
Mu dan pi	Cort. Moutan	9 g
Fu ling	Poria	9 g
Ci shi	Magnetitum	24 g
Shi chang pu	Rhiz. Acori tatarinowii	9 g
Wu wie zi	Fruct. schizandrae	6 g
Therapie für eine Dauer von drei Wochen sinnvoll, dann sollte eine Kontrolle erfolgen.		

Bei Nieren-Yang-Mangel

Rp. *You gui wan* (Pille, die die rechte Niere wiederherstellt)		
Fu zi	Rad. Lateralis Aconiti Carmichaeli Praeparate	3 g
Rou gui	Cort. Cinnamomi Cassiae	3 g
Lu jiao jiao	Colla Cornu Cervi	6 g
Shu Di Huang	Rad. Rehmanniae Glutinosae Coquitae	9 g
Shan zhu yu	Fruct. Corni Officinalis	6 g
Shan yao	Rad. Dioscoreae Oppositae	6 g
Gou qi zi	Fruct. Lycii	6 g
Tu si zi	Sem. Cuscutae Chinensis	6 g
Du zhong	Cort. Eucommiae Ulmoidis	6 g
Dang gui	Rad. Angelicae Sinensis	6 g
Therapie für eine Dauer von drei Wochen sinnvoll, dann sollte eine Kontrolle erfolgen.		

Kasuistik eines kombinierten Nieren-Yin-Defizits und eines aufsteigenden Leber-Yang-Tinnitus

Anamnese

Ein 53-jähriger Patient erleidet einen linksseitigen Hörsturz mit hochfrequentem Tinnitus. Eine Infusionstherapie und die Verabreichung von Kortison sind ohne Erfolg. Vorausgegangen war eine Zeit maximaler Arbeitsbelastung vor den Sommerferien. Als ein Projekt am Arbeitsplatz wegen mangelnder Kooperation nicht mehr abgeschlossen werden konnte, kam es zu einer emotionalen Auseinandersetzung mit einem heftigen Wutausbruch. Am gleichen Abend setzte der Tinnitus ein. Der Patient wirkte gereizt, erschöpft und unzufrieden. Die Halsmuskulatur sowie die Kopfgelenkblockierung waren beidseitig verspannt.
Befund Spiegelbefunde unauffällig, Tonaudiogramm: Hochtonsenke links von ca. 25 dB links im Vergleich zur Gegenseite. Keine pathologischen Nystagmen.
Zunge Rot, wenig trockener Belag. Hochtonsenke links im Tonaudiogramm.
Puls Gespannt, schnell.

Therapie

➢ Abb. 6-5

1. Sitzung
Infusionstherapie: Procain, Vitamin C, Zink und Vitamin-B-Komplex.
Orale Medikation: Magnesium + Vitamin-E-Kapseln (1-0-1).
Akupunktur: Ni 3, Ren 5, Le 3, Gb 2, Gb 20, für 30 min.
Nieren-Yin wird gestärkt, aufsteigendes Leber-Yang besänftigt, Le 2 und Gb 20 für psychische Wind-Symptome.
Kraniosakrale Osteopathie: Occiput base release nach Akupunkturbehandlung.
Sensomotorische Übungen: Die seitlichen Halsmuskulaturen nach dem Prinzip der postisometrischen Relaxation entspannen nach der Akupunkturbehandlung.
Homöopathie: Nux vomica LM 3 1-mal täglich.

2. Sitzung
Fortsetzen der
Infusionstherapie: Procain, Vitamin C, Zink und Vitamin-B-Komplex.
Orale Medikation: Magnesium + Vitamin-E-Kapseln (1-0-1).
Kraniosakrale Osteopathie: Occiput base release nach Akupunkturbehandlung.
Sensomotorische Übungen: Die seitlichen Halsmuskulaturen nach dem Prinzip der postisometrischen Relaxation entspannen nach Akupunkturbehandlung.
Homöopathie: Nux vomica LM 3 ein Mal täglich.
Akupunktur: Punkte wie in erster Sitzung.

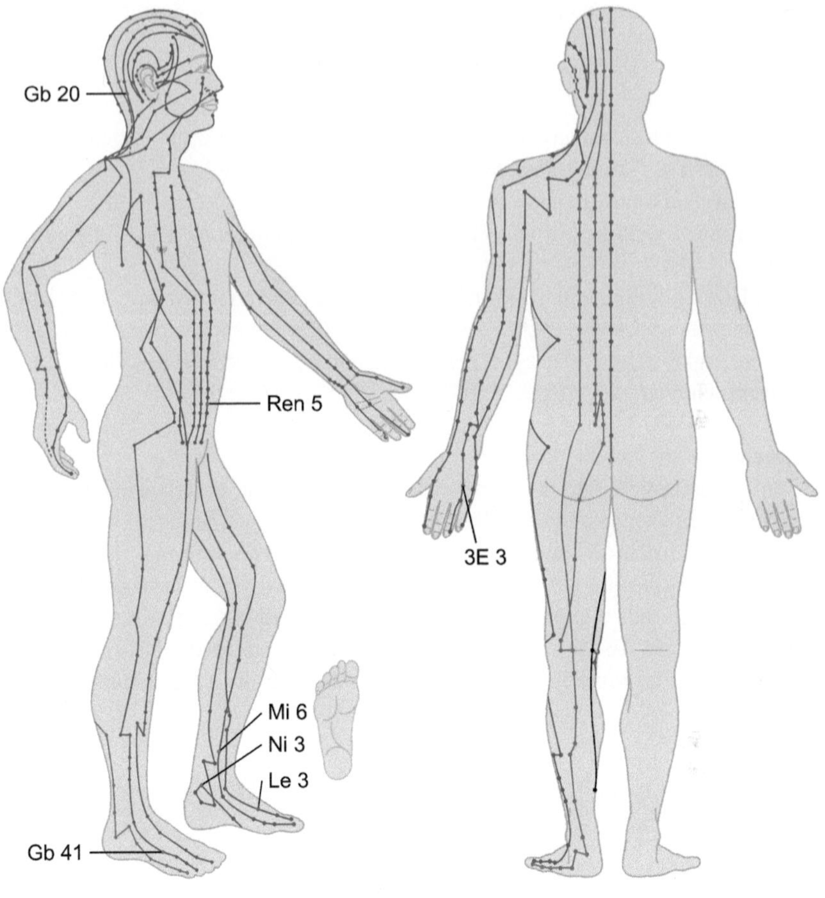

Abb. 6-5 Körperakupunktur: Nieren-Yin-Defizit und aufsteigendes Leber-Yang (Kasuistik)

Nieren-Yin wird gestärkt, aufsteigendes Leber-Yang besänftigt, Le 2 und Gb 20 für psychische Wind-Symptome.
Verlauf: Hörminderung und Tinnitus unverändert. Patient weniger unruhig.

3. Sitzung

Fortsetzen der Infusionstherapie, oralen Medikation, kraniosakralen Osteopathie, des sensomotorischen Trainings und der homöopathischen Therapie.
Akupunktur: Punkte wie in erster Sitzung.
Nieren-Yin wird gestärkt, aufsteigendes Leber-Yang besänftigt, 3E 3 zur Unterstützung des Ohrs.

Verlauf: Hörminderung und Tinnitus gebessert. Patient psychisch deutlich ausgeglichener.

4. Sitzung

Fortsetzen der Infusionstherapie, oralen Medikation, kraniosakralen Osteopathie, des sensomotorischen Trainings und der homöopathischen Therapie.
Akupunktur: Punkte wie in den vorangegangenen Sitzungen, statt Gb 20, 3E 3.
Nieren-Yin wird gestärkt, aufsteigendes Leber-Yang besänftigt, 3E 3 zur Unterstützung des Ohrs.
Verlauf: Hörminderung und Tinnitus sind gebessert. Der Patient ist psychisch deutlich ausgeglichener. Nach weiteren drei Behandlungen ist der Patient beschwerdefrei. Im Audiogramm ergibt sich ein seitengleiches Hörvermögen, subjektiv ist links kein Tinnitus mehr wahrnehmbar.

Kommentar

Eine Infusionstherapie und die Verabreichung von Kortison unterstützen die Nieren-Schwäche, nicht aber ausreichend die resultierende Leber-Symptomatik. Die Weiterbehandlung richtet sich deshalb mehr auf die zusätzliche Leber-Störung. Die Ruhephase nach Behandlungsbeginn hilft, das Nieren-Yin zu regenerieren. Anhand des Zungenbefundes lässt sich jede Akupunkturbehandlung individuell auf den aktuellen Zustand anpassen. Sensomotorische Übungen mit dem Patienten und die kraniosakrale Osteopathie unterstützen im muskulo-skelettalem System das, was die Akupunktur energetisch leistet.

6.2 Tinnitustyp Holz/Leber

6.2.1 Somatosensorische Dysbalance

Therapeutisches Leitprinzip

▮▮ Bewegungsraum wiederherstellen. ▮▮

Standardmedizinische Diagnose

Es handelt sich um einen akuten, einseitigen Tinnitus ohne Hörminderung; Hyperakusis, eine akute Tieftonhörminderung mit und ohne Schwindel (Pseudo-Menière), sowie cervicogene Otalgie liegen vor.

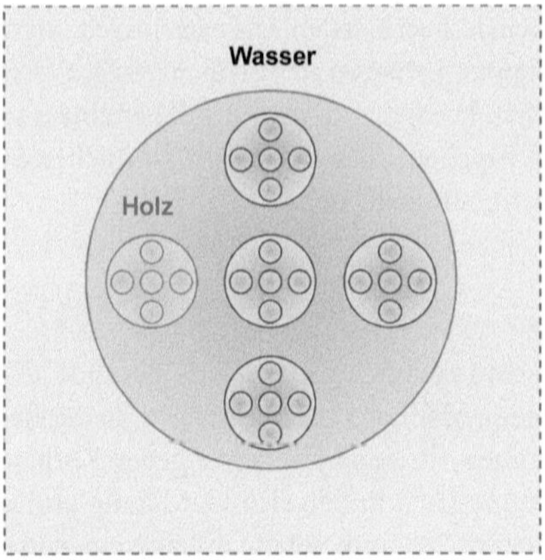

Abb. 6-6 Tinnitustyp: Holz in Wasser (Schema)

Pathogener Prozess

Der pathogene Prozess vollzieht sich in Form der Entwicklung eines zu starken Yang oder zu starken Feuers in der Leber. Beide Störungsmuster haben die Tendenz, zum Kopf und zum Ohr aufzusteigen und verursachen akute Symptome wie Kopfschmerz, Schwindel und Tinnitus. Tückischerweise handelt es sich um einen akut einsetzenden Tinnitus unterschiedlichen Charakters sowie wechselnder Lautheit ohne Hörstörung. Hyperakusis, Ohrdruck, Ohrschmerz und Wattegefühl des Ohres treten auf.

Der Leber entsprechende Körpergewebe sind die Muskeln und Sehnen, die entsprechende psychische Qualität ist der Zorn. Dies macht verständlich, dass diese Störungsmuster zu Veränderungen im gesamten Bewegungsapparat führen, die dann eine somatosensorische Reizüberflutung auslösen (➢ Abb. 6-6).

Symptome

Die Patienten machen durch einen meisten als störend empfundenen Tinnitus auf sich aufmerksam, der durch Körperbewegungen (des Auges, Unterkiefers, Halses) und -empfindlichkeit modulierbar ist. Innerlich wirken sie gereizt und unzufrieden und stehen unter Druck. Dauern die Beschwerden länger an, so fühlen sie sich zunehmend unverstanden und verunsichert, was zu einem Rückzug führt. Die Überempfindlichkeit des Hörens (Hyperakusis) und die Resonanzphänomene des Tinnitus werden als Begründung angegeben.

Behandlungsprinzip

Die Kernaufgabe bei diesen Tinnitus-Patienten ist es, neuen Bewegungsraum zu schaffen oder besser den alten naturgegebenen und verlorengegangenen Freiraum auf physischer und psychischer Ebene wiederherzustellen. Die pathopsychologische Qualität ihres Zorns ist Ausdruck dieser gestauten Lebenskraft, die nicht akzeptieren will und kann, dass sie ihre Freiheit eingebüßt hat. Die Behandlung folgt daher einem sehr kreativen und freudvollen Weg. Emotionen begleiten diesen Pfad im wörtlichen Sinne (lat. e-motio = ich bewege mich (aus meiner Unfreiheit) heraus).

Therapeutisches Gespräch und allgemeine Maßnahmen

Es ist sinnvoll, die einschränkenden körperlichen Befunde zu verdeutlichen, um eine Einsicht in die zu treffenden Maßnahmen zu erzeugen. In der Regel werden sie vom Patienten auch gut angenommen, da sie sie aus dem eigenen Körperempfinden heraus nachvollziehen können. Anamnestisch finden sich hier häufig problematische Zahnbehandlungen, die in unmittelbarem Zusammenhang mit akutem, einseitigem Tinnitus stehen.

Als Bewegungsapparat ist das zusammenhängende System aus Schädelknochen, Kiefer, Hals-Brust- und Lendenwirbelsäule bis zu den Extremitäten zu verstehen. Kieferfehlfunktionen und die Reizungen des N. trigeminus durch Herderkrankungen am Kopf kommen besondere Bedeutung zu. Strukturellen Veränderungen im Sinne von Fokalerkrankungen (besonders der Zähne), Zuständen nach Unfällen, Operationen und anderen medizinischen Eingriffen müssen ebenso Rechnung getragen werden wie rein funktionellen Veränderungen.

Hier treten am häufigsten Dysfunktionen der Kiefergelenk- und Kaufunktion sowie Beckenfehlstellungen als Ursache von kranialen und zervikalen Dysfunktionen auf.

Prognose

In der akuten Form bieten sich gute Aussichten auf einen schnellen Behandlungserfolg. Es ist daher wünschenswert, die Behandlung unverzüglich zu beginnen. In der chronischen Form verändert sich die Ohrgeräuschwahrnehmung meistens schnell und wird nicht selten auch beidseitig wahrgenommen. Dies deutet auf eine Zentralisierung hin, d. h. aus dem sensomotorisch bedingten Tinnitus ist ein kombiniert sensomotorisch-zentralisierter Tinnitus geworden. Die Prognose ist zwar auch hier gut, die Behandlung aber wesentlich komplexer, da erst die sensomotorische Fehlfunktion zu beheben ist und im Anschluss die zentrale Komponente (siehe zentraler Tinnitus).

6.2.2 Integratives Behandlungskonzept

In erster Linie kommen somatisch orientierte Therapien zur Anwendung, viele der seelischen Symptome bessern sich im Therapieverlauf, ohne dass zu Beginn psychotherapeutische Interventionen erforderlich wären. Diese Tinnitusform ist für die Methoden der chinesischen Medizin, insbesondere der Akupunktur, gut geeignet.

Integrative Therapie
- Fokussuche/Herdtherapie
- Zahnärztliche Funktionsbehandlung
- Psychotherapeutische Intervention
  - Counseling
- Triggerpunkttherapie
- Manuelle Therapie
  - Kraniosakrale Osteopathie
- Medizinische Trainingstherapie
- Sensomotorisches Training
  - Hanna-Somatics
  - Feldenkrais-Methode
  - Postisometrische Relaxation (nach Jacobson)
- Orthomolekulare Medizin
- Ernährungstherapie
- Homöopathie

Chinesische Medizin
- Körperakupunktur
- Mikrosystemakupunktur
  - Ohrakupunktur
  - Schädelakupunktur
  - Mundakupunktur
- Qiqong
- Chinesische Phytotherapie

Fokussuche/Herdtherapie

Anzuwenden bei chronischer Tonsillitis sowie bei Fokusverdacht, die Tonsillektomie erwägen, wenn eine konservative Behandlung mit Infiltrationen oder eine Röderbehandlung erfolglos war. Eine gewissenhafte Prüfung der Zahnwurzeln, z. B. von Wurzelfüllungen, sowie Implantaten ist erforderlich.

Im Zweifelsfall ist eine chirurgische Revision notwendig, besonders bei verdächtiger Anamnese. Eine funktionelle Diagnostik über die Adler-Langer-Punkte an der HWS ist möglich (➢ Abb. 6-7).

Zahnärztliche Funktionsbehandlung

Eine gewissenhafte Fokusdiagnostik ist Voraussetzung, dann sollte eine Versorgung mit einer therapeutischen Aufbissschiene erfolgen; später schließen sich ggf. prothetische Maßnahmen zur Bissanhebung und zur Einstellung der Okklusion an.

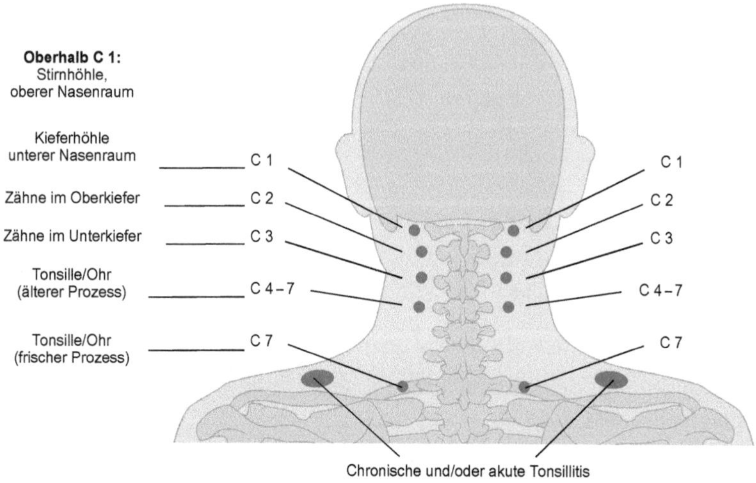

Abb. 6-7 Adler-Langer-Punkte an der HWS (Gleditsch 2005)

Die Behandlung des Kauorgans besitzt bei dieser Tinnitusform eine hohe Priorität, da von ihr Funktionsketten auf den übrigen Bewegungsapparat ausgehen. Zusätzlich ist eine manuelle Behandlung der Kaumuskulatur zu verordnen.

Psychotherapeutische Intervention

Ein Counseling über die Entstehungsweise des Tinnitus und notwendige Maßnahmen der medizinischen Therapie, Eigenbehandlung und Prognose sind ebenfalls erforderlich.

Triggerpunkttherapie

Die Infiltration von Muskelpunkten in M. sternocleidomastoideus, M. scalenus, M. trapezius, M. masseter und M. temporalis ist notwendig, ebenso sind dry needling oder die Behandlung mit Kältespray möglich. Vorher ist ein Fokus auszuschließen, da sonst eine Verschlechterung der Symptomatik zu erwarten ist.

Manuelle Therapie

Wichtig: Es dürfen keine invasiven Manipulationen an der oberen HWS von Patienten mit Tinnitus vorgenommen werden; im akuten Zustand auch keine Massagen oder Infiltrationen, bis die Ursache geklärt ist.
Erlaubt: Weiche, osteopathische Techniken wie Occiput-Base-Release und Halswirbelsäulenrelease.

Ansonsten ist jede manuelle Behandlungsmethode, die dem Patienten hilft, seinen Bewegungsspielraum zu erweitern, geeignet. Die passiven Behandlungen gehen im Behandlungsverlauf sinnvollerweise in assistierte Formen der Krankengymnastik und der Trainingstherapie, später dann in die Eigenbehandlung in Form eines sensomotorischen Trainings über.

Kraniosakrale Osteopathie

Sie eignet sich zur Behebung komplexer Schädelfehler (SBS-Compression, Os-temporale-Rotation). Ferner ist sie sehr geeignet, um die feinen motorischen und sensorischen Funktionen des kraniozervikalen Übergangs zu normalisieren. Gut kombinierbar ist sie mit Übungen der postisometrischen Relaxation und der Akupunkturbehandlung am Körper und an Mikrosystemen des Kopfes.

Medizinische Trainingstherapie

Im Anschluss an die passiven Therapien am Kopf und am Hals zum Auftrainieren der wirbelsäulenstabilisierenden Muskulatur an Hals-, Brust- und Lendenregion empfliehlt sich eine medizinische Trainingtherapie, wenn der physiologische Bewegungsradius vollständig oder annähernd normalisiert ist,

Sensomotorisches Training

Dieser Methode kommt zentrale Bedeutung zu, da sie hilft, die Koordination günstig zu beeinflussen, den Muskeltonus zu normalisieren und so die gesamte Bewegungsökonomie zu verbessern. Zunächst findet das sensomotorische Training unter Anleitung, dann als Eigenbehandlung nach folgenden Konzepten statt: Hanna-Somatics und postisometrische Relaxation (nach Jacobson).

Sie ergänzt auch sinnvoll die Akupunktur sowie manuelle Verfahren.

Hanna-Somatics

Hanna-Somatics zeichnet sich durch sehr sanft und vorsichtig ausgeführte Übungen aus, die sich gut zur Eigenbehandlung eignen. Wichtig ist, die Übungen unter Anleitung zu erlernen, sodass eine richtige Ausführung gewährleistet ist. Auch für ältere Patienten sind die Übungen gut geeignet. Eine tägliche Durchführung, am besten vor dem Aufstehen, ist anzustreben.

Feldenkrais-Methode

Die Feldenkrais-Methode verfolgt die gleichen Therapieziele wie Hanna-Somatics. Sie arbeitet aber grundsätzlich mit therapeutischer Unterstützung entweder in Form von Gruppen (Bewusstheit durch Bewegung) oder in Einzelbehandlungen (Funktionelle Integration). Sie kann gut als Einstieg in die Therapie sensomotorischer Funktionen verwandt werden. Feldenkrais-Lehrer sind immer in der Lage, auch in die Eigenbehandlung mittels der Somatics-Übungen einzuweisen, da diese den Bewegungsmustern der Feldenkrais-Arbeit entnommen sind.

Postisometrische Relaxation (nach Jacobson oder Lewit)

Sie ist ein leicht anzuwendendes, daher auch bei älteren Patienten gut geeignetes Behandlungsprinzip, das in verschiedenen Methoden zur Absenkung des Muskeltonus und zur Verbesserung der Koordination eingesetzt wird. Handelt es sich um eine sensomotorische Tinnitusform, so ist die Methode bei fast allen Patienten sinnvoll einsetzbar. In der Praxis entscheiden eher logistische Gegebenheiten (die Verfügbarkeit von Therapeuten am Wohnort oder am Arbeitsplatz) über die Auswahl der Methode. Wichtig ist die konsequente und kontinuierliche Umsetzung.

Orthomolekulare Medizin

Dem Prinzip der Substitutionstherapie folgend sind orthomolekulare Substanzen, ggf. nach vorheriger Labordiagnostik, sinnvoll.

Orthomolekulare Substanzen und ihre Dosierung

Orthomolekulare Substanz	Dosierung/Tag
Zink	3-mal 20 µg
Magnesium	2-mal 200 mg
Omega-3-Fettsäuren	2-mal 2 g (Fischöl)
Vitamin C	2-mal 500 mg
Vitamin E	2-mal 500 mg
Die Therapie kann sechs Wochen dauern, dann sollte eine Kontrolle erfolgen; ggf. ist der Serumspiegel zu messen.	

Ernährungstherapie

Bei der Ernährungstherapie geht es um vitamin-, mineral- und ballaststoffreiche Nahrung. Tierische Depotfette, rote Fleischsorten sowie Genussgifte sind zu meiden. Eine Fastentherapie ist sinnvoll, erfordert aber eine starke Motivation zur Eigenbehandlung seitens des Patienten.

Homöopathie

Sie ist konstitutionell, häufig finden sich Nux vomica, Chamomilla, Ignatia, Sulfur, Hepar sulfuris.

6.2.3 Chinesische Medizin

Störungsmuster: Emporloderndes Leber- und Gallenblasen-Feuer

Tinnitussymptome

- Meist akuter, einseitiger Tinnitus mit oder ohne Hörminderung
- Kein Schwindel
- Das Ohrgeräusch hat eine pfeifende, zirpende Charakteristik
- Ohrdruck

Allgemeine Symptome

- Patient reizbar
- Emotional gestaut
- Unruhig, verwirrt
- Gesicht gerötet
- Kopfschmerz
- Druckgefühl am Ohr
- **Zunge** Rot, rote Ränder, trocken
- **Puls** Gespannt, schnell

Körperakupunktur

➢ Abb. 6-8
Sehr gute Behandlungsindikation für die Körper- und Mikrosystemakupunktur. Einzelbehandlungen können nach momentanem Befund variieren, die Kombination mehrerer Akupunkturtechniken und die zusätzliche Anwendung manueller Verfahren ist synergistisch.

3E 5 ***Weiguan*** **(Äußerer Pass)**
Lokalisation 2 cun proximal der Mitte der dorsalen Handgelenksfurche, gegenüber Pe 6.
Punktion Senkrecht 0,7–1 cun, Moxibustion applizierbar.
Funktion Leitet Leber-Yang und Leber-Feuer aus, öffnet die Ohren.
Besonderheit 3E 5 bildet mit der Gallenblasenleitbahn die *shao-yang*-Achse, deshalb besonders bei begleitenden Kopfschmerzen wirksam.

3E 17 ***Yifeng*** **(Schutz vor dem Wind)**
Lokalisation Am Vorderrand des Mastoids.
Punktion Senkrecht bzw. etwas schräg aufwärts 0,5–1 cun, Moxibustion applizierbar.
Funktion Leitet Leber-Yang und fülle Symptome aus, öffnet das Ohr.
Besonderheit Besonders wichtig bei starker Füllesymptomatik.

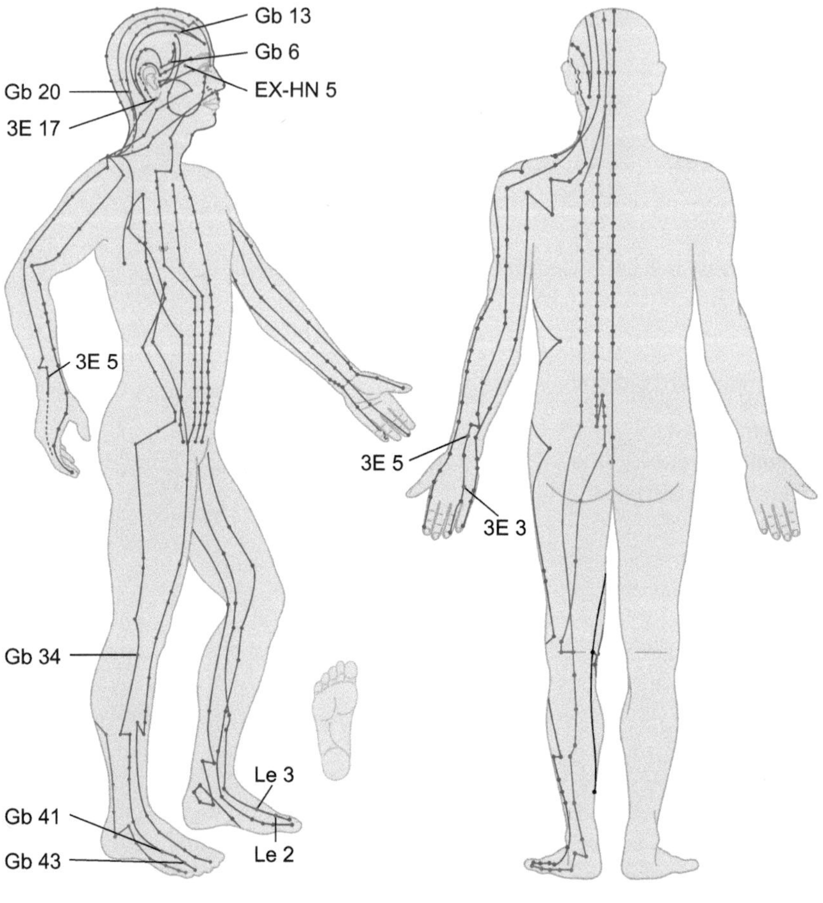

Abb. 6-8 Körperakupunktur: Emporloderndes Leber- und Gallenblasenfeuer

Gb 6 ***Xuanli*** **(Ein Maß von der Anhängung entfernt)**
Lokalisation Wo Suturae frontoparietalis und frontosphenoidalis und sphenoparientalis zusammenkommen, zwischen Gb 4 und Gb 7.
Punktion Flach s. c. 0,5–0,8 cun nach okzipital, Moxibustion applizierbar.
Funktion Leitet Leber-Yang ab, unterstützt das Ohr.
Besonderheit Kreuzungspunkt von Gallenblasen-Leitbahn, Dreifacher Erwärmer und Magen-Leitbahn.

Gb 13 *Benshen* **(Ursprung des Geistes)**
Lokalisation 0,5 cun innerhalb des Haaransatzes, senkrecht oberhalb des lateralen Augenwinkels (3 cun lateral von Du 24).
Punktion Flach s. c. 0,5–0,8 cun nach hinten, Moxibustion applizierbar.
Funktion Beruhigt den Geist, leitet Leber-Yang ab.
Besonderheit Stark psychisch wirksamer Punkt.

Gb 20 *Fengchi* **(Windteich)**
Lokalisation Hinter dem Mastoid zwischen Trapezius und M. sternocleidomastoideus am unteren Okzipitalrand.
Punktion Schräg 0,5–1,2 cun in Richtung Nasenspitze bzw. kontralateraler Orbita, Moxibustion applizierbar.
Funktion Beseitigt Hitze, Wind, leitet Leber-Yang und Leber-Feuer ab, klärt die Ohren.
Besonderheit Durch *yang-wei-mai*-Verbindung eine Wirkung auf Niere und Geist. Sehr wichtiger Punkt bei Wind-Störungen. Für akuten Tinnitus und Schwindel.

Gb 34 *Yanglingquan* **(Yang-Hügel-Quelle)**
Lokalisation Bei gebeugtem Knie in der Vertiefung vor und unter dem Fibulaköpfchen.
Punktion Senkrecht 0,8–1,5 cun, Moxibustion applizierbar.
Funktion Harmonisiert Leber und Gallenblase.
Besonderheit Wirkt gut zusammen mit Le 3 auf den *Qi*-Fluss.

Gb 41 *Zulinqi* **(Tränenabstieg am Fuß)**
Lokalisation Im proximalen Winkel zwischen Os metatarsale IV und V.
Punktion Senkrecht 0,3–0,5 cun, Moxibustion applizierbar.
Funktion Harmonisiert den *Qi*-Fluss der Leber, beseitigt Leber-Wind und Leber-Feuer.
Besonderheit Leitet bei chronischen Urogenitalinfekten Nässe-Hitze aus.

Gb 43 *Xiaxi* **(Verengtes Tal)**
Lokalisation In der Schwimmhautfalte zwischen vierter und fünfter Zehe, näher am Grundgelenk der vierten Zehe.
Punktion Senkrecht 0,3–0,5 cun, Moxibustion applizierbar.
Funktion Leitet Leber-Yang aus, unterstützt die Ohren.
Besonderheit Seitliche Kopfschmerzen und akuter einseitiger Tinnitus.

Le 2 *Xingjian* **(Zwischenraum der Bewegung)**
Lokalisation In der Schwimmhautfalte zwischen erster und zweiter Zehe, laterales Ende des Großzehengrundgelenks.
Punktion Schräg/senkrecht 0,3–1 cun, Moxibustion applizierbar.

Funktion Beseitigt Leber-Feuer, leitet Wind aus.
Besonderheit Sedierungspunkt, wirkt stark und schnell auf psychische Symptome.

Le 3 *Taichong* **(Höchster Angriffspunkt)**
Lokalisation Im proximalen Winkel zwischen Os metatarsale I und II, auf dem Fußrücken.
Punktion Senkrecht 0,3–1 cun, Moxibustion applizierbar.
Funktion Beruhigt aufsteigendes Leber-Yang, fördert *Qi*-Fluss, beruhigt den Geist.
Besonderheit Wichtiger Punkt beim akuten Hörsturz.

Ex-HN 5 *(Taiyang)* **Leuchtendes Yang**
Lokalisation Schläfengrube, Schnittpunkt Verlängerung des Augenbrauenbogens mit einer Waagrechten vom äußerem Lidwinkel nach lateral.
Punktion Senkrecht oder schräg 0,3–0,5 cun tief, zum Klären der Hitze-Punkt bluten lassen (Mikroaderlass).
Funktion Leitet Hitze-Symptome aus dem Kopf ab, wirkt gegen Leber-Feuer.
Besonderheit Wichtiger Punkt bei Schläfenkopfschmerz.

Mikrosystemakupunktur

Wichtige Indikation für die Mikrosystemakupunktur, da sie gezielt die sensorische Beeinflussung ermöglicht.
Ohrakupunktur
Anhang: ➤ Abb. 7-1
Kiefergelenk, HWS, Kopfgelenke, Vegetativum, *Shen Men,* ggf. nach Messbefund mit Punktsuchgerät.
Schädelakupunktur
Anhang: ➤ Abb. 7-2
YNSA Ohrpunkte und Ohrachsenpunkt.
Mundakupunktur
Anhang: ➤ Abb. 7-3
Retromolare Punkte im Unterkiefer: Kaumuskulatur, Nackenrezeptorenfeld.
Handakupunktur
Anhang: ➤ Abb. 7-4
Handlinie V, Kiefergelenk, HWS, nach Mess- und Tastbefund.

Chinesische Phytotherapie

Die Behandlung der somatosensorischen Ursachen ist häufig langwierig, daher eignet sich die chinesische Phytotherapie gut zur unterstützenden Behandlung.

Rp. *Long dan Xie Gan Tang* (Rad.-Gentianae-Rezept, das die Leber entlastet)		
Long dan cao	Rad. Gentianae Longdancao	6 g
Hunang qin	Rad. Scutellariae	9 g
Zhi zi	Fruct. Gardeniae Jasminoidis	9 g
Mu tong	Caulis Akebiae oder Mutong	6 g
Che qian zi	Sm. Plantaginis	9 g
Ze xie	Rhiz. Alismatis Orientalis	6 g
Chai hu	Rad. Bupleuri	6 g
Sheng di huang	Rad. Rehmanniae Glutinosae	12 g
Dan gui	Rad. Angelicae Sinensis	9 g
Gan cao	Rad. Glycyrrhizae Uralensis	6 g
Therapie: 2-mal tägl. für drei Wochen, dann Kontrolle empfehlenswert.		

Störungsmuster: Aufsteigendes Leber-Yang

Tinnitussymptome

- Akuter einseitiger Tinnitus mit oder ohne Hörminderung
- Tonqualität pfeifend, brummend oder zirpend
- Keine Schwindelsymptome

Allgemeine Symptome

- Patient reizbar
- Emotional gestaut
- Unruhig
- Mitunter erschöpfter Zorn
- **Zunge** Rote Ränder
- **Puls** Saitenförmig

Körperakupunktur

➢ Abb. 6-9
Wichtige Indikation für die Akupunktur, da eine Füllesymptomatik der Leber besteht.

Ni 3 *Taixi* (Leuchtendes Meer)
Lokalisation In der Vertiefung zwischen der höchsten Prominenz des Malleolus medialis und der Achillessehne.

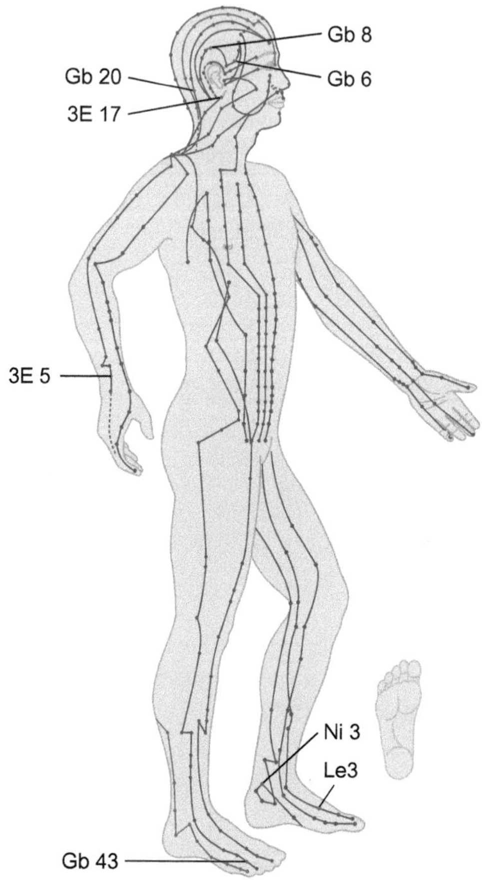

Abb. 6-9 Körperakupunktur: Aufsteigendes Leber-Yang

Punktion Senkrecht 0,3–1 cun.
Funktion Nährt Nieren-Yin und klärt Mangel-Hitze, stärkt Nieren-Yang, stabilisiert Nieren-*Qi* und die Lunge.
Stärkt den unteren Rücken, Lokalwirkung.
Besonderheit *Yuan*-Punkt, Bach-*shu*-Punkt, Erd-Punkt. Bedeutender Punkt zur Stärkung der Nieren (besonders Nieren-Yin).

3E 5 ***Weiguan*** **(Äußerer Pass)**
Lokalisation 2 cun proximal der Mitte der dorsalen Handgelenksfurche, gegenüber Pe 6.
Punktion Senkrecht 0,7–1 cun, Moxibustion applizierbar.

Funktion Leitet Leber-Yang und Leber-Feuer aus, öffnet die Ohren.
Besonderheit 3E 5 bildet mit der Gallenblasenleitbahn die *shao-yang*-Achse, deshalb besonders bei begleitenden Kopfschmerzen wirksam.

3E 17 *Yifeng* **(Schutz vor dem Wind)**
Lokalisation Am Vorderrand des Mastoids.
Punktion Senkrecht bzw. etwas schräg aufwärts 0,5–1 cun, Moxibustion applizierbar.
Funktion Leitet Leber-Yang und Leber-Fülle-Symptome aus, öffnet das Ohr.
Besonderheit Besonders wichtig bei starker Füllesymptomatik.

Gb 6 *Xuanli* **(Ein Maß von der Anhängung entfernt)**
Lokalisation Wo Suturae frontoparietalis und frontosphenoidalis und sphenoparientalis zusammenkommen, zwischen Gb 4 und Gb 7.
Punktion Flach s. c. 0,5–0,8 cun nach okzipital, Moxibustion applizierbar.
Funktion Leitet Leber-Yang ab, unterstützt das Ohr.
Besonderheit Kreuzungspunkt von Gallenblasen-Leitbahn, Dreifacher Erwärmer und Magen-Leitbahn.

Gb 8 *Shuaigu* **(Führendes Tal)**
Lokalisation 1,5 cun über der Ohrmuschelspitze.
Punktion Flach s. c. 0,2–0,5 cun, Moxibustion applizierbar.
Funktion Beseitigt Obstruktion, leitet Leber-Yang ab.
Besonderheit Kreuzungspunkt von Gallenblasen- und Blasen-Leitbahn.

Gb 20 *Fengchi* **(Windteich)**
Lokalisation Hinter dem Mastoid zwischen Trapezius und M. sternocleidomastoideus am unteren Okzipitalrand.
Punktion Schräg 0,5–1,2 cun in Richtung Nasenspitze bzw. kontralateraler Orbita, Moxibustion applizierbar.
Funktion Beseitigt Hitze, Wind, leitet Leber-Yang und Leber-Feuer ab, klärt die Ohren.
Besonderheit Durch *yang-wei-mai*-Verbindung eine Wirkung auf Niere und Geist. Sehr wichtiger Punkt bei Wind-Störungen. Für akuten Tinnitus und Schwindel.

Gb 43 *Xiaxi* **(Verengtes Tal)**
Lokalisation In der Schwimmhautfalte zwischen vierter und fünfter Zehe, näher am Grundgelenk der vierten Zehe.
Punktion Senkrecht 0,3–0,5 cun, Moxibustion applizierbar.
Funktion Leitet Leber-Yang aus, unterstützt die Ohren.
Besonderheit Seitliche Kopfschmerzen und akuter einseitiger Tinnitus.

Le 3 *Taichong* **(Höchster Angriffspunkt)**
Lokalisation Im proximalen Winkel zwischen Os metatarsale I und II, auf dem Fußrücken.
Punktion Senkrecht 0,3–1 cun, Moxibustion applizierbar.
Funktion Beruhigt aufsteigendes Leber-Yang, fördert *Qi*-Fluss, beruhigt den Geist.
Besonderheit Wichtiger Punkt beim akuten Hörsturz.

Mikrosystemakupunktur

Wichtige Indikation der Mikrosystemakupunktur, gut auch in Kombination mehrerer Systeme.
Ohrakupunktur
Anhang: ➢ Abb. 7-1
Kiefergelenk, HWS, Kopfgelenke, Vegetativum, ggf. nach Messbefund mit Punktsuchgerät.
Schädelakupunktur
Anhang: ➢ Abb. 7-2
YNSA Ohrpunkte und Ohrachsenpunkt.
Mundakupunktur
Anhang: ➢ Abb. 7-3
Retromolare Punkte im Unterkiefer: Kaumuskulatur, Nackenrezeptorenfeld.
Handakupunktur
Anhang: ➢ Abb. 7-4
Handlinie V, Kiefergelenk, HWS, nach Mess- und Tastbefund.

Chinesische Phytotherapie

Zur Begleittherapie geeignet, da gemischtes Fülle-Leeremuster vorliegen kann.

Rp. *Tian Ma Gou Teng Yin* (Gastrodia und Uncaria-Dekokt)		
Tian ma	Rhiz. Gastrodiae Elatae	6 g
Gou teng	Rad. cum Uncis Uncariae	9 g
Shi jue ming	Concha Haliotidis	12 g
Zhi zi	Fruct. Gardeniae Jasminoidis	6 g
Huang qin	Rad. Scutellariae Baicalensis	6 g
Yi mu cao	Herb. Leonuri Heterophylli	9 g
Chuan niu xi	Rad. Cyathulae Officinalis	9 g
Du zhong	Cort. Eucommiae Ulmoidis	6 g
Sang ji sheng	Rad. Sanjisheng	9 g
Ye jiao teng	Caulis Polygoni Multiflori	12 g

6

Fu shen	Sclerotium Poriae Cocos Pararadicis	9 g
Therapie: 2-mal tägl. für drei Wochen, dann Kontrolle.		

Störungsmuster: Leber-Yang mit Leber-Wind

Tinnitussymptome

- Einseitiges, meist hochfrequentes Ohrgeräusch mit ipsilateraler Hörminderung im Hochtonbereich
- Drehschwindel

Allgemeine Symptome

- Gereizt und verwirrt wirkende Patienten mit anhaltendem Drehschwindel
- Häufig Kopfschmerz
- Tinnitus
- **Zunge** Rot, trocken, zitternd, deviierend
- **Puls** Schnell, dünn, saitenförmig

Körperakupunktur

➢ Abb. 6-10
Ebenfalls eine wichtige Indikation der Akupunktur, da die Fülle-Symptomatik im Holz-Element gute Erfolgsaussichten bietet. Je kürzer die Beschwerden bestehen, desto besser die Chancen auf ein Verschwinden des Tinnitus.

Ni 3 ***Taixi*** **(Leuchtendes Meer)**
Lokalisation In der Vertiefung zwischen der höchsten Prominenz des Malleolus medialis und der Achillessehne.
Punktion Senkrecht 0,3–1 cun.
Funktion Nährt Nieren-Yin und klärt Mangel-Hitze, stärkt Nieren-Yang, stabilisiert Nieren-*Qi* und die Lunge.
Stärkt den unteren Rücken, Lokalwirkung.
Besonderheit *Yuan*-Punkt, Bach-*shu*-Punkt, Erd-Punkt. Bedeutender Punkt zur Stärkung der Nieren (besonders Nieren-Yin).

Mi 6 ***Sayinjiao*** **(Treffpunkt der drei Yin)**
Lokalisation 3 cun oberhalb der größten Erhebung des Innenknöchels am Hinterrand der Tibia.

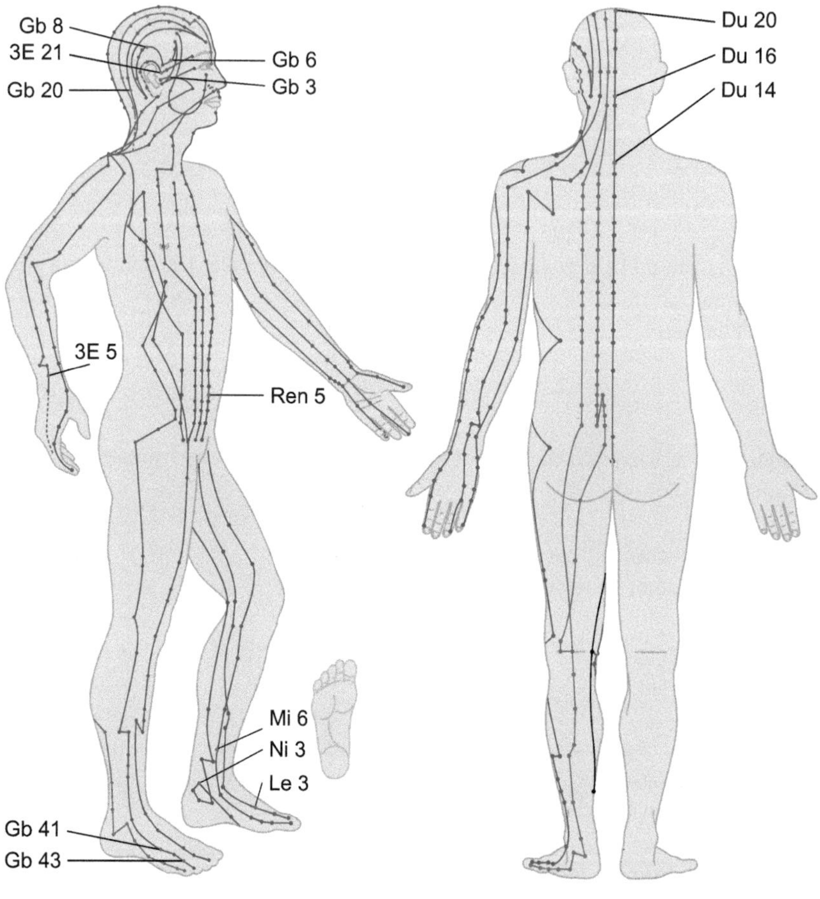

Abb. 6-10 Körperakupunktur: Leber-Yang mit Leber-Wind

Punktion Senkrecht 0,5–1,5 cun oder tief bis Gb 39 bei Paresen, Moxibustion applizierbar, traditionell kontraindiziert in der Schwangerschaft; wenn, dann keine starke Stimulation!
Funktion Stärkt das Nieren-Yin sowie Milz- und Leber-*Qi* und das Blut, wirkt so auch beruhigend auf den Geist.
Besonderheit *Luo*-Punkt von Leber, Niere und Milz, Kreuzung der drei Yin-Leitbahnen.

Gb 20 *Fengchi* **(Windteich)**
Lokalisation Hinter dem Mastoid zwischen Trapezius und M. sternocleidomastoideus am unteren Okzipitalrand.
Punktion Schräg 0,5–1,2 cun in Richtung Nasenspitze bzw. kontralateraler Orbita, Moxibustion applizierbar.
Funktion Beseitigt Hitze, Wind, leitet Leber-Yang und Leber-Feuer ab, klärt die Ohren.
Besonderheit Durch *yang-wei-mai*-Verbindung eine Wirkung auf Niere und Geist. Sehr wichtiger Punkt bei Wind-Störungen. Für akuten Tinnitus und Schwindel.

Gb 41 *Zulinqi* **(Tränenabstieg am Fuß)**
Lokalisation Im proximalen Winkel zwischen Os metatarsale IV und V.
Punktion Senkrecht 0,3–0,5 cun, Moxibustion applizierbar.
Funktion Harmonisiert den *Qi*-Fluss der Leber, beseitigt Leber-Wind und Leber-Feuer.
Besonderheit Leitet bei chronischen Urogenitalinfekten Nässe-Hitze aus.

Le 3 *Taichong* **(Höchster Angriffspunkt)**
Lokalisation Im proximalen Winkel zwischen Os metatarsale I und II, auf dem Fußrücken.
Punktion Senkrecht 0,3–1 cun, Moxibustion applizierbar.
Funktion Beruhigt aufsteigendes Leber-Yang, fördert *Qi*-Fluss, beruhigt den Geist.
Besonderheit Wichtiger Punkt beim akuten Hörsturz.

Du 14 *Dazhui* **(Großer Wirbel)**
Lokalisation Unterer Dornfortsatz HWK 7.
Punktion 0,5–1 cun senkrecht, Moxibustion applizierbar. **Cave:** Wirkung abhängig von der Nadeltechnik: Du 14 + M stärkt und wärmt das Yang; Du 14 – befreit die Körperoberfläche, leitet Wind-Hitze und innere Hitze aus, Moxibustion kontraindiziert.
Funktion Beruhigt Geistesfunktion, leitet Windsymptome aus dem Kopf ab.
Besonderheit Hat stark stimulierende Wirkung auf den Lymphabfluss

Du 16 *Fengfu* **(Ort des Windes)**
Lokalisation 1 cun über dem okzipitalen Haaransatz, im Grübchen unter der Protububerantia occipitalis externa.
Punktion 0,5–0,8 cun senkrecht oder schräg nach kaudal, dabei den Patienten den Kopf leicht nach vorne beugen lassen. **Cave:** Nicht zu tief oder nach kranial gerichtet nadeln! Direkte Moxibustion kontraindiziert. Wirkung abhängig von der Nadeltechnik: Du 16 + stärkt die Funktionen des Gehirns und erhellt den Geist; Du 16 – leitet äußeren und inneren Wind aus.
Funktion Leitet Wind aus dem Kopf ab, beruhigt Leber-Yang.
Besonderheit Ebenfalls starke Wirkung auf die Psyche.

Du 20 *Baihui* **(Zusammenkunft aller Leitbahnen)**
Lokalisation Auf der Verbindungslinie der beiden Apices auriculae.
Punktion 0,3–0,5 cun flach s. c., Moxibustion applizierbar. **Cave:** Moxibustion kontraindiziert bei Hitzezeichen und Hypertonus. Wirkung abhängig von der Nadeltechnik: Du 20 M auf Ingwerscheibe hebt das Milz-Yang, Du 20 + lenkt das klare Yang zum Kopf (zur Wiederbelebung), Du 20 – senkt inneren Wind ab.
Funktion Leitet Wind und Leber-Yang aus. Klärt den Geist.
Besonderheit Stark psychisch wirksamer Punkt.

Ren 5 *Shimen* **(Steinernes Tor)**
Lokalisation 2 cun unterhalb des Nabels.
Punktion 0,5 cun senkrecht, Moxibustion applizierbar.
Funktion Stärkt Ursprungs-*Qi* und wärmt die Nieren.
Besonderheit Gut bei schwacher Konstitution zur Stärkung der Nieren.

Mikrosystemakupunktur

Sehr günstige Indikation für die Mikrosystemakupunktur, die einen schnellen Wirkungseintritt ermöglicht.

Ohrakupunktur
Anhang: ➢ Abb. 7-1
HWS, Kopfgelenke, Vegetativum, *Shen Men*, ggf. nach Messbefund mit Punktsuchgerät.

Schädelakupunktur
Anhang: ➢ Abb. 7-2
YNSA Ohrpunkte und Ohrachsenpunkt.

Mundakupunktur
Anhang: ➢ Abb. 7-3
Retromolare Punkte im Unterkiefer: Kaumuskulatur, Nackenrezeptorenfeld (nach Gleditsch).

Handakupunktur
Anhang: ➢ Abb. 7-4
Handlinie V, HWS, nach Mess- und Tastbefund.

Chinesische Phytotherapie

Zhen Gan Qi Fen Tang beim Hörsturz mit Schwindel bei aufsteigendem Leber-Yang mit Windstörung.

Rp. *Zhen Gan Qi Fen Tang* (Dekokt zur Beruhigung der Leber und zur Beseitigung von Wind)		
Huang niu xi	Rad. Achyrnthis Bidentatae	9 g
Zhe shi	Haematitum	9 g
Long gu	Os Draconis	6 g
Mu li	Concha Ostreae	6 g
Gui ban	Plastrum Testudinis	6 g
Xuan shen	Rad. Scrophulariae Ningpoensis	6 g
Tian men dong	Tb. Asparagi Cochinensis	6 g
Bai shao	Rad. Paeoniae Lactiflorae	6 g
Yin chen hao	Herb. Artemisiae	3 g
Chuan lian zi	Fruct. Meliae Toosendan	3 g
Mai ya	Fruct. Hordei Vulgaris Germinatus	3 g
Gan cao	Rad. Glycyrrhizae Uralensis	3 g
Therapie: Gabe kann drei Wochen lang dauern, dann sollte eine Kontrolle erfolgen.		

Kasuistik eines aufsteigenden Leber-Yang

Anamnese

Der Patient ist ein 43-jähriger Mann mit einem akuten, einseitigen Tinnitus ohne Hörminderung. Bei hoher Arbeitsbelastung leidet er an starker Nackenverspannung. Seit ca. drei Wochen klagt er über einseitige Schulterbeschwerden. Er hat keinen Schwindel.
Befund Der Patient wirkt innerlich beunruhigt und hat einen leicht pulsierenden Kopfschmerz. Triggerpunkte im ipsilateralen M. sternocleidomastoideus und M. pterygoideus lateralis, beidseitige Kopfgelenksblockierung. Die Tonaudiometrie ist unauffällig, er hat keine Nystagmen.
Zunge Rot, wenig dünner Belag, gerötete Ränder
Puls Schnell, saitenförmig

Therapie

➢ Abb. 6-11

1. Sitzung
Counseling über harmlose somatosensorische Ursache.
Diätetik: Reizfreie Kost, Meiden von Genussgiften empfohlen.

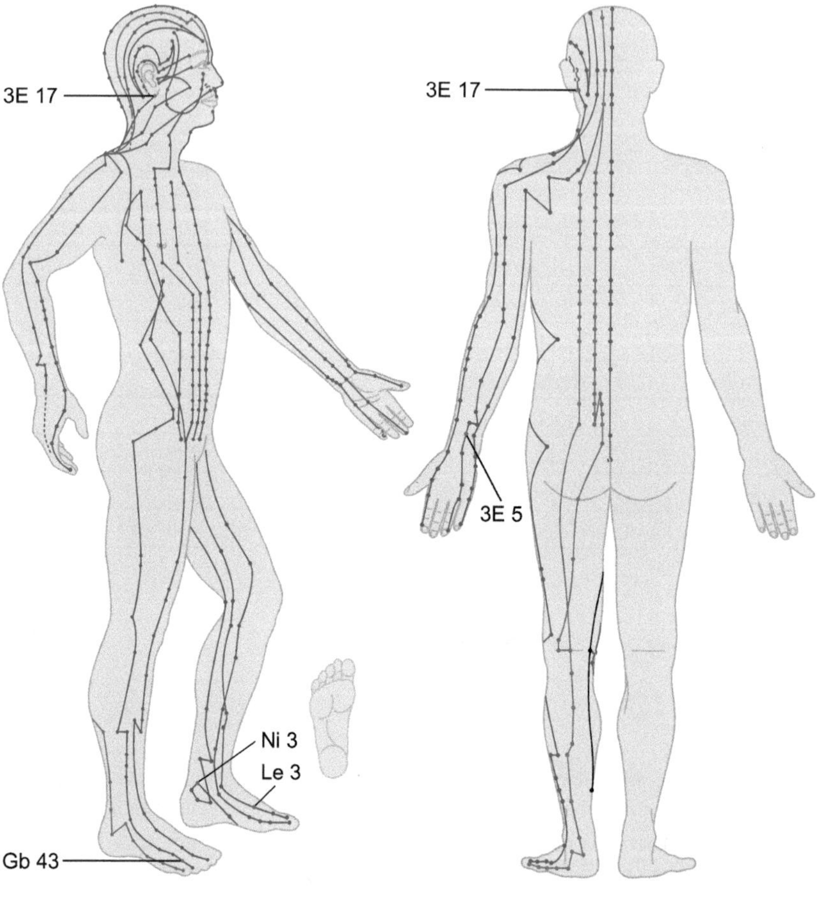

Abb. 6-11 Körperakupunktur: Aufsteigendes Leber-Yang (Kasuistik)

Orale Medikation: Magnesium drei Mal täglich 150 mg, Vitamin E drei Mal täglich 500 mg.
Somatics-Übungen: Für die Eigenbehandlung empfohlen, dem Patienten waren die Übungen bereits bekannt.
Occiput base release nach Versorgung mit Dauernadel am Ohr: Kiefergelenk, HWS, *Shen Men*, nach Messbefund.
Akupunktur: Le 3 – besänftigt die Leber, Ni 3 – stärkt die Niere, 3E 17 – entfernt Fülle aus dem Kopf, öffnet das Ohr, Gb 43 ipsilateral – leitet Leber-Yang ab, wirkt auf laterale Symptomatik.

2. Sitzung
Sistieren des Tinnitus bis zum nächsten Morgen, kein Rezidivieren, macht entspannten Eindruck, Puls weicher, aber noch schnell, Zunge: Weniger rot, mehr Belag.
Occiput base release
Akupunktur: Le 3 – besänftigt die Leber, bewegt den *Qi*-Fluss, Ni 3 – stärkt die Niere, 3E 5 – öffnet das Ohr, leitet Leber-Yang ab.

3. Sitzung
Kein Rezidiv, Patient deutlich gelöster. Puls weich, Zunge: Farbe normal, noch gerötete Ränder, annähernd normaler Belag.
Occiput base release
Akupunktur: Punkte wie in der zweiten Sitzung.
Ende der Behandlung, Verordnung für Krankengymnastik (Hanna-Somatics) ausgestellt. Ernährungsempfehlung und Medikation noch weitere sieben Tage empfohlen.

Kommentar
Ein aufsteigendes Leber-Yang auch geringer Ausprägung kann einseitigen Tinnitus ohne Hörminderung verursachen. Die Behandlung hat im Frühstadium sehr gute Erfolgsaussichten; aufwendige Infusionstherapien oder Kortikoide sind unangebracht. Die chinesische Medizin ist in der Lage, die seelische Situation des Patienten schnell zu stabilisieren, ohne dass eine separate psychosomatische Intervention erforderlich wäre.

6.3 Tinnitustyp Feuer/Herz

6.3.1 Sensibilisierung im auditorischen System

Therapeutisches Leitprinzip

|| Ordnungsbezüge aufbauen **||**

Standardmedizinische Diagnose

Chronisch beidseitiger Tinnitus ohne Hörminderung, Kopfgeräusch, chronisch komplexer dekompensierter Tinnitus.

Pathogener Prozess

Das Herz, das das Element Feuer repräsentiert, ist Sitz der Geistesfunktion. Gerät sie durch eine Schwächung oder durch eine mangelnde Wechselwirkung mit ihrem Yin-

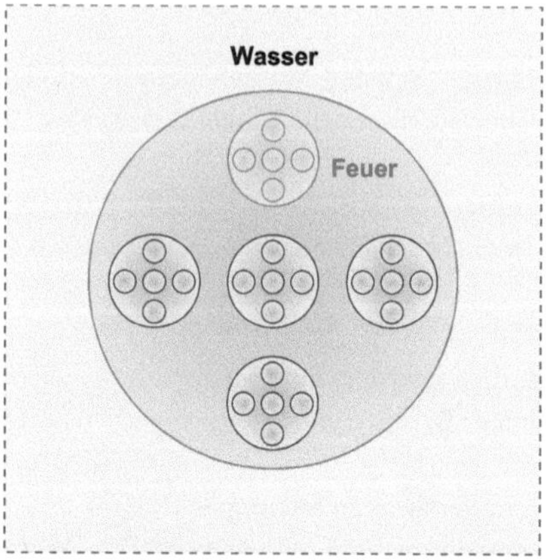

Abb. 6-12 Tinnitustyp: Herz in Wasser (Schema)

Partner Essenz (*jing*) der Niere in Unterfunktion, so resultieren daraus Verwirrtheit, Ängstlichkeit, Gedächtnisschwäche und Schlaflosigkeit. Die Störungsmuster werden als Herz-Blut- und Herz-Yin-Mangel bezeichnet. Die Symptome sind identisch mit denen des chronisch dekompensierten Tinnitus.

Aber auch die Entwicklung eines zentralen Tinnitus durch Sensibilisierungsvorgänge des auditorischen Systems deckt sich mit der Pathogenese im Feuer-Element der chinesischen Medizin. Die Herz-Funktion besitzt im Wandlungsphasenmodell, ebenso wie die Milz, eine Sonderstellung und schließt neben dem Geistesbezug auch integrierende, verbindungsschaffende, ordnende Funktionen innerhalb der anderen Elemente ein (➤ Abb. 6-12).

Symptome

Diese Patienten haben eine sehr spezifische Beziehung zu ihrem Tinnitus. Die Wahrnehmung ist oft die eines „Kopfgeräusches“, das kaum einer Modulation unterliegt. Ist es laut? Ist es leise? Beherrscht der Tinnitus mich, oder habe ich den Tinnitus im Griff? Mit einer Destabilisierung der individuellen Lebenssituation wird auch die Belästigung durch den Tinnitus stärker.

Behandlungsprinzip

Der Bezug und die Beziehung zu sich, zu anderen und zu anderem stehen bei der Behandlung dieser Tinnitusform im Vordergrund. Der Neu-Ordnung durch das Setzen von Prioritäten sowie der Besinnung auf das Wesentliche kommt zentrale Bedeutung zu.

Therapeutisches Gespräch und allgemeine Maßnahmen

Diese Form des Tinnitus als eine Phantomwahrnehmung zu verstehen, die vom Patienten selbst generiert wird, ist wichtig. Dieses Verständnis dient dazu, die Irritation und den Ordnungsverlust innerhalb der eigenen Psyche und nicht ein Ohrgeräusch als die eigentliche Ursache zu begreifen. Für die Therapie bedeutet dies: Die Patienten sind wieder in ein Beziehungsfeld zurückzuführen, müssen ihren Sinn definieren und überfällige Lebensentscheidungen voranbringen, um die Aufmerksamkeit des Individuums von der Ohrgeräuschwahrnehmung abzulenken. Maßnahmen wie das Meiden von Stille, der Verzicht auf Ohrstöpsel und ggf. die Verwendung von Rauschgeneratoren zur Teilmaskierung des Tinnitus können hilfreich sein. Ist eine seelische Zweiterkrankung und mit ihr die seelische Dekompensation eingetreten, sollte eine psychosomatische Begleitbehandlung in Erwägung gezogen werden.

Prognose

Diese ist, bezogen auf die Habituation (Gewöhnung) des Tinnitus, generell gut. Dies bedeutet nicht das Verschwinden des Ohrgeräusches, sondern die Abwesenheit von Belästigung. Erfahrungsgemäß tritt die Tinnituswahrnehmung über einen Zeitraum von ca. sechs bis zwölf Monaten in den Hintergrund, vorausgesetzt es liegt keine andere Tinnitusursache vor und der Patient kooperiert zufriedenstellend in dem aktiven „Ver-Lernprozess".

6.3.2 Integratives Behandlungskonzept

Diese Tinnitusform bedarf des interdisziplinären Ansatzes in der Behandlung und der stringenten Anwendung des Wissens über die Entstehungsmechanismen dieser Tinnitusform im zentralen Nervensystem. Der Sensibilisierungsvorgang findet dabei im Nervensystem statt, die Ursachen hierfür können aber durchaus somatischen Ursprungs sein. Das System der chinesischen Medizin hilft, diese vernetzten Zusammenhänge zu verstehen und in ein praktikables Behandlungskonzept umzusetzen.

Integrative Therapie

- Fokussuche/Herdtherapie
- Zahnärztliche Funktionsbehandlung
- Psychotherapeutische Intervention
  - Hypnotherapie
  - Verhaltenstherapie
- Tinnitus-Retraining-Therapie
- Pharmakotherapie
- Manuelle Therapie
  - Kraniosakrale Osteopathie

- Sensomotorisches Training
  - Hanna-Somatics
- Westliche Phytotherapie
- Orthomolekulare Medizin
- Homöopathie

Chinesische Medizin
- Körperakupunktur
- Qigong
- Chinesische Phytotherapie

Fokussuche/Herdtherapie

Die Fokussuche und ggf. Herdbehandlung ist auch bei dieser Tinnitusform indiziert, um somatopsychisch ungünstige Einflüsse zu beheben. Eine gewissenhafte Prüfung der Zähne, z. B. der Wurzelfüllungen, und Implantate ist empfehlenswert.

Zahnärztliche Funktionstherapie

Die Behandlung des Kauorgans besitzt bei dieser Tinnitusform ebenfalls eine große Bedeutung, da von ihr ausgehend funktionelle Beziehungen zum übrigen Bewegungsapparat bestehen. In der Therapie wird man mit chirurgischen oder prothetischen Maßnahmen zurückhaltend sein und eher konservative, funktionelle Therapien wählen. Wichtig ist der Hinweis, dass jede Behandlung nicht der direkten Behandlung der Tinnituswahrnehmung dient, sondern nur günstigere Voraussetzungen für die Behandlung schafft. Andernfalls ist die Gefahr der verstärkten Tinnitusfokussierung durch frustrane Behandlungsbemühungen vorprogrammiert.

Psychotherapeutische Intervention

Die psychotherapeutische Intervention sollte nur bei den Dekompensationszeichen Schlafstörung, Einschränkung der Arbeitsfähigkeit und private Lebensqualität in Erwägung gezogen werden. Eine psychosomatische Therapie, ggf. in Form der stationären Behandlung, sollte nur im Bedarfsfall bei unbefriedigendem Therapieerfolg angewandt werden.

Bei geringem Leidensdruck entspricht das therapeutische Vorgehen der TRT und gewährleistet die Habituation des Tinnitus.

Tinnitus-Retraining-Therapie (TRT)

Counseling – eine genaue Aufklärung über Entstehungsmechanismen und Therapieoptionen; Patientenführung mittels Beratungsgesprächen.

Habituationstraining – Je weniger die Ohrgeräusche wahrgenommen werden, desto besser. Daher: Sound enrichment: angenehme Musik hören, Umgebungsgeräusche zu Hause und am Arbeitsplatz anheben, ggf. Noiser- oder Hörgerät verwenden. Stille meiden. Bei Innenohrschwerhörigkeit auch die Hörgeräteversorgung erwägen, um den unverwünschten Signalverlust der Hörrinde (akustische Deprivation) zu vermeiden, die einer Habituation im Wege steht.

Psychotherapeutische Intervention

Psychotherapeutische Verfahren eignen sich nach den Richtlinien der Arbeitsgemeinschaft Deutschsprachiger Audiologen und Neurootologen (ADANO) gut als Teil des Habituationstrainings:

Hypnotherapie

Ressourcenfördernde, zeitlich befristete Interventionen sind bei zentralem Tinnitus indiziert um Defokussierungen zu begünstigen und seelische Belastungen abzubauen, die eine Verstärkung der Tinnituswahrnehmung begünstigen.

Verhaltenstherapie

Diese Methode hat einen großen Stellenwert in der Behandlung von Tinnitus-Patienten mit chronischen Ohrgeräuschen und Zeichen seelischer Dekompensation. Die Verhaltenstherapie eignet sich als kognitiv orientiertes Verfahren gut für die Tinnitus-Retraining-Methode.

Pharmakotherapie

- Jede Form der Pharmakotherapie erzeugt im Patienten eine Heilungserwartung bezüglich seiner Beschwerden, in unserem Falle des Tinnitus bzw. seelischer Belastungssymptome. Da es derzeit keine Pharmaka gibt, die Tinnitus sicher zum Verschwinden bringen können und sich gleichzeitig für die Dauertherapie eignen, wird die Heilungserwartung enttäuscht, sofern sie nicht zuvor schon mit großem therapeutischen Geschick neutralisiert wurde. Daher ist die medikamentöse Behandlung von Patienten mit zentralem Tinnitus streng zu indizieren. Für andere Therapiemaßnahmen gilt dies in gleichem Maße. In der Leitlinie zur Tinnitustherapie der Deutschen Fachgesellschaft für Hals-Nasen-Ohrenheilkunde ist dazu ausgeführt:
- Bei psychiatrischen Zweiterkrankungen im Verlauf eines chronisch dekompensierten Tinnitusleidens ist der Einsatz von Psychopharmaka gerechtfertigt. (z. B. Atosil® oder Tranquilizer).
- Depressionsbewältigung mit medikamentöser Unterstützung (z. B. Aponal® 10–50 mg abends).

Manuelle Therapie

Sie besitzt bei dieser Tinnitusform eine untergeordnete Rolle, ist jedoch sinnvoll, wenn zusätzlich Störungen der kraniomandibulären oder kraniovertebralen Funktion vorliegen.

Kraniosakrale Osteopathie

Sie ist adjuvant von Bedeutung, wenn Einschränkungen der Beweglichkeit vorliegen. Die Behebung komplexer Schädelfehler (SBS-Compression, Os-temporale-Rotation) sollte aus grundsätzlichen Überlegungen erfolgen.

Sensomotorisches Training

Es ist eine adjuvant sinnvoll einsetzbare Therapieform, die hilft, Koordination und Bewegungsökonomie zu verbessern. Die verstärkte Körperwahrnehmung ist im Therapieverlauf hilfreich; sie soll wie in der Feldenkrais-Methode über Bewegung Bewusstheit schulen.

Hanna-Somatics

Hanna-Somatics sind Übungen, die sich gut zur Eigenbehandlung eignen und auch von älteren Patienten gut durchführbar sind. Ein konsequentes tägliches Training ist erforderlich. Das sensomotorische Körpertraining unterstützt die Defokussierung, da die Patienten in eine aktive Eigenbehandlung einbezogen werden.

Feldenkrais-Methode

Sie ist eine Methode, die grundsätzlich mit therapeutischer Unterstützung arbeitet. Gruppenarbeit (Bewusstheit durch Bewegung) oder Einzelbehandlungen (Funktionelle Integration) sind gleichermaßen geeignet.

Westliche Phytotherapie

Es gilt prinzipiell das für die Pharmakotherapie Gesagte: Phytopharmaka sind in der Behandlung von Angstsymptomen oder Depressionen weniger stark wirksam als die chemischen Einzelsubstanzen. Sie haben als Vorteil jedoch geringere oder gar keine unerwünschten Nebenwirkungen.

- Johanniskraut – Hypericum perforatum drei Mal täglich 250 mg Extract
- Piper methysticum – Kava Kava drei Mal täglich 200 g
- Passionsblume – Passiflora incarnata drei Mal täglich 250 g
- Baldrian – Valeriana drei Mal täglich 500 g

Orthomolekulare Medizin

Unter dem Aspekt einer Verbesserung des Allgemeinbefindens und bei Mangelzuständen ist die orthomolekulare Medizin eine sinnvolle Maßnahme. **Cave:** Erwartungshaltung hinsichtlich Tinnitus.

Orthomolekulare Substanzen und Dosierungen

Arzneistoff	Dosierung/Tag
Eisen	2-mal 20 mg
Zink	3-mal 20 mg
Omega-3-Fettsäuren	2-mal 2 (Fischöl)
Vitamin C	2-mal 500 mg
Vitamin B_{12}	2-mal 100 mg
Vitamin E	2-mal 200 mg
Taurin	2-mal 500 mg
Alpha Liponsäure	2-mal 500 mg
Betacarotin	2-mal 25 mg
Es empfiehlt sich bei chronischem Tinnitus eine adjuvante Therapiedauer von sechs Wochen.	

Homöopathie

Der konstitutionellen Therapie ist der Vorrang zu geben. Häufig finden sich Lachesis muta, Arsenicum album, Sepia, Natium muriaticum, Ignatia, Kalium phosphoricum.

6.3.3 Chinesische Medizin

Bei stabiler seelischer Situation erfolgt die Behandlung nach dem Störungsmuster. Liegen zusätzlich andere Ursachen für den Tinnitus vor, was häufig der Fall ist, sind diese in die Behandlung mit einzubeziehen. Bei ausschließlich zentral bedingtem Tinnitus kommt der Akupunktur geringere Bedeutung zu.

Störungsmuster: Herz-Blut-Mangel

Tinnitussymptome

- Langsam beginnendes, meist hochfrequentes Pfeifen oder Zirpen
- Die Geräusche werden eher als „Kopfgeräusch" denn als „Ohrgeräusch" wahrgenommen

Allgemeine Symptome

- Schlafstörungen verbunden mit Vergesslichkeit und Angstzuständen
- Verwirrtheit
- Neigung zu Kopfschmerz
- **Zunge** Blass
- **Puls** Dünn, schwach

Körperakupunktur

➢ Abb. 6-13

Wenn der Zustand des Patienten es erlaubt, besteht eine Indikation zur adjuvanten Therapie. Die Stabilisierung des Patienten steht im Vordergrund.

Mi 6 ***Sayinjiao*** **(Treffpunkt der drei Yin)**
Lokalisation 3 cun oberhalb der größten Erhebung des Innenknöchels am Hinterrand der Tibia.
Punktion Senkrecht 0,5–1,5 cun oder tief bis Gb 39 bei Paresen, Moxibustion applizierbar, traditionell kontraindiziert in der Schwangerschaft; wenn, dann keine starke Stimulation!
Funktion Nährt das Yin und Blut.
Besonderheit Verbindet Yin-Meridiane des Fußes.

He 5 ***Tongli*** **(Verbindung mit dem Inneren)**
Lokalisation 1 cun proximal von He 7.
Punktion Senkrecht 0,3–0,8 cun, Moxibustion applizierbar.
Funktion Stärkt das Herz-*Qi*, nährt das Blut.
Besonderheit Besonders wichtiger Punkt zur Herz-Stärkung.

Dü 3 + psychotrope Zone ***Houxi*** **(Hintere Schlucht)**
Lokalisation Bei Faust auf Handrücken im Grübchen hinter dem Ende der obersten Handtellerquerfalte.
Punktion Senkrecht 0,3–1 cun, Moxibustion applizierbar. **Cave:** Punktion schmerzhaft.
Funktion Klärt den Geist.
Besonderheit Stark psychisch wirksamer Punkt, gut wenn zusätzlich Kiefergelenkbeschwerden vorliegen.

Dü 19 ***Tinggong*** **(Palast des Gehörs)**
Lokalisation Bei offenem Mund in Grübchen zwischen Tragus und Kiefergelenk.
Punktion Senkrecht 0,2–1 cun, Moxibustion applizierbar. **Cave:** Keimverschleppung ins Kiefergelenk.

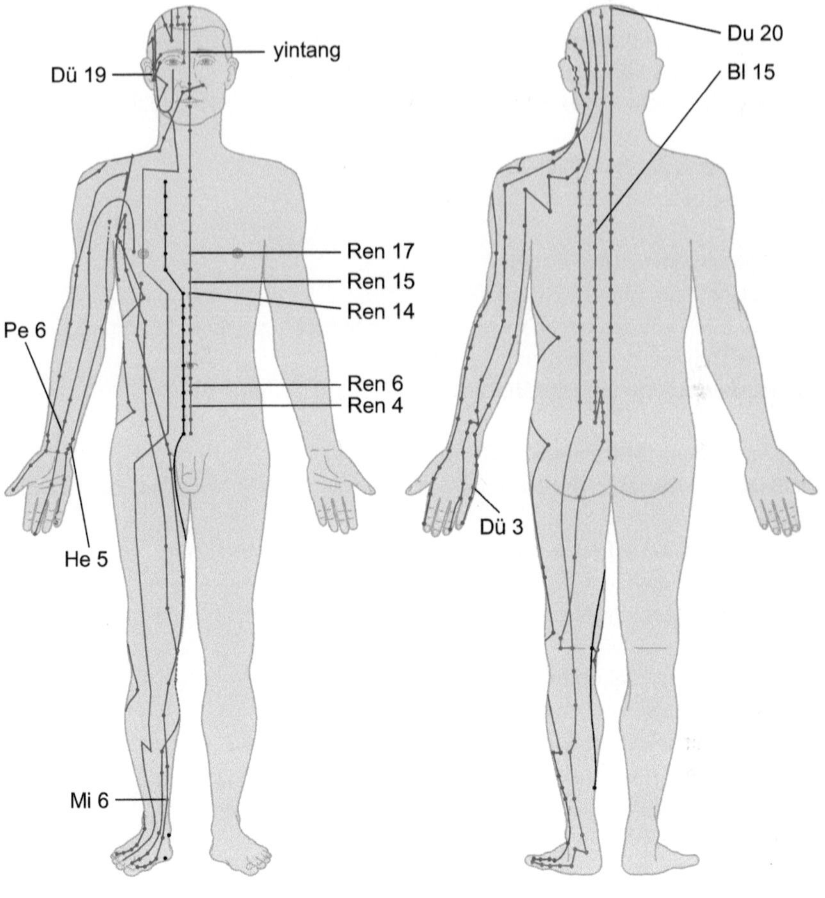

Abb. 6-13 Köperakupunktur: Herz-Blut-Mangel

Funktion Öffnet das Ohr, leitet klares *Qi* zum Kopf.
Besonderheit Wichtiger Punkt beim „Schwäche"-Tinnitus.

Bl 15 *Xinshu* **(Zustimmungs-Punkt des Herzens)**
Lokalisation 1,5 cun lateral des Dornfortsatzes von BWK 5.
Funktion Beruhigt den Geist, stärkt das Herz.
Punktion Schräg 0,5–1 cun, Moxibustion applizierbar. **Cave:** Pneumothorax.
Besonderheit Zustimmungspunkt des Herzens.

Pe 6 ***Neiguan*** **(Innengrenze)**
Lokalisation 2 cun proximal der Mitte der palmaren Handgelenksfurche zwischen den Sehnen der Mm. flexor carpi radilis und palmaris longus.
Punktion Senkrecht 0,5–1 cun (bis nach 3E 6), Moxibustion applizierbar. **Cave:** N. medianus.
Funktion Stärkt das Herz-Blut, beruhigt den Geist.
Besonderheit Stark psychisch wirksamer Punkt.

Ren 14 ***Juque*** **(Grenze der Macht)**
Lokalisation 2 cun unterhalb des Xiphoids.
Punktion 0,5–1 cun senkrecht. **Cave:** Moxibustion bei Hitzezeichen kontraindiziert.
Funktion Tonisiert das Herz, beruhigt den Geist.
Besonderheit Alarmpunkt des Herzens.

Ren 17 ***Danzhong*** **(Mitte der Brust)**
Lokalisation Mittellinie des Sternums, in Höhe des 4. ICR, zwischen den Mamillen (Mann).
Punktion 0,3–0,5 cun flach s. c. nach kaudal, Moxibustion bewährt.
Funktion Stärkt das Herz-*Qi*.
Besonderheit Stark psychisch wirksamer Punkt.

Ex-HN 3 *(Yintang)* **Dekorierte Halle**
Lokalisation Mitte zwischen den Augenbrauen.
Punktion Hautzwickmethode und horizontales Einstechen, 0,3–0,5 cun tief in Richtung Nasenwurzel, *de-Qi*-Gefühl strahlt gegen die Nasenwurzel.
Funktion Klärt den Geist.
Besonderheit Bessert Schlaflosigkeit.

Chinesische Phytotherapie

Eine Stärkung des Patienten durch die Phytotherapie ist möglich und eignet sich daher bei diesem Tinnitustyp gut zur Therapie.

Rp. *Gui Pi Tang* (Dekokt, das die Milz regeneriert/wiederherstellt)		
Ren shen	Rad. Ginseng	6 g
Huang qi	Rad. Astragali	9 g
Bai zhu	Rhiz. Atractylodis	9 g
Fu ling	Sclerotium Poriae Cocos	9 g
Zhi gan cao	Rad. Glycyrrhizae Uralensis	6 g
Dang gui	Rad. Angelicae Sinensis	6 g

Suan zao ren	Sm. Zizyphi Spinosae	9 g
Long yan rou	Arillus Euphoriae Longanae	6 g
Zhi yuan zhi	Rad. PolygalaeTenuifoliae	3 g
Mu xiang	Rad. Aucklandiae Lappae	3 g
Sheng jiang	Rhiz. Zingiberis Officinalis Recens	5 Stück
Da zao	Fruct. Zizyphi Jujubae	1 Stück
Therapie kann vier Wochen lang dauern, dann sollte eine Kontrolle erfolgen.		

Kasuistik eines Herz-Blut Mangels

Anamnese

Eine 49-jährige Patientin, die sich in einer schwierigen privaten Lebenssituation befindet, entwickelt ein beidseitiges, hochfrequentes Ohrgeräusch, das in der Mitte des Kopfes wahrgenommen wird. Weder Hörminderung noch Schwindel liegen vor. In melancholischen Phasen ist das Ohrgeräusch besonders bedrängend.
Befund Leichte Adipositas, Neigung zu Kopfschmerz, Einschlafstörungen, Tonaudiometrie: seitengleiches Innenohrhörvermögen, keine pathologischen Nystagmen.
Zunge Blass, etwas weißlicher Belag
Puls Schwach und dünn

Therapie

➢Abb. 6-14

1. Sitzung
Counseling nach neurootologischer Diagnostik, Festsetzen der Therapieintervalle (vier Wochen).
Substitution von Omega-3-Fettsäuren in Form von Leinöl, Zink (zwei Mal täglich 20 µg) drei Monate lang.
Akupunktur: He 7, Ren 14, Ren 15, Bl 15.
In vierwöchigem Abstand Counseling, Akupunktur und Besprechung der Maßnahmen zur Lebensführung (Sound enrichment, Stille meiden).

2. Sitzung
Akupunktur: Punkte wie in erster Sitzung.
Verlauf: In den ersten zwei Monaten bleibt das Ohrgeräusch gleich, die Patientin fühlt sich aber insgesamt wohler, reduziert ihre Adipositas, hat keine Kopfschmerzen mehr und schläft gut.

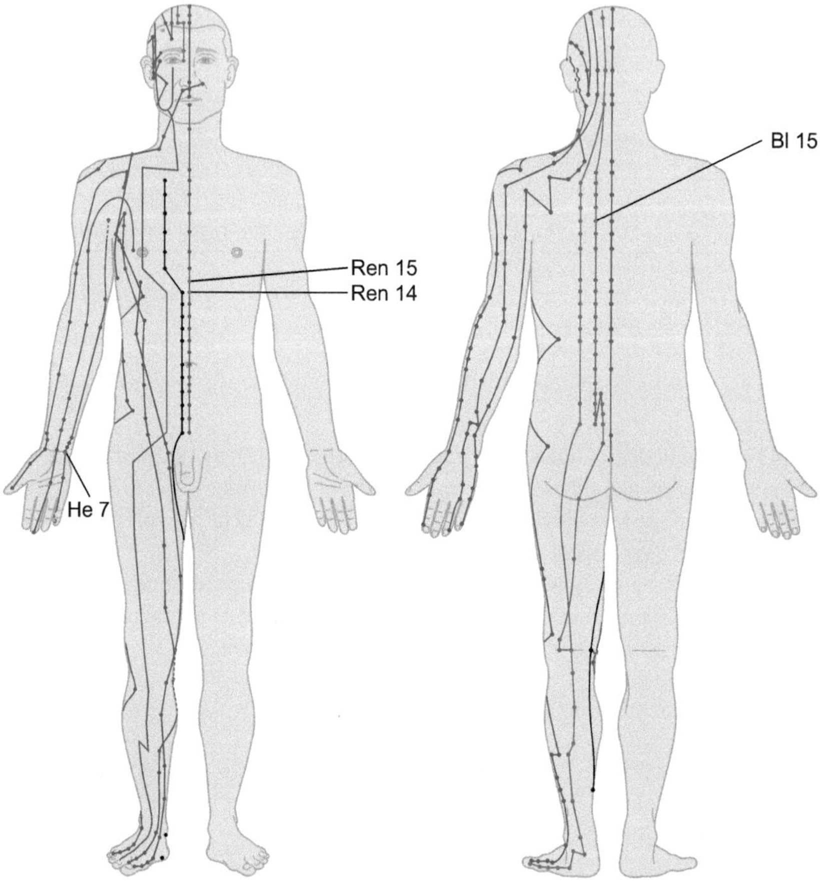

Abb. 6-14 Körperakupunktur: Herz-Blut-Mangel (Kasuistik)

3. Sitzung
Akupunktur: Punkte wie in erster Sitzung.
Verlauf: Ohrgeräusch unverändert, fühlt sich aber insgesamt wohl, schläft gut.

4. Sitzung
Akupunktur: Punkte wie in erster Sitzung.
Verlauf: Nach vier Monaten wird der Tinnitus noch gehört, aber meistens vergessen.

5. Sitzung
Akupunktur: Punkte wie in erster Sitzung.
Verlauf: Tinnitus wird noch gehört, aber meistens vergessen.

6. Sitzung
Akupunktur: Punkte wie in erster Sitzung.
Verlauf: Nach sechs Monaten liegt ein stabiler Allgemeinzustand vor; der Tinnitus kann noch gehört werden, wenn sie sich darauf konzentriert, ist aber sonst nicht mehr präsent.

Kommentar
Im Behandlungsprozess wird die Aufmerksamkeit vom Ohrgeräusch abgelenkt, indem ein Anheben der Schallwahrnehmung im Umfeld (Sound enrichment) und allgemeine Maßnahmen zur körperlichen Stabilisierung eingeleitet werden. Counseling sorgt für die Reduktion einer negativen Bewertung und Angst bezüglich der Tinnituswahrnehmung. Die Akupunktur unterstützt den Prozess, indem die Herzfunktion energetisch gestützt wird.

6.4 Tinnitustyp Erde/Milz

6.4.1 Endolymphatische Dysbalance

Therapeutisches Leitprinzip
II Die Balance finden. **II**

Standardmedizinische Diagnose

Fluktuierendes Hörvermögen, Morbus Menière, Lermoyez-Syndrom, Drop attack.

Pathogener Prozess

Der Mangel an *Qi* und Blut in der Milz führt zur Einschränkung der Nährfunktion, die der Milz innewohnt. Stoffungleichgewichte in der Endolymphe können als Ursache für die Hör- und Gleichgewichtsstörungen dieser Art gelten. Die zentrale Sonderstellung der Milz im Wandlungsphasenmodell deutet darauf hin, dass enge Beziehungen zu den vier anderen Organpaaren bestehen, d. h. Störungen in jedem der anderen Elemente wirken auf das zentrale Element der Erde (Milz) ein. Im Verlauf von Endolymphstörungen kommt es im betroffenen Ohr zu einem von Schwindel begleiteten, anfallartigen, rauschenden Tinnitus (➢ Abb. 6-15).

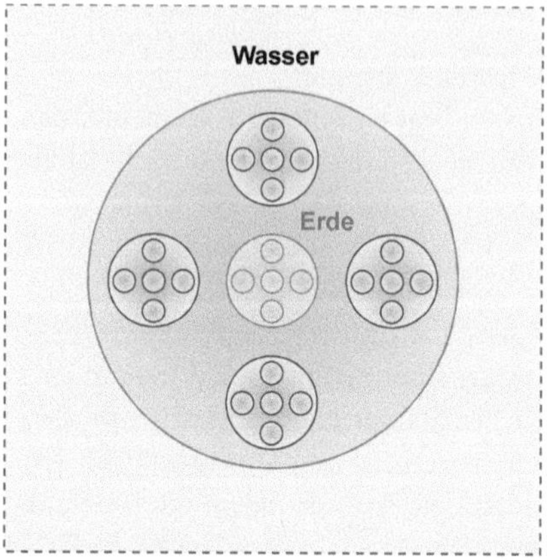

Abb. 6-15 Tinnitustyp: Erde in Wasser (Schema)

Symptome

Die Patienten kommen fast immer im beschwerdefreien Intervall und zeigen eine verständliche Verunsicherung über ihre Situation, in der sie jederzeit mit einem neuen Anfall rechnen müssen. Dem Anfall selbst geht meist ein „Völlegefühl" des Ohres voraus, auch der abklingende Anfall wird als das Nachlassen eines Drucks beschrieben. Rauschender Tinnitus und Hörminderung nehmen dann plötzlich zu, und es kommt zu heftigem Drehschwindel, der zu Übelkeit mit Erbrechen führt. Dieser Anfall ist mit Worten nur schwer zu beschreiben, trifft die Menschen aber buchstäblich im Kern.

Behandlungsprinzip

Entsprechend der Mittelposition des Erd-Elements innerhalb der Wandlungsphasen hat die Behandlung von Endolymphstörungen Bezüge zu allen umliegenden Funktionskreisen, was in der Behandlung bedeutet: Seelische Einflüsse, sensomotorische Einflüsse aus dem Bewegungsapparat, toxische Einflüsse und solche der kochleären Unterfunktion spielen eine Rolle, während das Erd-Element selbst die Ernährungsvorgänge im Endolymphorgan determiniert. In dem breit gefächerten Behandlungsspektrum schreitet man von den elementaren, organischen Vorgängen wie der Herdsuche über funktionelle Zusammenhänge und kraniosakrale Fehlfunktionen zu den subtilen Störungen und psychosomatischen Zusammenhängen.

Therapeutisches Gespräch und allgemeine Maßnahmen

Bei der Behandlung endolymphatischer Störungen liegt der Schwerpunkt auf dem Wiedererlangen von Gleichgewicht und Ausgewogenheit. Dies ist durchaus körperlich zu verstehen und betrifft den Bewegungsapparat, seelische Einflüsse, toxische Beeinträchtigungen aus der Umwelt und dem Körper selbst sowie Immunvorgänge wie z. B. Allergien. Dieses Vorgehen wird im therapeutischen Gespräch vom Patienten begrüßt, da eine große Verunsicherung anzutreffen ist, die mit dem Umstand zusammenhängt, dass trotz belastender Symptome weder eine Erklärung für die Beschwerden noch eine kausale Therapie angeboten werden kann. Die allgemeinen Maßnahmen bestehen aus sensomotorischen Übungen zur Stabilisierung der Halswirbelsäule, der Vermeidung negativer und schwieriger Lebensumstände, die als Trigger fungieren, wie z. B. seelischer Stressbelastungen oder bestimmter Nahrungsmittel.

Prognose

Bei Patienten im fortgeschrittenen Lebensalter sind die Prognosen gut, besonders wenn eine Herdsanierung durchgeführt wurde. Bei jugendlichen Patienten ohne gravierende Begleitbefunde hingegen ist eine symptomatische Therapie unerlässlich und die Prognose schlechter. Eine sich nicht spontan zurückbildende Tieftonschwerhörigkeit ist als irreversibel anzusehen. Nach Perioden großer Anfallshäufigkeit können beschwerdefreie Phasen von mehreren Monaten folgen.

6.4.2 Integratives Behandlungskonzept

Für die Unterbrechung des akuten Anfalls bedient sich die integrative Behandlung der stark wirksamen Antiphlogistika und Diuretika. Im Intervall gilt es, durch die konsequente Sanierung des Terrains der zugrunde liegenden Störung den Boden zu entziehen.

Integrative Therapie

- Fokussuche/Herdtherapie
- Zahnärztliche Funktionsbehandlung
- Psychotherapeutische Intervention
  - Counseling
  - Hypnotherapie
  - Verhaltenstherapie
- Pharmakotherapie
- Infusionstherapie
- Triggerpunkttherapie
- Naturheilverfahren

- Manuelle Therapie
  - Kraniosakrale Osteopathie
- Medizinische Trainingstherapie
- Sensomotorisches Training:
  - Hanna-Somatics
  - Feldenkrais-Methode
- Orthomolekulare Medizin
- Umweltmedizin
- Ernährungstherapie
- Phytotherapie
- Homöopathie

Chinesische Medizin
- Körperakupunktur
- Mikrosystemakupunktur
  - Ohrakupunktur
  - Schädelakupunktur
  - Mundakupunktur
- Qigong
- Chinesische Phytotherapie

Fokussuche/Herdtherapie

Eine gewissenhafte Fokussuche sowie eine minutiöse Sanierung, im Zweifelsfall eine chirurgische Therapie, besonders bei verdächtiger Anamnese, sind wichtig. Bei chronischer Tonsillitis und Fokusverdacht sollte eine Tonsillektomie vorgenommen werden, wenn konservative Maßnahmen erfolglos bleiben. Es muss eine Sanierung aller suspekten Zahnbefunde an den Zahnwurzeln, Wurzelfüllungen und Implantaten erfolgen. Die Nasennebenhöhlen (selten), der urologische Bereich, das Magen-Darm-System, Operations- oder Unfallnarben, die als Störfeld fungieren, müssen untersucht werden: Hier ist eine Neuraltherapie zu empfehlen.

Zahnärztliche Funktionsbehandlung

Bei kraniomandibulärer Dysfunktion sollten zunächst die Versorgung mit therapeutischer Aufbissschiene und später ggf. prothetische Maßnahmen zur Bissanhebung und Einstellung der Okklusion angewandt werden.

Die Behandlung des Kauorgans besitzt auch bei dieser Tinnitusform hohe Priorität, da Störungen des Kiefers Funktionsketten mit dem übrigen Bewegungsapparat bilden. Zusätzlich kann eine manuelle Behandlung der Kaumuskulatur verordnet werden.

Psychotherapeutische Intervention

Eine begleitende Therapie ist sinnvoll, um Phasen psychophysischer Überbelastung zu vermeiden.

Hypnotherapie

Sie eignet sich gut zur Kurzzeitintervention und Ressourcenbildung.

Verhaltenstherapie

Anlytisch orientiert hilft die Methode, gezielt an Verhaltensmustern zu arbeiten, die anfallauslösenden Charakter haben.

Triggerpunkttherapie/Neuraltherapie

Eine Infiltration von Muskelpunkten in M. sternocleidomastoideus, M. scalenus, M. trapezius, M. masseter und M. temporalis ist sinnvoll. Ebenso dry needling oder die Behandlung mit Kältespray. Ein Fokus ist zuvor auszuschließen, da sonst eine Verschlechterung der Symptomatik zu erwarten ist.

Die Störfeldbehandlung z. B. von Narben, besonders solchen, die einen Querverlauf zum Meridian der Gallenblase, des Magens, des Dreifachen Erwärmers oder der Milz haben, ist durchzuführen.

Zur Neuraltherapie im weiteren Sinne zählen:

Labyrinthanästhesie – Beeinflussung der vegetativen Innervation des Innenohrs durch Lidocain 2–4%, ggf. unter Zusatz von Kortison. Prazentese in L. A. und Fluten des Mittelohrs durch den Facharzt. Nach der Behandlung tritt Ausfallschwindel des behandelten Vestibularorgans auf. Die Wirkung auf vestibuläre Symptome (Schwindel) ist zuverlässig, auf kochleäre Symptome (Tinnitus und Hörverlust) deutlich geringer. Die Wirkungsdauer beträgt ca. sechs Monate.

Pharmakotherapie/Infusionstherapie

Im akuten Anfall: Milde Sedierung, evtl. Antivertiginosa: Dimenhydrinat i. v. oder Kapseln, Glukokortikoide: 150 mg Prednisolon i. v., ggf. Furosemid 40 mg i. v.

Manuelle Therapie

Kraniosakrale Osteopathie

Sie dient der Behebung komplexer Schädelfehler (SBS–Compression, Os-temporale-Rotation). Ferner ist sie gut geeignet, um die feinen motorischen und sensorischen Funktionen des kraniozervikalen Übergangs zu normalisieren. Die passiven Behandlungen gehen im Behandlungsverlauf sinnvollerweise in assistierte Formen der Krankengymnastik und der Trainingstherapie, später dann in die Eigenbehandlung in Form eines sensomotorischen Trainings über.

Medizinische Trainingstherapie

Die medizinische Trainingtherapie eignet sich im Anschluss an die passiven Therapien am Kopf und am Hals, wenn der physiologische Bewegungsradius vollständig oder annähernd normalisiert ist, zum Auftrainieren der wirbelsäulenstabilisierenden Muskuslatur in der Hals-, Brust- und Lendenregion.

Sensomotorisches Training

Diese Methode hilft, die Koordination günstig zu beeinflussen, den Muskeltonus zu normalisieren und so die gesamte Bewegungsökonomie zu verbessern. Sie erfolgt zunächst unter Anleitung, dann als Eigenbehandlung nach folgendem Konzept: Hanna-Somatics, postisometrische Relaxation nach Jacobson.

Sie ergänzt auch Akupunktur und manuelle Verfahren sinnvoll.

Orthomolekulare Medizin

Dem Prinzip einer verbesserten Versorgungssituation der Endolymphe folgend sind orthomolekulare Substanzen, ggf. nach vorheriger Labordiagnostik, sinnvoll.

Orthomolekulare Substanzen und Dosierungen

Orthomolekulare Substanz	Dosierung/Tag
Zink	3-mal 20 µg
Betacarotin	2-mal 25 mg
Omega-3-Fettsäuren	2-mal 2 g (Fischöl)
Vitamin D	2-mal 20 µg
Vitamin E	2-mal 200 mg
Die Therapiedauer sollte sechs Wochen nicht überschreiten, dann sollte eine Kontrolle erfolgen, ggf. ist der Serumspiegel zu messen.	

Umweltmedizin

Bei erhöhten Werten im Vollblut sollte eine Entfernung schwermetallhaltiger Zahnfüllungsmaterialien, ggf. eine Bindung mit DMSA parenteral oder per os, vorgenommen werden. Gleiches gilt für andere toxische Schwermetalle, die berufsbedingt zu Problemen führen.

Ernährungstherapie

Eine vitamin-, mineral- und ballaststoffreiche Nahrung ist zu empfehlen. Tierische Fette, Zuckerstoffe sowie Kochsalz sind zu meiden, kalorienreduzierte Kost, Faserstoffe und vegetabile Kost sind empfehlenswert.

Phytotherapie

- Zingiber officinalis, Kapseln, 250 mg, drei Mal täglich 1 Kapsel
- Cocculus, Picrotoxin 1 g Supp. ein Mal täglich
- Curcuma Extrakt drei Mal täglich 15 Tropfen

Homöopathie

Die konstitutionelle Behandlung ist vorzuziehen, häufig finden sich Cocculus, Petroleum, Thuja, Cimicufuga, Sulfur.

6.4.3 Chinesische Medizin

Bei der Behandlung des akuten Beschwerdebildes kommt der Akupunktur große Bedeutung zu, da es sich um Füllezustände handelt. Im beschwerdefreien Intervall steht die Behandlung von Fokalerkrankungen und Funktionsstörungen des kraniomandibulären und kraniovertebralen Systems im Vordergrund.

Störungsmuster: Trüber Schleim blockiert den Kopf

Tinnitussymptome

Druckgefühl mit Zirpen und Rauschen

Allgemeine Symptome

- Schwindelgefühl mit Benommenheit
- Völlegefühl in Bauch und Kopf
- Schlafstörungen und Verwirrtheit
- **Zunge** Blasse, geschwollene Zunge mit weißem Belag
- **Puls** Langsam, saitenförmig

Körperakupunktur

➢ Abb. 6-16

Le 3 *Taichong* **(Höchster Angriffspunkt)**
Lokalisation Im proximalen Winkel zwischen Os metatarsale I und II, auf dem Fußrücken.
Punktion Senkrecht 0,3–1 cun, Moxibustion applizierbar.
Funktion Beruhigt aufsteigendes Leber-Yang, fördert *Qi*-Fluss, beruhigt den Geist.
Besonderheit Wichtiger Punkt im Anfall.

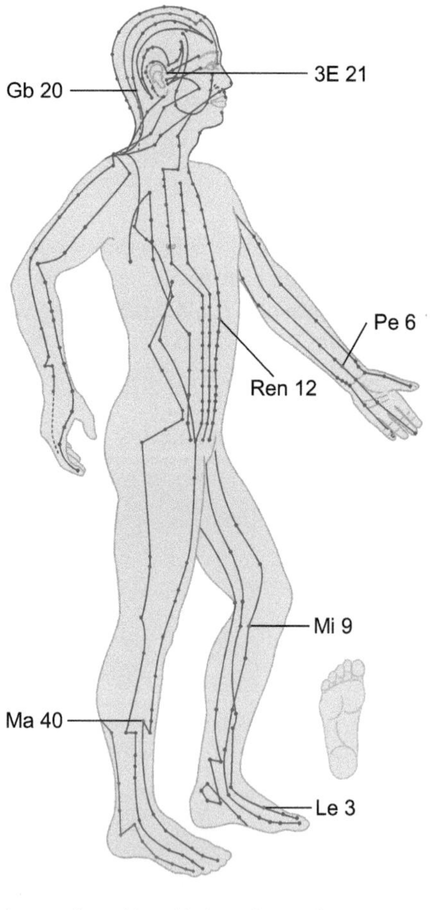

Abb. 6-16 Körperakupunktur: Trüber Schleim blockiert den Kopf

Ma 40 *Fenglong* **(Reichliche Fülle)**
Lokalisation Streckenmitte zwischen höchstem Punkt des Malleolus externus und Kniegelenkspalt 2 cun lateral der Tibiakante.
Punktion Senkrecht 0,5–1 cun, Knie am besten gebeugt, Moxibustion applizierbar.
Funktion Beseitigt Feuchtigkeit, beruhigt den Geist.
Besonderheit Wichtiger Punkt für die Akutbehandlung im Anfall.

Mi 9 *Ynlingquan* **(Innere Hügel-Quelle)**
Lokalisation Bei gebeugtem Knie in Vertiefung unteren Condylus medialis tibiae, auf gleicher Höhe wie Gb 34.
Punktion Senkrecht 0,5–1,5 cun, Moxibustion applizierbar.
Funktion Leitet Feuchtigkeit ab, wirkt auf Magen und Milz.
Besonderheit Wichtiger Punkt für die Akutbehandlung im Anfall.

Pe 6 *Neiguan* **(Innengrenze)**
Lokalisation 2 cun proximal der Mitte der palmaren Handgelenksfurche zwischen den Sehnen der Mm. flexor carpi radilis und palmaris longus.
Punktion Senkrecht 0,5–1 cun (bis nach Pe 6), Moxibustion applizierbar. **Cave:** N. medianus.
Funktion Stärkt das Herz-Blut, beruhigt den Geist.
Besonderheit Stark psychisch wirksamer Punkt.

3E 21 *Ermen* **(Tor des Ohres)**
Lokalisation In Höhe der Incisura supratragica, bei offenem Mund im Grübchen oberhalb des Condylus der Mandibula.
Punktion Senkrecht 0,5–1 cun, nach Punktion Mund wieder schließen lassen, Moxibustion applizierbar.
Funktion Öffnet das Ohr, indem klares *Qi* gefördert, trübes *Qi* abgeleitet wird.
Besonderheit Wichtiger Lokalpunkt am Ohr mit Bezug zum Os temporale.

Gb 20 *Fengchi* **(Windteich)**
Lokalisation Hinter dem Mastoid zwischen Trapezius und M. sternocleidomastoideus am unteren Okzipitalrand.
Punktion Schräg 0,5–1,2 cun in Richtung Nasenspitze bzw. kontralateraler Orbita, Moxibustion applizierbar.
Funktion Beseitigt Hitze, Wind, leitet Leber-Yang und Leber-Feuer ab, klärt die Ohren.
Besonderheit Durch *yang-wei-mai*-Verbindung Wirkung auf Niere und Geist. Sehr wichtiger Punkt bei Wind-Störungen. Für akuten Tinnitus und Schwindel.

Ren 12 *Zhongwan* **(Mitte des Magens)**
Lokalisation In der Mitte zwischen Nabel und Xiphoid.
Punktion 0,8–1,5 cun senkrecht, Moxibustion applizierbar.

Funktion Stärkt die Milz- und Magenfunktion.
Besonderheit Kreuzungspunkt von Dünndarm-Leitbahn, Dreifacher Erwärmer, die Beziehung zum Ohr haben.

Mikrosystemakupunktur

Bei Fülle-Symptomatik gut geeignete Methode, Dauernadeln der Ohrakupunktur ermöglichen Behandlung der Schwindelsymptome.

Ohrakupunktur

Anhang: ➢ Abb. 7-1
Innenohr, Halswirbelsäule bis Hirnstamm = Schwindel-Linie, *Shen Men.*

Schädelakupunktur

Anhang: ➢ Abb. 7-2
Ohr-Punkt, Milz-Zone prä- und retroaurikulär.

Mundakupunktur

Anhang: ➢ Abb. 7-3
Retromolare Magen und Milzareale in Ober- und Unterkiefer.

Chinesische Phytotherapie

Im Intervall gut geeignete Methode, da eine Stoffwechselumstellung angestrebt wird.

Rp. *Ping Wei San* (Beruhige-den-Magen-Pulver)		
Cang zhu	Rhiz. Atracylodis	15 g
Hou po	Cort. Magnoliae Officinalis	12 g
Chen pi	Pericarpium Citri Reticulatae	12 g
Zhi gan cao	Rad. Glycyrrhizae Uralensis	6 g
Therapie: 2-mal tägl. für vier Wochen, dann Kontrolle.		

Störungsmuster: Aufsteigendes Leber-Yang und Leber-Wind

Tinnitussymptome

Akutes einseitiges Rauschen mit Hörminderung

Allgemeinsymptome

- Kopfschmerzen
- Schwindel
- Reizbarkeit
- **Zunge** Rot an den Rändern
- **Puls** Saitenförmig

Körperakupunktur

Die Behandlung ist kombiniert und besänftigt die Leber, unterdrückt Wind, während sie die Nieren stärkt. (➢ Abb. 6-17).

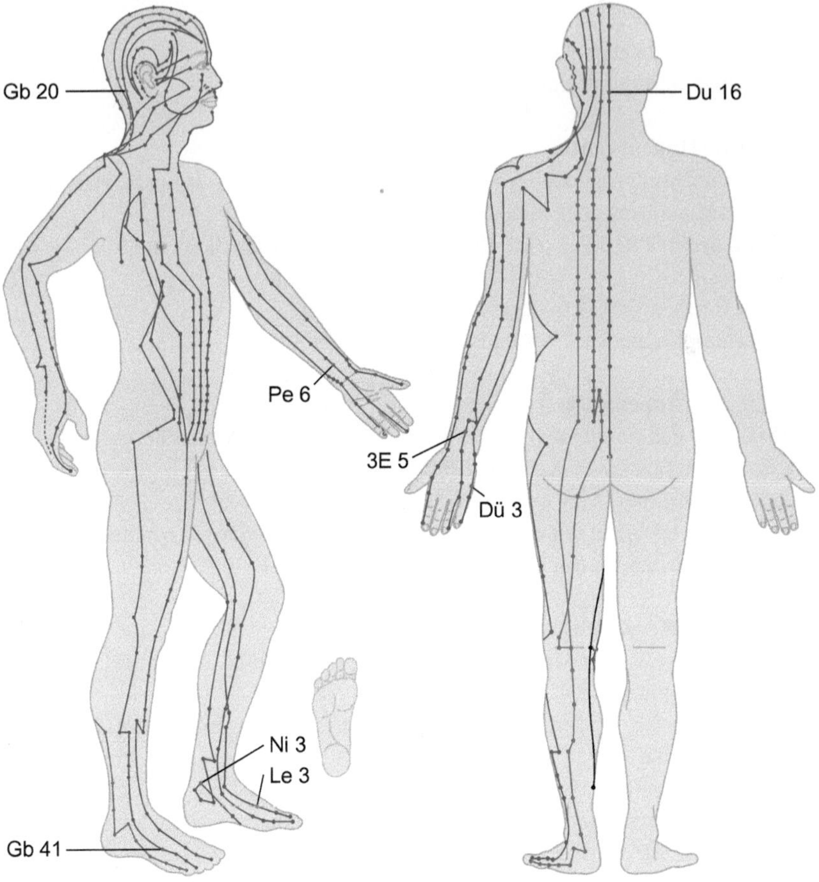

Abb. 6-17 Körperakupunktur: Aufsteigendes Leber-Yang mit Leber-Wind

Ni 3 *Taixi* **(Leuchtendes Meer)**
Lokalisation In der Vertiefung zwischen der höchsten Prominenz des Malleolus medialis und der Achillessehne.
Punktion Senkrecht 0,3–1 cun.
Funktion Nährt Nieren-Yin und klärt Mangel-Hitze, stärkt Nieren-Yang, stabilisiert Nieren-*Qi* und die Lunge.
Stärkt den unteren Rücken, Lokalwirkung.
Besonderheit *Yuan*-Punkt, Bach-*shu*-Punkt, Erd-Punkt. Bedeutender Punkt zur Stärkung der Nieren (besonders Nieren-Yin).

Dü 3 *Houxi* **(Hintere Schlucht)**
Lokalisation Bei Faust auf Handrücken im Grübchen hinter dem Ende der obersten Handtellerquerfalte.
Punktion Senkrecht 0,3–1 cun, Moxibustion applizierbar. **Cave:** Punktion schmerzhaft.
Funktion Beseitigt Leber- Wind.
Besonderheit Wirkt stark und schnell auf psychische Symptome.

Pe 6 *Neiguan* **(Innengrenze)**
Lokalisation 2 cun proximal der Mitte der palmaren Handgelenksfurche zwischen den Sehnen der Mm. flexor carpi radilis und palmaris longus.
Punktion Senkrecht 0,5–1 cun (bis nach 3E 6), Moxibustion applizierbar. **Cave:** N. medianus.
Funktion Harmonisiert den Magen, beruhigt den Geist.
Besonderheit Wichtig bei Übelkeit im oder nach dem Anfall.

3E 5 *Weiguan* **(Äußerer Pass)**
Lokalisation 2 cun proximal der Mitte der dorsalen Handgelenksfurche, gegenüber Pe 6.
Punktion Senkrecht 0,7–1 cun, Moxibustion applizierbar.
Funktion Leitet Leber-Yang und Leber-Feuer aus, öffnet die Ohren.
Besonderheit 3E 5 bildet mit der Gallenblasenleitbahn die *shao-yang*-Achse, deshalb besonders bei begleitenden Kopfschmerzen wirksam.

Gb 20 *Fengchi* **(Windteich)**
Lokalisation Hinter dem Mastoid zwischen Trapezius und M. sternocleidomastoideus am unteren Okzipitalrand.
Punktion Schräg 0,5–1,2 cun in Richtung Nasenspitze bzw. kontralateraler Orbita, Moxibustion applizierbar.
Funktion Beseitigt Hitze, Wind, leitet Leber-Yang und Leber-Feuer ab, klärt die Ohren.
Besonderheit Durch *yang-wei-mai*-Verbindung Wirkung auf Niere und Geist. Sehr wichtiger Punkt bei Wind-Störungen. Für akuten Tinnitus und Schwindel.

Gb 41 *Zulinqi* **(Tränenabstieg am Fuß)**
Lokalisation Im proximalen Winkel zwischen Os metatarsale IV und V.
Punktion Senkrecht 0,3–0,5 cun, Moxibustion applizierbar.
Funktion Harmonisiert den *Qi*-Fluss der Leber, beseitigt Leber-Wind und Leber-Feuer.
Besonderheit Leitet bei chronischen Urogenitalinfekten Nässe-Hitze aus.

Le 3 *Taichong* **(Höchster Angriffspunkt)**
Lokalisation Im proximalen Winkel zwischen Os metatarsale I und II, auf dem Fußrücken.
Punktion Senkrecht 0,3–1 cun, Moxibustion applizierbar.
Funktion Beruhigt aufsteigendes Leber-Yang, fördert *Qi*-Fluss, beruhigt den Geist.
Besonderheit Wichtiger Punkt beim akuten Hörsturz.

Du 16 *Fengfu* **(Ort des Windes)**
Lokalisation 1 cun über dem okzipitalen Haaransatz, im Grübchen unter der Protuberantia occipitalis externa.
Punktion 0,5–0,8 cun senkrecht oder schräg nach kaudal, dabei den Patienten den Kopf leicht nach vorne beugen lassen. **Cave:** Nicht zu tief oder nach kranial gerichtet nadeln! Direkte Moxibustion kontraindiziert. Wirkung abhängig von der Nadeltechnik: Du 16 + stärkt die Funktionen des Gehirns und erhellt den Geist; Du 16 – leitet äußeren und inneren Wind aus.
Funktion Leitet Leber-Wind aus.
Besonderheit Gut mit Dü 3 kombinierbar.

6

Mikrosystemakupunktur

Besonders für Symptome im Anfall geeignet, Dauernadeln ermöglichen lange Wirkungsdauer.

Ohrakupunktur

Anhang: ➢ Abb. 7-1
Halswirbelsäule bis Hirnstamm = Schwindel-Linie, Leber, *Shen Men*.

Chinesische Phytotherapie

Für die Intervallbehandlung gut geeignet, um Veränderungen des Stoffwechsels zu bewirken, die bis in das Innenohr reichen.

Rp. *Tian Ma Gou Teng Yin* (Beruhige-den-Magen-Pulver)		
Tian ma	Rhiz. Gastrodiae Elatae	6 g
Gou Teng	Rad. cum Uncis Uncariae	9 g
Shi jue ming	ConchaHaliotidis	12 g
Zhi zi	Fruct. Gardeniae Jasminoidis	6 g
Huang qin	Rad. Scutellariae Baicalensis	6 g
Yi mu cao	Herb. Leonuri Heterophylli	6 g
Chuan niu xi	Rad. Cyathulae Officinalis	9 g
Du zhong	Cort. Eucommiae Ulmoidis	6 g
Sang ji sheng	Rad. Sangjisheng	6 g
Ye jiao teng	Caulis Polygoni Multiflori	12 g
Fu shen	Sclerotium Poriae Cocos Pararadicis	9 g
Therapie sollte drei Wochen dauern, dann sollte eine Kontrolle erfolgen.		

6

Kasuistik: Trüber Schleim blockiert den Kopf

Anamnese

Ein 31-jähriger Patient hat innerhalb von zweieinhalb Jahren seinen ca. achten Anfall. Er leidet an einer Hörminderung im linken Ohr mit schnell einsetzendem Schwindel und rauschendem Tinnitus links. Im Kopf und im Bauch spürt er Druck, schon seit Tagen hat er wenig Appetit.
Befund Tieftonabfall um ca. 30 dB im linken Ohr, Reiznystagmus nach links und rauschender Tinnitus links. Blockierung der Kopfgelenke und C2/3 HWS-Facette links.
Puls Langsam, gespannt
Zunge Blass, geschwollene Zunge und Ränder, feuchter weißer Belag.

Therapie

➢ Abb. 6-18

1. Sitzung
Akupunktur: Ma 40 und Mi 9 – leiten Feuchtigkeit aus, Pe 6 – beseitigt Übelkeit, beruhigt den Geist, 3E 5 und 3E 21 – öffnen das Ohr, wirken auf kraniovertebrale Dysfunktion und Os temporale.
Cocculus Supp. (1 g Picrotoxin) ein Mal täglich drei Tage lang.
Osteopathische Behandlung und Lösung der HWS-Facette links.

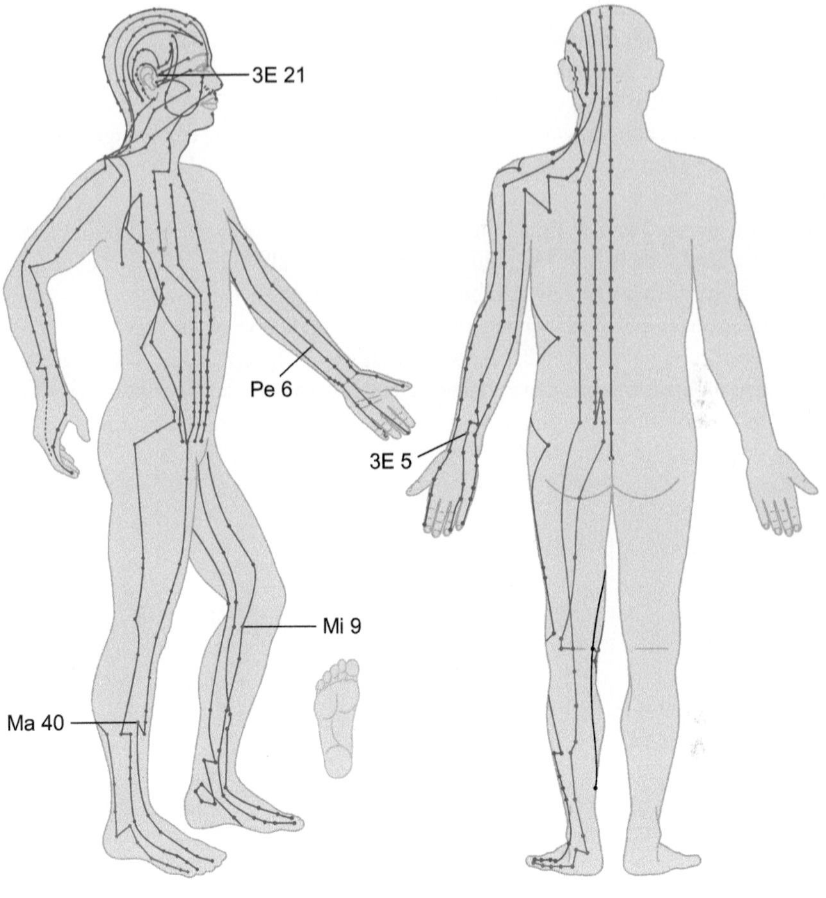

Abb. 6-18 Körperakupunktur: Trüber Schleim blockiert den Kopf (Kasuistik)

2. Sitzung

Verlauf: Am nächsten Tag besteht die Hörminderung noch fort, der Schwindel nimmt aber am Tag der Behandlung nicht mehr wie gewohnt zu, sondern klingt im Verlauf von 2 Stunden völlig ab.

Akupunktur: Ma 40, Mi 9, 3E 5, 3E 21.

Cocculus Supp. (1 g Picrotoxin) ein Mal täglich drei Tage lang.

Osteopathische Behandlung der Kopfgelenke und Lösung der HWS-Facette links.

3. Sitzung
Verlauf: Druckgefühl hat nachgelassen, Hörvermögen kehrt zurück und simultan verschwindet das Rauschen links.
Akupunktur: Punkte wie in der zweiten Sitzung.
Osteopathische Behandlung mit Occiput base release und Lösung der Kopfgelenke.

Kommentar
Ebenso wie die medikamentösen Maßnahmen z. B. durch Kortikoide und Diuretika können manuelle Therapie und Akupunktur im akuten Anfall hilfreich sein. Nichts spricht bei schweren Fällen gegen eine Kombination von beiden.
Das Hörvermögen erholt sich üblicherweise im Verlauf von wenigen Tagen.
Eine Auswirkung auf die Anfallshäufigkeit hatte diese Therapie nicht. Die Abgrenzung der Endolymphstörung von den zervikogen ausgelösten Schwindelsymptomen mit oder ohne Tinntius ist schwierig, möglicherweise sind beide auch kausal verknüpft.

6.5 Tinnitustyp Metall/Lunge

6.5.1 Toxische Überladung

Therapeutisches Leitprinzip
▮▮ Austausch fördern. ▮▮

Standardmedizinische Diagnose

Otitis media acuta serosa, Grippeotitis, Medikamentennebenwirkung, Quecksilberintoxikation, Sick-building-syndrome, chronischer beidseitiger Tinnitus.

Pathogener Prozess

Die Lunge regiert das *Qi* und die Haut, zu der sie das Abwehr-*Qi* entsendet. Jede Beeinflussung durch äußere pathogene Faktoren interferiert mit dem *Qi* der Lunge, die das äußerste aller Organe darstellt. Für pathogene Faktoren wie Wind-Hitze, die auch den oberen Dreifachen Erwärmer in seiner Funktion blockieren, ist der Vorgang bekannt und endet in akuten, hochfiebrigen Erkrankungen wie z. B. der akuten Mittelohrentzündung, die einen symptomatischen, hochfrequenten Tinnitus auslösen kann. Ob auch Schwermetalle oder ungünstige elektromagnetische Felder als pathogene Faktoren im klassischen Sinne angesehen werden dürfen, ist augenblicklich noch Spekulation. Ebenfalls ist unklar, ob solche Faktoren Veränderungen hervorrufen können, die einen chronischen beidseitigen Tinnitus nach demselben Muster initiieren, wie es pharmalogische Substanzen vorübergehend tun (➤ Abb. 6-19).

Symptome

Der symptomatische Tinnitus kann niederfrequent und rauschend sein wie bei einem Mittelohrerguss oder hochfrequent rauschend bis tonal wie bei einer akuten, serösen Mittelohrentzündung. Ersterer geht auf eine Dämpfung der Schallleitung zurück, während zweiter auf eine toxisch oder entzündlich bedingte Beeinträchtigung der Kochlea zurückzuführen ist. Bei dem Tinnitus durch toxische Pharmaka handelt es sich um ein beidseitiges hochfrequentes Ohrgeräusch, das tonalen oder rauschenden Charakter annimmt.

Behandlungsprinzip

Die Patienten dieses Tinnitustyps mit chronischem Verlauf gehören den „zarten" Naturen an, ebenso wie das Organ Lunge diese sensible Natur ausprägt. Diese Menschen bekommen erfahrungsgemäß schnell Medikamentennebenwirkungen, reagieren auf klimatische Veränderungen empfindlich etc. Diese eher vagoton veranlagten Patienten fiebern selten, schwitzen wenig und neigen mitunter zu Obstipation, d. h. Austauschvorgänge an Haut und Schleimhaut gehen langsamer vonstatten, was die Gefahr der Intoxikation mit sich bringt. Im übertragenen Sinne vollzieht sich in der Lunge die Entscheidung über Aufnahme oder Ausscheidung, Integration oder Trennung. Die Grenzfläche zwischen Innen und Außen, Umwelt und Innenwelt steht somit auch im Mittelpunkt der Behandlung.

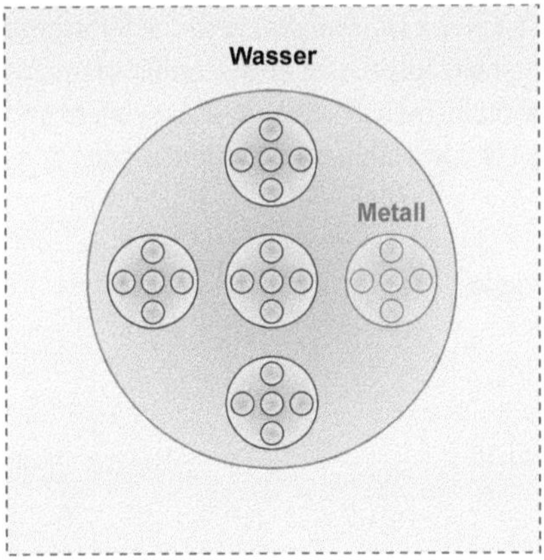

Abb. 6-19 Tinnitustyp: Metall in Wasser (Schema)

Therapeutisches Gespräch und allgemeine Maßnahmen

Thematisiert wird am ehesten die Notwendigkeit, auf die individuelle Natur und Sensibilität Rücksicht zu nehmen. Das betrifft auch Medikamente (Schmerzmittel) oder Zahnersatzmaterialien. Diagnostisch geht es um umweltmedizinische Zusammenhänge ebenso wie um Fragen der Symbiose im Magen – um das Darmsystem und ggf. parasitäre Erkrankungen, um Fehlbesiedelung mit Pilzen oder pathogenen Bakterien mit entsprechender Toxinfreisetzung. Eine genaue Anamnese hinsichtlich verwendeter Pharmaka oder toxischer Stoffe, aber auch externer Einflüsse wie elektromagnetischer Felder hilft der Frage nach den Ursachen des Tinnitus. Allgemeine Maßnahmen in der Behandlung beziehen sich auf Karenzmaßnahmen (Pharmaka, toxische Substanzen), Sanierungsmaßnahmen (Wohnraum, Arbeitsplatz, prothetische Materialien) und die Förderung der physiologischen Entgiftungsmechanismen über Haut, Darm, Niere und Atmung.

Prognose

Ein durch Medikamente induzierter Tinnitus klingt nach Absetzen der Pharmaka ab. Auch die toxische Innenohrschädigung mit Tinnitus bei der akuten serösen Mittelohrentzündung hat eine gute Prognose. Über die postulierten Formen chronischer Intoxikationen z. B. mit Schwermetallen lassen sich keine Angabe machen. Die stark ototoxisch wirkenden Substanzen (z. B. Gentamycin) hinterlassen eine irreversible Innenohrschwerhörigkeit, der sich daran anschließende, meist bandförmige Tinnitus muss als Folge der Innenohrschwerhörigkeit (kochleärer Signalverlust) angesehen werden. Er hat erfahrungsgemäß eine schlechte Prognose.

6.5.2 Integratives Behandlungskonzept

Die Behandlung umfasst Karenz (Pharmaka, toxische Substanzen), Sanierungsmaßnahmen (Wohnraum, Arbeitsplatz, prothetische Materialien) und die Förderung der physiologischen Entgiftungsmechanismen über Haut, Darm, Niere und Atmung. Letztere kann als eine Domäne der Naturheilverfahren angesehen werden.

Integrative Therapie
- Fokussuche/Herdtherapie
- Pharmakotherapie
- Infusionstherapie
- Naturheilverfahren
- Orthomolekulare Medizin
- Umweltmedizin
- Ernährungstherapie
- Homöopathie

Chinesische Medizin
- Körperakupunktur
- Qigong
- Chinesische Phytotherapie

Fokussuche/Herdtherapie

Sie ist besonders im Zahnbereich, und hier im Oberkiefer, wichtig. Dentogene Fäulnis- und Entzündungsprozesse führen durch einen lokalen Immunprozess zur Ausbildung radikulärer Zysten. Bei Schwindelerkrankungen ebenso wie bei Tieftonschwerhörigkeit und Tinnitus finden sich zuweilen diese dentogenen Herde. In Anbetracht irreversibler Schäden an Kochlea und Vestibularorgan ist eher die chirurgische Sanierung anzuraten.

Pharmakotherapie/Infusionstherapie

Bei den akuten Formen im Verlauf der toxischen Innenohrschädigung bei Otitis media acuta bzw. Labyrinthitis: sieben bis zehn Infusionen z. B. mit Plasmaexpander (HAES 6%). Zur Infusion ggf. Antioxidantien (Vitamin C Ein Mal täglich 7,5 g) + Procain 400–1000 mg oder Phytopharmaka (Ginkgo biloba drei Mal täglich 120 mg). Ferner bei hochakuten Verläufen: Kortisongabe, als i. v. Therapie in der Infusion oder per os: Methylprednisolon-Tabletten 4 mg (3-2-2-1-1).

Naturheilverfahren

Adjuvant bei den chronisch verlaufenden Formen, in Form der milden Ausleitungsverfahren auch bei akuter Mittelohrentzündung.

Ernährungstherapie

- Lakto-vegetabile und faserreiche Kost, entsäuernde Maßnahmen mit Basenkost. **Cave:** Fastentherapie kann Toxine aus den Fettgeweben freisetzen.
- Symbioselenkung als Methode der Verbesserung der Entgiftung über den Darm sinnvoll, insbesondere wenn Unverträglichkeiten oder Allergien vorliegen.

Bewegungstherapie

Leichtes Ausdauertraining (z.B. Nordic Walking, Laufen, Wandern, Schwimmen) zur Anregung der Ausscheidung über Haut, Muskel, Niere und Lunge. Auf ausreichende Flüssigkeitszufuhr achten.

Physikalische Therapien

- Saunabaden
- Trockenbürsten
- Wasseranwendungen

Phytotherapie

Zur Anregung der Entgiftung über Leber, Darm und Niere.
- Cynara scolymus, Artischocke 3 mal täglich 1 Kapsel
- Solidago virgaurea, Goldrute 3 mal täglich 1 Kapsel
- Ananas comosus, Ananas 3 mal täglich 1 Tablette
- Orthomolekulare Medizin

Antioxidativ wirksame Substanzen werden ebenso angewendet wie Spurenelemente, die mit Entgiftungsvorgängen in Verbindung stehen.

Orthomolekulare Substanzen und Dosierungen

Orthomolekulare Substanz	Dosierung/Tag
Alpha-Liponsäure	2-mal 200 mg
Selen	2-mal 50 µg
Glutathion	2-mal 500 mg
Vitamin C	2-mal 500 mg
Vitamin B_2	2-mal 50 mg
N-Acetyl-Cystein	2-mal 50 mg
Vitamin E	2-mal 200 mg
Taurin	2-mal 500 mg
Koenzym Q10	2-mal 50 mg
Betacarotin	2-mal 20 mg
Mangan	2-mal 10 mg
Die adjuvante Therapie kann beim chronischen Tinnitus sechs Wochen dauern, beim akuten Tinnitus ca. drei Wochen.	

Umweltmedizin

Prüfung auf toxische und/oder unverträgliche Materialien in Zahnfüllungen, Prothetik, Implantaten oder Endoprothesen mit konventioneller Analytik im Serum, ggf. erweitert durch biometrische Verfahren wie Applied Kinesologie, EAV etc. Bindung und Ausleitung toxischer Stoffe: Bei Schwermetallen mit DMPS bzw. DMSA i. v. oder per os.

Bei Umwelttoxinen: Konventionelle Serumdiagnostik nach Anamnese bzw. Screening und Ausleitung mit Antidot- oder Komplexbildner. Ggf. Spezialdiagnostik elektromagnetischer Felder, Raumluftionen im häuslichen Bereich.

Homöopathie

Auch hier ist die konstitutionelle Behandlung zu favorisieren. Typische Entgiftungsmittel sind: Thuja occidentalis, Sulfur, Arsenicum album, Lachesis muta, Apis mellifica, Acidum phosphoricum,

6.5.3 Chinesische Medizin

Störungsmuster: Lungen-*Qi*-Schwäche

Tinnitussymptome

- Beidseitiger, hochfrequenter Tinnitus, der in der Intensität gering schwankt
- Keine Hörminderung

Allgemeine Symptome

- Müdigkeit
- Blässe
- Schlafstörung
- Infektneigung
- **Zunge** Blass mit Zahneindrücken
- **Puls** Leer

Körperakupunktur

➢ Abb. 6-20
Große Bedeutung besitzt die Körperakupunktur bei den Fülle-Symptomen, wie sie beispielsweise bei der akuten Mittelohrentzündung auftreten und eine akute toxische Innenohrschädigung hervorrufen. Geringere Bedeutung dagegen hat sie bei der chronischen Belastung z.B. durch Schwermetalle.

Lu 9 *Taiyuan* **(Großer Abgrund)**
Lokalisation In der queren Handgelenksfurche, radial der A. radialis.
Punktion Senkrecht 0,2–0,5 cun, Moxibustion applizierbar. **Cave:** A. radialis.
Funktion Stärkt Lungen *Qi*, fördert den *Qi*-Fluss.
Besonderheit Tonisierungspunkt der Lunge.

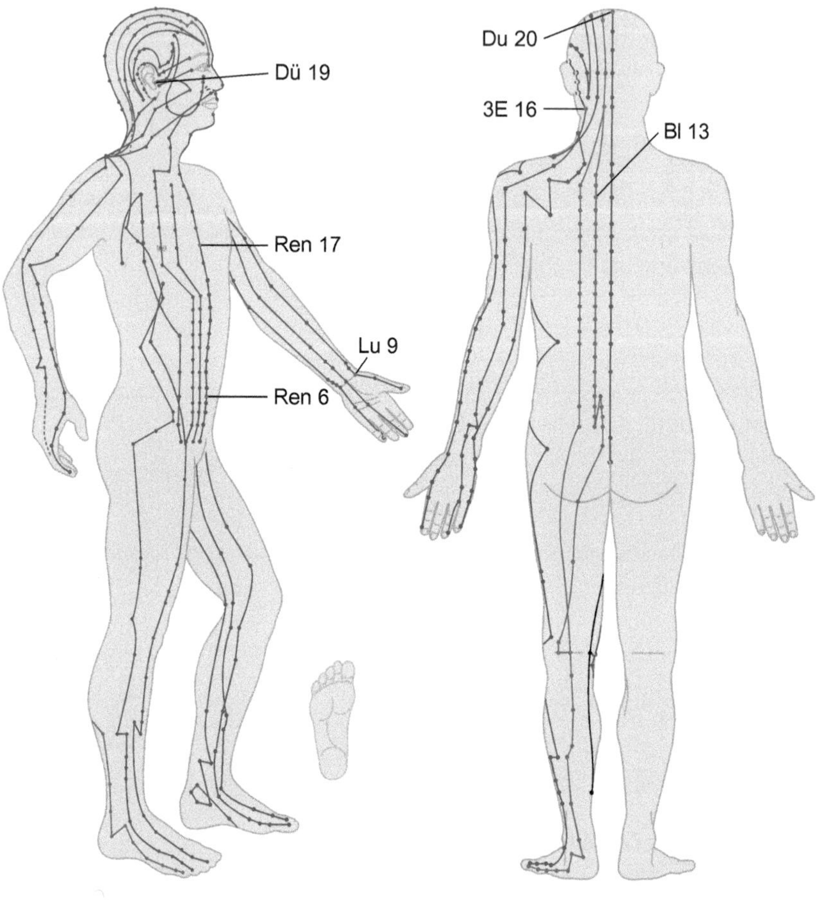

Abb. 6-20 Körperakupunktur: Lungen-*Qi*-Schwäche

Dü 19 *Tinggong* **(Palast des Gehörs)**
Lokalisation Bei offenem Mund in Grübchen zwischenTragus und Kiefergelenk.
Punktion Senkrecht 0,2–1 cun, Moxibustion applizierbar. **Cave:** Keimverschleppung ins Kiefergelenk.
Funktion Öffnet das Ohr, beruhigt den Geist.
Besonderheit Schmerzstillender Punkt.

Bl 13 *Feishu* **(Zustimmungs-Punkt der Lunge)**
Lokalisation 1,5 cun lat. Dornforts.. BWK 3.
Punktion Schräg 0,5–1 cun, Moxibustion applizierbar. **Cave:** Pneumothorax.

Funktion Tonisiert Lungen *Qi*.
Besonderheit *Shu*-Punkt der Lunge.

3E 16 ***Tiayou*** **(Vergittertes Himmelsfenster)**
Lokalisation Am Hinterrand des M. sternocleidomastoideus, in Höhe des Angulus mandibulae, unter 3E 17.
Punktion Senkrecht 0,5–1 cun, Moxibustion applizierbar.
Funktion Lenkt klares *Qi* zum Kopf.
Besonderheit Fördert den Lymphabfluss des Halses.

Du 20 ***Baihui*** **(Zusammenkunft aller Leitbahnen)**
Lokalisation Auf der Verbindungslinie der beiden Apices auriculae.
Punktion 0,3–0,5 cun flach s. c., Moxibustion applizierbar. **Cave:** Moxibustion kontraindiziert bei Hitzezeichen und Hypertonus. Wirkung abhängig von Nadeltechnik: Du 20 M auf Ingwerscheibe hebt das Milz-Yang, Du 20 + lenkt das klare Yang zum Kopf (zur Wiederbelebung), Du 20 – senkt inneren Wind ab.
Funktion Beruhigt den Geist, leitet klares *Qi* zum Kopf.
Besonderheit Stark psychisch wirksamer Punkt.

Ren 6 ***Qihai*** **(Meer des** ***Qi*** **(der Energie))**
Lokalisation 1,5 cun unterhalb des Nabels.
Punktion 0,8–1,2 cun senkrecht, Moxibustion applizierbar. **Cave** in der Schwangerschaft.
Funktion Allgemein tonisierender Punkt.
Besonderheit Wichtiger Punkt bei allen Schwächezuständen.

Ren 17 ***Danzhong*** **(Mitte der Brust)**
Lokalisation Mittellinie des Sternums, in Höhe des vierten ICR, zwischen den Mamillen (Mann).
Punktion 0,3–0,5 cun flach s. c. nach kaudal, Moxibustion bewährt.
Funktion Harmonisiert *Qi* im Brustraum.
Besonderheit Sehr wichtiger Punkt mit stark psychischer Wirkung.

Mikrosystemakupunktur

Die für die Entgiftung bedeutsamen Organe lassen sich über die Ohrakupunktur gut erreichen.

Ohrakupunktur

Anhang: ➢ Abb. 7-1
Es kommen die Punkte Lunge (101), Darm (88), Nasennebenhöhlen und HWS (37) zur Anwendung.

6

Chinesische Phytotherapie

Durch die kontinuierliche Einnahme ist die Phytotherapie als entgiftende Maßnahme gut geeignet und kann vom Patienten selbst durchgeführt werden.

Rp. *Bu Fei Tang* (Dekokt, das die Lunge tonisiert)		
Ren shen	Rad. Ginseng	9 g
Huang qi	Rad. Astragali	24 g
Wu wie zi	Fruct. Schisandrae	6 g
Zi wan	Rad. Asteris	9 g
Sang bai pi	Cort. Mori	12 g
Shu di huang	Rad. Rehmanniae Glutinosae	24 g
Therapie: 2-mal tägl. für zwei Wochen, dann Kontrolle.		

Störungsmuster: Emporloderndes Schleim-Feuer

Tinnitussymptome

Zirpendes Ohrgeräusch mit Hörminderung und Druckgefühl.

Allgemeine Symptome

- Fieber und Verschleimung
- Kopfschmerz
- (Sinugener) Schwindel
- **Zunge** Rot mit reichlich gelbem Schleim
- **Puls** Schnell, voll

Körperakupunktur

➤ Abb. 6-21
Wichtige Indikation für die Körperakupunktur, um akute Schmerzsymptome und Entzündungsreaktionen zu beeinflussen.

Di 4 *Hegu* (zusammenkommendes Tal)
Lokalisation Auf dem Handrücken, am höchsten Punkt des Muskelwulstes zwischen Metacarpale I und II.
Punktion Senkrecht 0,5–1 cun, Moxibustion applizierbar.
Funktion Leitet klares *Qi* zum Ohr.
Besonderheit Meisterpunkt des Gesichts mit immunmodulatorischer Wirkung.

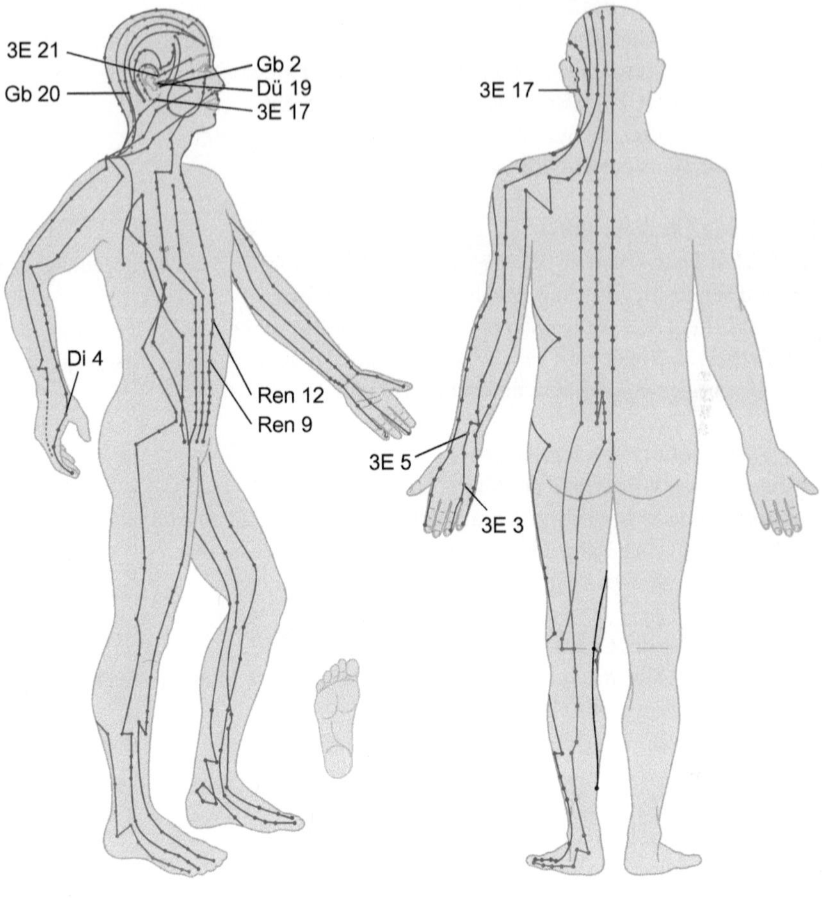

Abb. 6-21 Körperakupunktur: Emporloderndes Schleim-Feuer

Dü 19 *Tinggong* **(Palast des Gehörs)**
Lokalisation Bei offenem Mund in Grübchen zwischen Tragus und Kiefergelenk.
Punktion Senkrecht 0,2–1 cun, Moxibustion applizierbar. **Cave:** Keimverschleppung ins Kiefergelenk.
Funktion Öffnet das Ohr, beruhigt den Geist.
Besonderheit Schmerzstillender Punkt.

3E 3 ***Zhongzhu*** **(Mitte des Tümpels)**
Lokalisation Zwischen Os metacarpale IV und V auf dem Handrücken im Grübchen proximal des Metacarpophalangealgelenks bei geballter Faust.
Punktion Senkrecht 0,3–0,5 cun, Moxibustion applizierbar.
Funktion Leitet Leber-Yang und Leber-Feuer aus, öffnet die Ohren.
Besonderheit Tonisierungspunkt, auch gut bei Schwindel.

3E 5 ***Weiguan*** **(Äußerer Pass)**
Lokalisation 2 cun proximal der Mitte der dorsalen Handgelenksfurche, gegenüber Pe 6.
Punktion Senkrecht 0,7–1 cun, Moxibustion applizierbar.
Funktion Leitet Leber-Yang und Leber-Feuer aus, öffnet die Ohren.
Besonderheit 3E 5 bildet mit der Gallenblasenleitbahn die *shao-yang*-Achse, deshalb besonders bei begleitenden Kopfschmerzen wirksam.

3E 17 ***Yifeng*** **(Schutz vor dem Wind)**
Lokalisation Am Vorderrand des Mastoids.
Punktion Senkrecht bzw. etwas schräg aufwärts 0,5–1 cun, Moxibustion applizierbar.
Funktion Leitet Leber-Yang und fülle Symptome aus, öffnet das Ohr.
Besonderheit Besonders wichtig bei starker Füllesymptomatik.

6

3E 21 ***Ermen*** **(Tor des Ohres)**
Lokalisation In Höhe der Incisura supratragica, bei offenem Mund im Grübchen oberhalb des Condylus der Mandibula.
Punktion Senkrecht 0,5–1 cun, nach Punktion Mund wieder schließen lassen, Moxibustion applizierbar.
Funktion Leitet Hitze aus, öffnet das Ohr.
Besonderheit Besonders wichtig bei starker Füllesymptomatik.

Gb 2 ***Ting hui*** **(Hören können)**
Lokalisation Bei offenem Mund im Grübchen vor der Incisura intertragica, hinter Ramus ascendus der Mandibula.
Punktion Senkrecht 0,5–1 cun, Moxibustion applizierbar. **Cave:** Kiefergelenk.
Funktion Beseitigt Kälte und Wind.
Besonderheit Schmerzstillender Lokalpunkt.

Gb 20 ***Fengchi*** **(Windteich)**
Lokalisation Hinter dem Mastoid zwischen Trapezius u. M. sternocleidomastoideus am unteren Occipitalrand.
Punktion Schräg 0,5–1,2 cun in Richtung Nasenspitze bzw. kontralateraler Orbita, Moxibustion applizierbar.
Funktion Beseitigt Hitze, Wind, leitet Leber-Yang und Leber-Feuer ab, klärt die Ohren.

Besonderheit Durch *yang-wei-mai*-Verbindung eine Wirkung auf Niere und Geist. Sehr wichtiger Punkt bei Wind-Störungen. Für akuten Tinnitus und Schwindel.

Ren 9 *Shuifen* **(Verteilung des Wassers)**
Lokalisation 1 cun oberhalb des Nabels.
Punktion 0,5–1 cun senkrecht, Moxibustion applizierbar.
Funktion Beseitigt Schleim.
Besonderheit Starke Wirkung auf Darmschleimhaut.

Ren 12 *Zhongwan* **(Mitte des Magens)**
Lokalisation In der Mitte zwischen Nabel und Xiphoid.
Punktion 0,8–1,5 cun senkrecht, Moxibustion applizierbar.
Funktion Stärkt die Milz.
Besonderheit Wirkt gut auf Magenfunktion bei akuten Infekten.

Mikrosystemakupunktur

Zur Behandlung der akuten Schmerz- und Entzündungsreaktion eignet sich die Ohrakupunktur.

Ohrakupunktur

Anhang: ➤ Abb. 7-1
Es kommen die Punkte Analgesie I+II, Nasennebenhöhlen, Innenohr (9) zur Anwendung.

Chinesische Phytotherapie

Bei der Mittelohrentzündung mit Komplikationszeichen in Form der toxischen Innenohrschädigung kommt der chinesischen Phytotherapie große Bedeutung zu, da sie Ausscheidungsprozesse über die Schleimhäute begünstigt.

Rp. *Wen Dan Tang* (Dekokt, das das *Qi* klärt und Schleim umwandelt)		
Zhu ru	Caulis Bambusae in Taeniiam	6 g
Zhi shi	Fruct. Immaturus Citri Aurantii	6 g
Ban xia	Rhiz. Pinelliae Ternatae	6 g
Chen pi	Pericarpium Citri Reticulatae	9 g
Fu ling	Sclerotium Poriae Cocos	4,5 g
Gan cao	Rad. Glycrrhizae Uralensis	3 g
Sheng jiang	Rhiz. Zingiberis Officinalis Recens	6 g
Therapie: 2-mal tägl. für drei Wochen, dann Kontrolle.		

Kasuistik: Emporloderndes Schleim-Feuer

Anamnese

Eine 42-jährige Patientin leidet an einem einseitigen, hochfrequenten Tinnitus im Verlauf einer akuten Mittelohrentzündung rechts.
Befund Eitrige Mittelohrsekretion durch die Parazentese, im Tonschwellenaudiogramm Innenohrsenke ab 2 KHz bis maximal 40 dB bei 6 KHz.
Zunge Roter Zungenkörper mit dickem gelbem Zungenbelag.

Therapie

➢ Abb. 6-22
Akupunktur: täglich Di 4, 3E 3, 3E 17, 3E 21, Gb 20, zusätzlich Ma 40, da heftigste Schleimproduktion.
Ohrakupunktur: Analgesie I+II und Innenohr (9).
Infusionstherapie mit HAES 6%, 7,5 g Vitamin C und Procain 500 mg.
Orthomolekulare Therapie mit alpha-Liponsäure zwei Mal 300 mg und N-Acetyl-Cystein 2 × 500 mg.
Verlauf: Nach sieben Tagen kommt es zu einer Erholung der Innenohrfunktion und zu einem Nachlassen des hochfrequenten Tinnitus. Die akuten Entzündungserscheinungen sind bereits vorher abgeklungen.

Kommentar
Die Innenohrbeteiligung rechtfertigt eine Maximaltherapie. Sobald eine Erholung des Hochtonhörens gegeben ist, kann die Behandlung auf orale Medikation beschränkt werden.

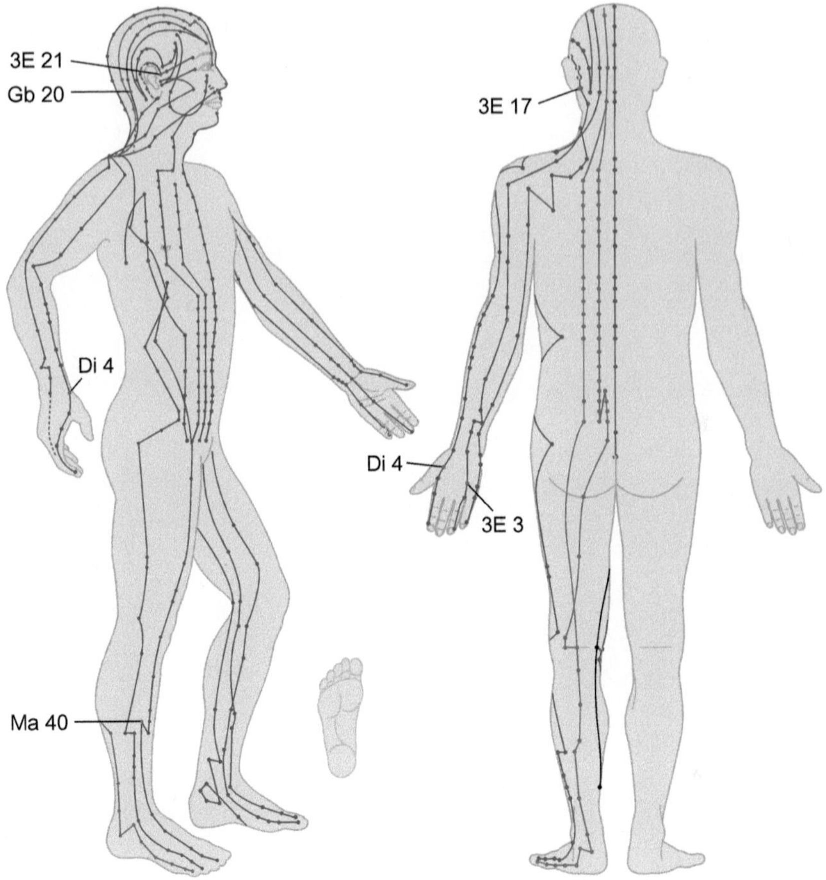

Abb. 6-22 Körperakupunktur: Emporloderndes Schleimfeuer (Kasuistik)

KAPITEL

7 Anhang

7.1 Punkte der Körperakupunktur zur Tinnitusbehandlung

Lungen-Meridian (Lu)

Lu 9 *Taiyuan* (Großer Abgrund)
Lokalisation In der queren Handgelenksfurche, radial der A. radialis.
Punktion Senkrecht 0,2–0,5 cun, Moxibustion applizierbar. **Cave:** A. radialis.
Funktion Stärkt Lungen *qi*, fördert den *qi*-Fluss.
Besonderheit Tonisierungspunkt der Lunge.

Dickdarm-Meridian (Di)

Di 4 *Hegu* (zusammenkommendes Tal)
Lokalisation Auf dem Handrücken, am höchsten Punkt des Muskelwulstes zwischen Metacarpale I u. II.
Punktion Senkrecht 0,5–1 cun, Moxibustion applizierbar.
Funktion Leitet klares *qi* zum Ohr.
Besonderheit Meisterpunkt des Gesichts mit immunmodulatorischer Wirkung.

Magen-Meridian (Ma)

Ma 40 *Fenglong* (Reichliche Fülle)
Lokalisation Streckenmitte zwischen höchsten Punkt des Malleolus externus und Kniegelenkspalt 2 cun lateral der Tibiakante.
Punktion Senkrecht 0,5–1 cun, Knie am besten gebeugt, Moxibustion applizierbar.
Funktion Beseitigt Feuchtigkeit, beruhigt den Geist.
Besonderheit Wichtiger Punkt für die Akutbehandlung im Anfall.

Milz-Meridian (Mi)

Mi 6 *Sayinjiao* (Treffpunkt der drei Yin)
Lokalisation 3 cun oberhalb der größten Erhebung des Innenknöchels am Hinterrand der Tibia.
Punktion Senkrecht 0,5–1,5 cun oder tief bis Gb 39 bei Paresen, Moxibustion applizierbar, traditionell kontraindiziert in der Schwangerschaft; wenn, dann keine starke Stimulation!
Funktion Stärkt das Nieren-Yin, sowie Milz- und Leber-*qi* und Blut, wirkt so auch beruhigend auf den Geist.
Besonderheit *Luo*-Punkt von Leber, Niere und Milz, Kreuzung der drei Yin-Leitbahnen.

Mi 9 *Yinlingquan* (Innere Hügel-Quelle)

Lokalisation Bei gebeugtem Knie in Vertiefung unteren Condylus medialis tibiae, auf gleicher Höhe wie Gb 34.
Punktion Senkrecht 0,5–1,5 cun, Moxibustion applizierbar.
Funktion Leitet Feuchtigkeit ab, wirkt auf Magen und Milz.
Besonderheit Wichtiger Punkt für die Akutbehandlung im Anfall.

Herz-Meridian (He)

He 5 *Tongli* (Verbindung mit dem Inneren)

Lokalisation 1 cun proximal von He 7.
Punktion Senkrecht 0,3–0,8 cun, Moxibustion applizierbar.
Funktion Stärkt das Herz-*qi*, nährt das Blut.
Besonderheit Besonders wichtiger Punkt zur Herz-Stärkung.

Dünndarm-Meridian (Dü)

Dü 3 *Houxi* (Hintere Schlucht)

Lokalisation Bei Faust auf Handrücken im Grübchen hinter dem Ende der obersten Handtellerquerfalte.
Punktion Senkrecht 0,3–1 cun, Moxibustion applizierbar. **Cave:** Punktion schmerzhaft.
Funktion Klärt den Geist.
Besonderheit Stark psychisch wirksamer Punkt, gut wenn zusätzlich Kiefergelenkbeschwerden vorliegen.

Dü 19 *Tinggong* (Palast des Gehörs)

Lokalisation Bei offenem Mund in Grübchen zwischen Tragus und Kiefergelenk.
Punktion Senkrecht 0,2–1 cun, Moxibustion applizierbar. **Cave:** Keimverschleppung ins Kiefergelenk.
Funktion Öffnet das Ohr, leitet klares *qi* zum Kopf.
Besonderheit Wichtiger Punkt beim „Schwäche"-Tinnitus.

Nieren-Meridian (Ni)

Ni 3 *Taixi* (Leuchtendes Meer)

Lokalisation In der Vertiefung zwischen der höchsten Prominenz des Malleolus medialis und der Achillessehne.
Punktion Senkrecht 0,3–1 cun.
Funktion Nährt Nieren-Yin und klärt Mangel-Hitze, stärkt Nieren-Yang, stabilisiert Nieren-*qi* und die Lunge.
Stärkt den untern Rücken, Lokalwirkung.

Besonderheit *Yuan*-Punkt, Bach-*shu*-Punkt, Erd-Punkt. Bedeutender Punkt zur Stärkung der Nieren (v. a. Nieren-Yin).

Ni 5 *Shuiquan* (Wasserquelle)

Lokalisation 1 cun unter Ni 3.
Punktion Senkrecht ca. 0,3–0,5 cun, Moxibustion applizierbar.
Funktion Stärkt die Niere, belebt Blut und harmonisiert unteren Erwärmer.
Besonderheit Aktiviert Meridian-*qi* besonders stark.

Ni 6 *Zhaohai* (Leuchtendes Meer)

Lokalisation Unterhalb der Spitze des Innenknöchels.
Punktion Senkrecht 0,2–0,5 cun, Moxibustion applizierbar.
Funktion Nährt das Yin, kühlt das Blut, beruhigt den Geist.
Besonderheit Stärkste Wirkung auf das Nieren-Yin, und ebenfalls auf Nieren-Yang.

Ni 7 *Fuliu* (Wiederkehr des Abflusses)

Lokalisation Am Vorderrand der Achillessehne, hinter dem M. flexor digitorum longus 2 cun über der größten Prominenz des Malleolus internus = 2 cun oberhalb Ni 3.
Punktion Senkrecht 0,5–1 cun, Moxibustion applizierbar.
Funktion Tonisiert die Niere, beseitigt Nässe aus dem unteren Erwärmer.
Besonderheit Wirkt stark auf das Nieren-Yang.

Ni 9 *Zhubin* (Gästehaus)

Lokalisation 6 cun oberhalb des Innenknöchels, 1,5 cun hinter der medialen Tibiakante, am tibialen Rand des medialen Gastrocnemiusbauches.
Punktion Senkrecht 1–1,5 cun, Moxibustion applizierbar.
Funktion Stärkt Nieren-Yin, beruhigt den Geist.
Besonderheit Bei Ängstlichkeit und Beunruhigung stark wirksam, beseitigt Enge im Thorax.

Blasen-Meridian (Bl)

Bl 13 *Feishu* (Zustimmungs-Punkt der Lunge)

Lokalisation 1,5 cun lateral von Dornfortsatz BWK 3.
Punktion Schräg 0,5–1 cun, Moxibustion applizierbar. **Cave:** Pneumothorax.
Funktion Tonisiert Lungen *qi*.
Besonderheit *Shu*-Punkt der Lunge.

Bl 15 *Xinshu* (Zustimmungs-Punkt des Herzens)

Lokalisation 1,5 cun lateral des Dornfortsatzes von BWK 5.
Punktion Schräg 0,5–1 cun, Moxibustion applizierbar. **Cave:** Pneumothorax.
Funktion Beruhigt den Geist, stärkt das Herz.
Besonderheit Zustimmungspunkt des Herzens.

Bl 23 *Sanjiaoshu* (Transportpunkt zum Magen)

Lokalisation 1,5 cun lateral Dornfortsatz LWK 2, also lateral Du 4.
Punktion Senkrecht 0,5–1 cun, Moxibustion applizierbar.
Funktion Stärkt die Niere, besonders die Nieren-Essenz. Nährt das Blut. Öffnet die Ohren.
Besonderheit Zustimmungspunkt der Niere, bei Nieren-Yang-Schwäche moxen.

Bl 28 *Pangguangshu* (Transportpunkt zur Harnblase)

Lokalisation 1,5 cun lateral der dorsalen Medianen neben dem 2. Sacralloch.
Punktion Senkrecht 0,5–1,5 cun, Moxibustion applizierbar.
Funktion Leitet Hitze und Wind aus, beseitigt *qi*-Stagnation.
Besonderheit Rücken-Transport-*shu*-Punkt der Blase. Bei zusätzlichen Beschwerden der LWS gut geeignet.

Perikard-Meridian (Pe)

Pe 6 *Neiguan* (Innengrenze)

Lokalisation 2 cun proximal der Mitte der palmaren Handgelenksfurche zwischen den Sehnen der Mm. flexor carpi radilis u. palmaris longus.
Punktion Senkrecht 0,5–1 cun (bis nach 3E 6), Moxibustion applizierbar. **Cave:** N. medianus.
Funktion Stärkt das Herz-Blut, beruhigt den Geist.
Besonderheit Stark psychisch wirksamer Punkt.

Dreifacher-Erwärmer-Meridian (3E)

3E 5 *Weiguan* (Äußerer Pass)

Lokalisation 2 cun proximal der Mitte der dorsalen Handgelenksfurche, gegenüber Pe 6.
Punktion Senkrecht 0,7–1 cun, Moxibustion applizierbar.
Funktion Leitet Leber-Yang und Leber-Feuer aus, öffnet die Ohren.
Besonderheit 3E 5 bildet mit der Gallenblasenleitbahn die *shao-yang*-Achse, deshalb besonders bei begleitenden Kopfschmerzen wirksam.

3E 16 *Tiayou* (Vergittertes Himmelsfenster)

Lokalisation Am Hinterrand des M. sternocleidomastoideus, in Höhe des Angulus mandibulae, unter 3E 17.
Punktion Senkrecht 0,5–1 cun, Moxibustion applizierbar.
Funktion Lenkt klares *qi* zum Kopf.
Besonderheit Fördert den Lymphabfluss des Halses.

3E 17 *Yifeng* (Schutz vor dem Wind)

Lokalisation Am Vorderrand des Mastoids.

Punktion Senkrecht bzw. etwas schräg aufwärts 0,5–1 cun, Moxibustion applizierbar.
Funktion Leitet Leber-Yang und Leber-Fülle Symptome aus, öffnet das Ohr.
Besonderheit Besonders wichtig bei starker Füllesymptomatik.

3E 21 *Ermen* (Tor des Ohres)

Lokalisation In Höhe der Incisura supratragica, bei offenem Mund im Grübchen oberhalb des Condylus der Mandibula.
Punktion Senkrecht 0,5–1 cun, nach Punktion Mund wieder schließen lassen, Moxibustion applizierbar.
Funktion Öffnet das Ohr, indem klares *qi* gefördert, trübes *qi* abgeleitet wird.
Besonderheit Wichtiger Lokalpunkt am Ohr mit Bezug zum Os temporale.

Gallenblasen-Meridian (Gb)

Gb 2 *Ting hui* (Hören können)

Lokalisation Bei offenem Mund im Grübchen vor der Incisura intertragica, hinter Ramus ascendus der Mandibula.
Punktion Senkrecht 0,5–1 cun, Moxibustion applizierbar. **Cave:** Kiefergelenk.
Funktion Beseitigt Kälte und Wind.
Besonderheit Schmerzstillender Lokalpunkt.

Gb 6 *Xuanli* (Ein Maß von der Anhängung entfernt)

7

Lokalisation Wo Suturae frontoparietalis u. frontosphenoidalis u. sphenoparientalis zusammenkommen, zwischen Gb 4 u. Gb 7.
Punktion Flach s. c. 0,5–0,8 cun nach okzipital, Moxibustion applizierbar.
Funktion Leitet Leber-Yang ab, unterstützt das Ohr.
Besonderheit Kreuzungspunkt von Gallenblasen-Leitbahn, Dreifacher-Erwärmer und Magen-Leitbahn.

Gb 8 *Shuaigu* (Führendes Tal)

Lokalisation 1,5 cun über der Ohrmuschelspitze.
Punktion Flach s. c. 0,2–0,5 cun, Moxibustion applizierbar.
Funktion Beseitigt Obstruktion, leitet Leber-Yang ab.
Besonderheit Kreuzungspunkt von Gallenblasen- und Blasen-Leitbahn.

Gb 13 *Benshen* (Ursprung des Geistes)

Lokalisation 0,5 cun innerhalb des Haaransatzes, senkrecht oberhalb des lateralen Augenwinkels (3 cun lateral von Du 24).
Punktion Flach s. c. 0,5–0,8 cun nach hinten, Moxibustion applizierbar.
Funktion Beruhigt den Geist, leitet Leber-Yang ab.
Besonderheit Stark psychisch wirksamer Punkt.

Gb 20 *Fengchi* (Windteich)

Lokalisation Hinter dem Mastoid zwischen Trapezius u. M. sternocleidomastoideus am unteren Occipitalrand.
Punktion Schräg 0,5–1,2 cun in Richtung Nasenspitze bzw. kontralateraler Orbita, Moxibustion applizierbar.
Funktion Beseitigt Hitze, Wind, leitet Leber-Yang und Leber-Feuer ab, klärt die Ohren.
Besonderheit Durch *yang-wei-mai*-Verbindung Wirkung auf Niere und Geist. Sehr wichtiger Punkt bei Wind-Störungen. Für akuten Tinnitus und Schwindel.

Gb 34 *Yanglingquan* (Yang-Hügel-Quelle)

Lokalisation Bei gebeugtem Knie in der Vertiefung vor und unter dem Fibulaköpfchen.
Punktion Senkrecht 0,8–1,5 cun, Moxibustion applizierbar.
Funktion Harmonisiert Leber und Gallenblase.
Besonderheit Wirkt gut zusammen mit Le 3 auf den *qi*-Fluss.

Gb 39 *Xuanzhong* (Aufgehängte Glocke)

Lokalisation 3 cun oberhalb des Außenknöchels, am Vorderrand der Fibula.
Punktion Senkrecht 0,5–1,5 cun oder durchstechen bis Mi 6 möglich, Moxibustion applizierbar.
Funktion Leitet Wind aus, nährt das Mark und fördert die Essenz (Niere).
Besonderheit Kreuzungspunkt der drei Yang-Leitbahnen des Fußes, wirkt besonders stark auf das Mark (*hui*-Punkt), wirkt stark auf die seitliche HWS.

Gb 41 *Zulinqi* (Tränenabstieg am Fuß)

Lokalisation Im proximalen Winkel zwischen Os metatarsale IV und V.
Punktion Senkrecht 0,3–0,5 cun, Moxibustion applizierbar.
Funktion Harmonisiert den *qi*-Fluss der Leber, beseitigt Leber-Wind und Leber-Feuer.
Besonderheit Leitet bei chronischen Urogenitalinfekten Nässe-Hitze aus.

Gb 43 *Xiaxi* (Verengtes Tal)

Lokalisation In der Schwimmhautfalte zwischen 4. und 5. Zehe, näher am Grundgelenk der 4. Zehe.
Punktion Senkrecht 0,3–0,5 cun, Moxibustion applizierbar.
Funktion Leitet Leber-Yang aus, unterstützt die Ohren.
Besonderheit Seitliche Kopfschmerzen und akuter einseitiger Tinnitus.

Leber-Meridian (Le)

Le 2 *Xingjian* (Zwischenraum der Bewegung)

Lokalisation In der Schwimmhautfalte zwischen 1. und 2. Zehe, laterales Ende des Großzehengrundgelenks.
Punktion Schräg/senkrecht 0,3–1 cun, Moxibustion applizierbar.
Funktion Beseitigt Leber-Feuer, leitet Wind aus.
Besonderheit Sedierungspunkt, wirkt stark und schnell auf psychische Symptome.

Le 3 *Taichong* (Höchster Angriffspunkt)

Lokalisation Im proximalen Winkel zwischen Os metatarsale I u. II, auf dem Fußrücken.
Punktion Senkrecht 0,3–1 cun, Moxibustion applizierbar.
Funktion Beruhigt aufsteigendes Leber-Yang, fördert *qi*-Fluss, beruhigt den Geist.
Besonderheit Wichtiger Punkt beim akuten Hörsturz.

Du mai, Lenkergefäß *(Du)*

Du 4 *Mingmen* (Lebenstor)

Lokalisation Unterhalb des Dornfortsatz LWK 2, lateral liegen Bl 23 und Bl 47.
Punktion 0,5–1 cun schräg nach oben, Moxibustion applizierbar. **Cave:** Moxibustion bei Patienten unter 20 Jahren und Sedierung kontraindiziert.
Funktion Stärkt Nieren-Yang und Essenz, nährt Ursprungs-*qi*.
Besonderheit Sehr starke Wirkung auf Nieren-Yang, besonders bei älteren Patienten mit Kälte-Symptomen.

Du 14 *Dazhui* (Großer Wirbel)

Lokalisation Unterer Dornfortsatz HWK 7.
Punktion 0,5–1 cun senkrecht, Moxibustion applizierbar. **Cave:** Wirkung abhängig von der Nadeltechnik: Du 14 + M stärkt und wärmt das *Yang*; Du 14 – befreit die Körperoberfläche, leitet Wind-Hitze und innere Hitze aus, Moxibustion kontraindiziert.
Funktion Bei Stimulation tonisiert er das Yang und klärt den Geist.
Sedierend genadelt beseitigt Du 14 äußere Faktoren wie Wind-Hitze und innere Hitze.
Besonderheit Hat gegensätzliche Wirkungen, je nach Nadelung.

Du 16 *Fengfu* (Ort des Windes)

Lokalisation 1 cun über dem occipitalen Haaransatz, im Grübchen unter der Protububerantia occipitalis externa.
Punktion 0,5–0,8 cun senkrecht oder schräg nach kaudal, dabei den Patienten den Kopf leicht nach vorne beugen lassen. **Cave:** Nicht zu tief oder nach kranial gerichtet nadeln! Direkte Moxibustion kontraindiziert. Wirkung abhängig von der Nadeltechnik: Du 16 +

stärkt die Funktionen des Gehirns und erhellt den Geist; Du 16 – leitet äußeren und inneren Wind aus.
Funktion Leitet Wind aus dem Kopf ab, beruhigt Leber-Yang.
Besonderheit Ebenfalls starke Wirkung auf die Psyche.

Du 20 *Baihui* (Zusammenkunft aller Leitbahnen)
Lokalisation Auf der Verbindungslinie der beiden Apices auriculae.
Punktion 0,3–0,5 cun flach s. c., Moxibustion applizierbar. **Cave:** Moxibustion kontraindiziert bei Hitzezeichen und Hypertonus. Wirkung abhängig von Nadeltechnik: Du 20 M auf Ingwerscheibe hebt das Milz-*Yang*, Du 20 + lenkt das klare *Yang* zum Kopf (zur Wiederbelebung), Du 20 – senkt inneren Wind ab.
Funktion Klärt den Geist, tonisiert das Yang, beseitigt Leber-Wind und aufsteigendes Leber-Yang.
Besonderheit Bei Schwindelsymptomen durch inneren Wind.

Ren Mai, Konzeptionsgefäß *(Ren)*

Ren 4 *Guanyuan* (Pass zum Ursprung)
Lokalisation 2 cun bzw. 2/5 der Strecke Symphyse/Nabel oberhalb der Symphyse.
Punktion 0,5–1,5 cun senkrecht, Moxibustion applizierbar. **Cave** in der Schwangerschaft.
Funktion Beruhigt den Geist. Nährt Blut und Yin, stärkt das Yang und die Niere.
Besonderheit Sehr wichtig bei Leere-Symptomen von Yin und Blut.

Ren 5 *Shimen* (Steinernes Tor)
Lokalisation 2 cun unterhalb des Nabels.
Punktion 0,5 cun senkrecht, Moxibustion applizierbar.
Funktion Stärkt Ursprungs-*qi* und wärmt die Nieren.
Besonderheit Gut bei schwacher Konstitution zur Stärkung der Nieren.

Ren 6 *Qihai* (Meer des *Qi* (der Energie))
Lokalisation 1,5 cun unterhalb des Nabels.
Punktion 0,8–1,2 cun senkrecht, Moxibustion applizierbar. **Cave** in der Schwangerschaft.
Funktion Allgemein tonisierender Punkt.
Besonderheit Wichtiger Punkt bei allen Schwächezuständen.

Ren 9 *Shuifen* (Verteilung des Wassers)
Lokalisation 1 cun oberhalb des Nabels.
Punktion 0,5–1 cun senkrecht, Moxibustion applizierbar.
Funktion Beseitigt Schleim.
Besonderheit Starke Wirkung auf Darmschleimhaut.

7

Ren 12 *Zhongwan* (Mitte des Magens)

Lokalisation In der Mitte zwischen Nabel und Xiphoid.
Punktion 0,8–1,5 cun senkrecht, Moxibustion applizierbar.
Funktion Stärkt die Milz- und Magenfunktion.
Besonderheit Kreuzungspunkt von Dünndarm-Leitbahn, Dreifacher Erwärmer, die Beziehung zum Ohr haben.

Ren 14 *Juque* (Grenze der Macht)

Lokalisation 2 cun unterhalb des Xiphoids.
Punktion 0,5–1 cun senkrecht. **Cave:** Moxibustion bei Hitzezeichen kontraindiziert.
Funktion Tonisiert das Herz, beruhigt den Geist.
Besonderheit Alarmpunkt des Herzens.

Ren 17 *Danzhong* (Mitte der Brust)

Lokalisation Mittellinie des Sternums, in Höhe des 4. ICR, zwischen den Mamillen (Mann).
Punktion 0,3–0,5 cun flach s. c. nach kaudal, Moxibustion bewährt.
Funktion Stärkt das Herz-*qi*.
Besonderheit Stark psychisch wirksamer Punkt.

Extra-Punkte

Ex-HN 3 *Yintang* (Dekorierte Halle)

Lokalisation Mitte zwischen den Augenbrauen.
Punktion Hautzwickmethode und horizontales Einstechen, 0,3–0,5 cun tief in Richtung Nasenwurzel, *de-qi*-Gefühl strahlt gegen die Nasenwurzel.
Funktion Klärt den Geist.
Besonderheit Bessert Schlaflosigkeit.

Ex-HN 5 *Taiyang* (Leuchtendes Yang)

Lokalisation Schläfengrube, Schnittpunkt Verlängerung des Augenbrauenbogens mit einer Waagrechten vom äußerem Lidwinkel nach lateral.
Punktion Senkrecht oder schräg 0,3–0,5 cun tief, zum Klären der Hitze Punkt bluten lassen (Mikroaderlass).
Funktion Leitet Hitze Symptome aus dem Kopf ab, wirkt gegen Leber-Feuer.
Besonderheit Wichtiger Punkt bei Schläfenkopfschmerz.

7.2 Abbildungen zur Mikrosystemakupunktur

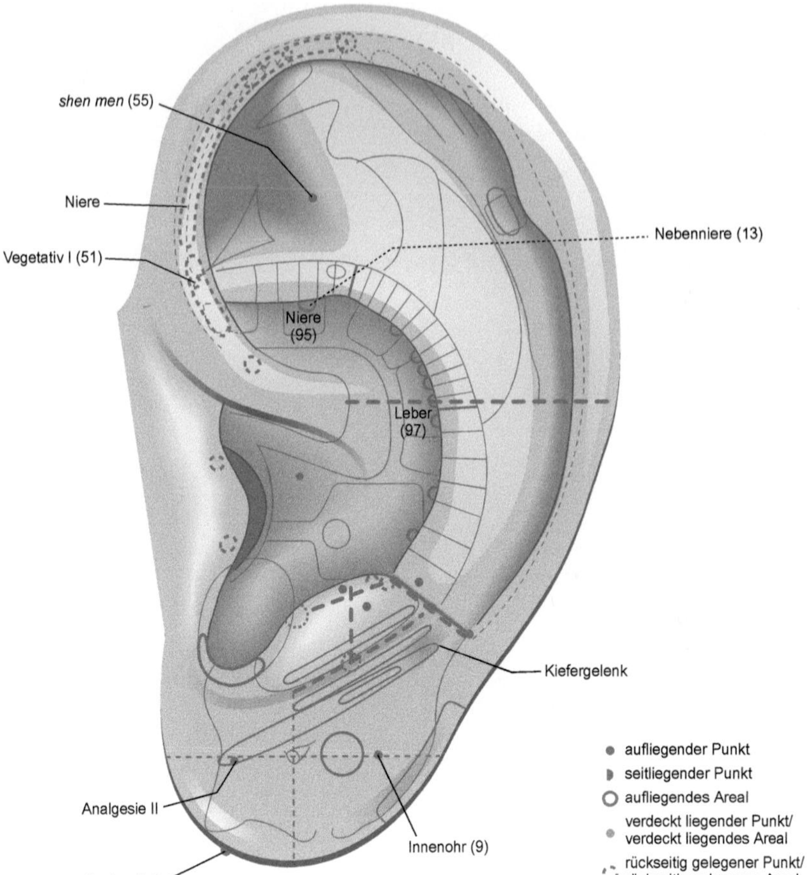

Abb. 7-1 Ohrakupunktur

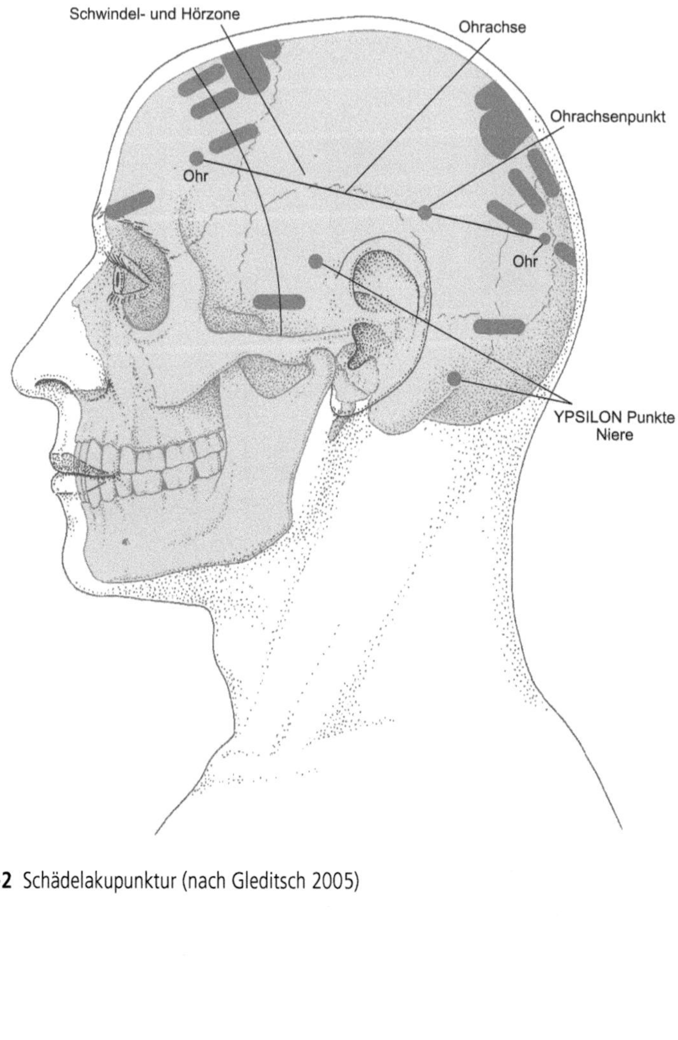

Abb. 7-2 Schädelakupunktur (nach Gleditsch 2005)

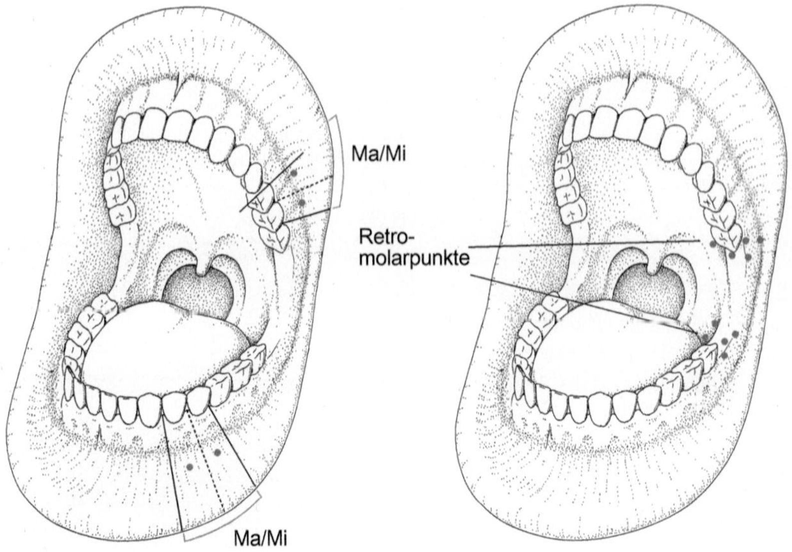

Abb. 7-3 Mundakupunktur (nach Gleditsch 2005)

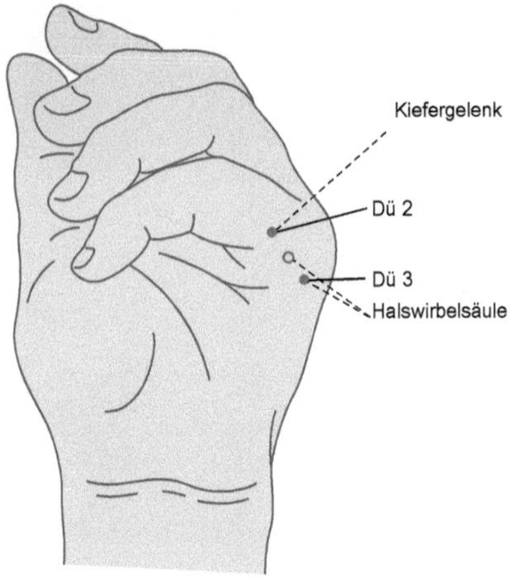

Abb. 7-4 Handakupunktur (nach Gleditsch 2005)

7.3 Übungsanleitung zur Hanna Somatics

Somatische Übungen: Tägliche Streckbewegungen – Die Katze (nach Thomas Hanna)

Übungsanleitung für Patienten: Wenn die somatischen Übungen vom Patienten selbständig ausgeführt werden, ist auf eine ungestörte Atmosphäre und konzentrierte Durchführung zu achten. Die einzelnen Bewegungssequenzen sind je fünf Mal zu wiederholen. Jedem Übungsabschnitt (Ausgangsposition 1–8) folgt eine kurze Pause, bei der tief durchgeatmet werden soll.

1. Ausgangsposition

Legen Sie sich auf den Rücken, die Knie aufgestellt und die Füße in der Nähe des Beckens.

Bewegung: Wölben Sie nun Ihren unteren Rücken und lassen Sie ihn dann wieder flach werden; Sie atmen dabei beim Hochgehen ein und beim Heruntergehen aus. (5 Wh.)

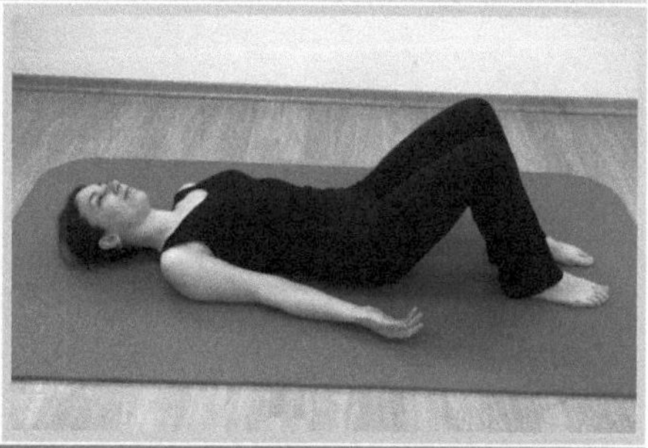

2. Ausgangsposition

Verschränken Sie nun die Hände hinter dem Kopf.

Bewegung: Atmen Sie ein und wölben Sie dabei Ihr Kreuz (denken Sie daran, dass das Steißbein dabei gegen den Boden drückt, während sich der Rücken an der Gürtellinie hebt). Atmen Sie aus und senken dabei den Rücken zurück zum Boden, während Sie Ihren Kopf anheben. (5 Wh.)

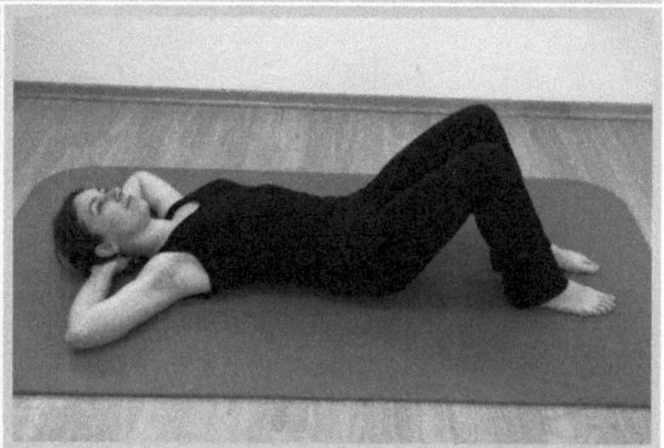

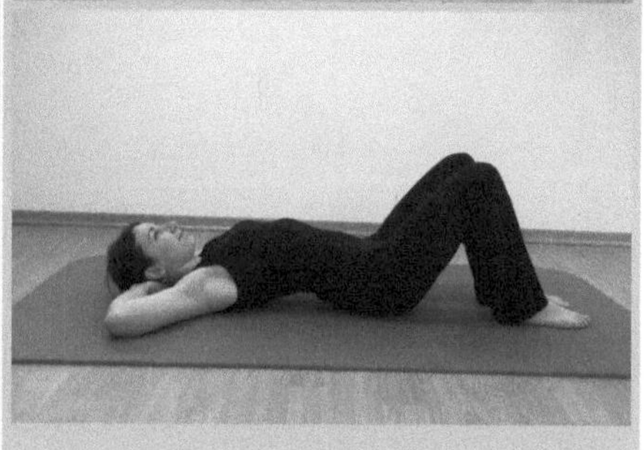

Abb. 7-5 Hanna-Somatics (nach Thomas Hanna) (Position 1–8)

Somatische Übungen: Tägliche Streckbewegungen – Die Katze (nach Thomas Hanna) *(Forts.)*

3. Ausgangsposition

Drehen Sie sich auf Ihren Bauch, legen Sie die linke Wange auf den rechten Handrücken, während der linke Arm lang ausgestreckt neben Ihrem Körper liegt.

Bewegung: Atmen Sie jetzt langsam ein, während Sie sowohl das linke Bein als auch rechte Hand und Ellbogen und den Kopf anheben. Beim langsamen Ausatmen senken Sie Kopf, Arm und Bein wieder behutsam. (5 Wh.) Wiederholen Sie die Übung auf der anderen Seite.

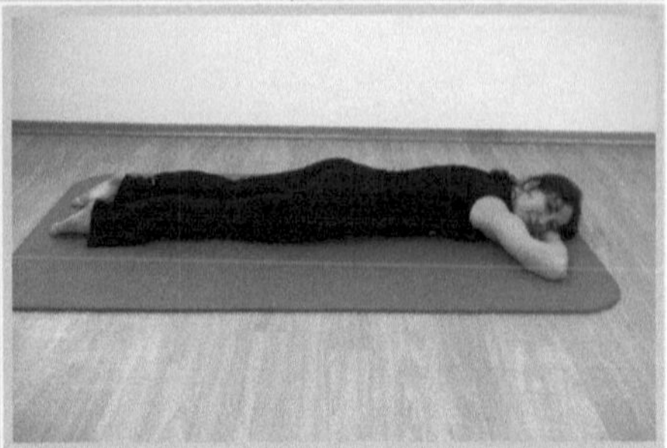

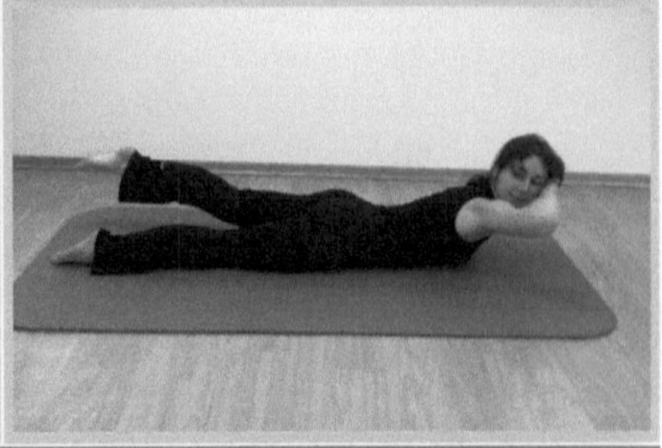

4. Ausgangsposition

Legen Sie sich auf den Rücken, die Knie aufgestellt, die rechte Hand hinter dem Kopf. Heben Sie dann das linke Knie und halten Sie es mit der linken Hand.

Bewegung: Atmen Sie ein und heben dabei langsam Ihr Kreuz; während Sie ausatmen, senken Sie den Rücken und heben den Kopf und den rechten Ellbogen in Richtung des linken Knies. Ziehen Sie gleichzeitig das linke Knie zum rechten Ellbogen und zum Gesicht. (5 Wh. je Körperseite)

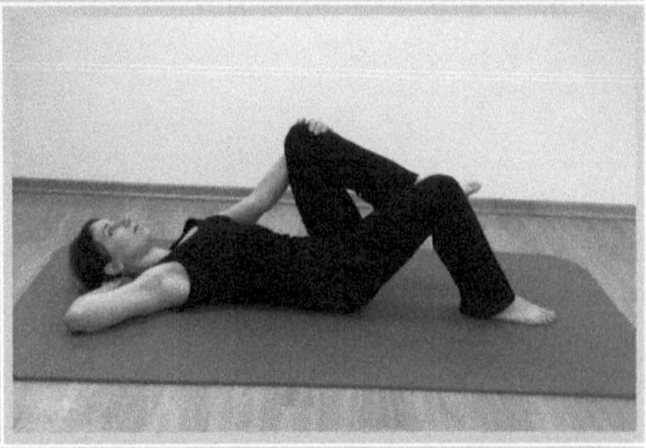

Wahrnehmung: Achten Sie darauf, dass der Kopf und der Ellbogen leicht nach links zeigen müssen. Spüren Sie auch, wie der Ellbogen umso näher zum Knie kommt, je mehr Sie den Rücken nach unten gegen den Boden rund machen. Ihre Rückenmuskeln lockern sich noch mehr und werden geschmeidiger: Sie gewinnen die willkürliche Kontrolle über die Rückenmuskeln zurück.

7

Somatische Übungen: Tägliche Streckbewegungen – Die Katze (nach Thomas Hanna) *(Forts.)*

5. Ausgangsposition

Lassen Sie die Knie aufgestellt, aber strecken Sie beide Arme seitwärts aus.

Bewegung:

- Rollen (nicht schieben!) Sie den linken Arm auf dem Boden nach oben, so dass der Daumen bzw. die Handfläche nach oben zeigen, bis die Schulter anfängt, sich gegen den Boden zu drücken. Gleichzeitig rollen (nicht schieben!) Sie den rechten Arm auf dem Boden in Richtung der Füße, bis die Schulter anfängt, sich vom Boden zu heben. (Hier zeigt der Daumen bzw. die Handfläche jetzt nach unten).
- Wiederholen Sie dann in umgekehrter Richtung. Machen Sie dies langsam und behutsam mehrere Male, bis sie ein Gefühl für die Bewegung bekommen.
- Rollen Sie jetzt den rechten Arm nach unten und den linken Arm nach oben und lassen Sie gleichzeitig die Beine nach rechts sinken, wobei die Knie eng zusammen bleiben. Machen Sie es dann umgekehrt: Während der rechte Arm zurück nach oben und der linke nach unten rollt, bewegen Sie die Beine nach links.
- Fahren Sie mit dieser Bewegung langsam fort, vor und zurück, während Sie Ihren Kopf in die Bewegung mit einbeziehen, indem Sie ihn nach links rollen, wenn die Beine nach rechts sinken, und indem Sie ihn nach rechts rollen, wenn die Knie nach links sinken. (5 Wh. je Körperseite)

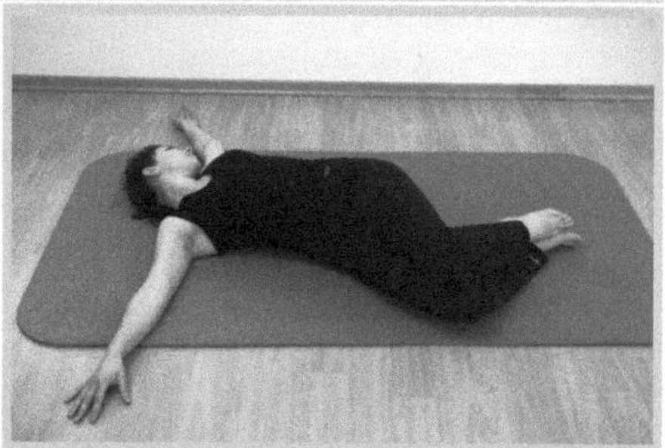

6. Ausgangsposition

Legen Sie sich auf die linke Seite, die Knie aufeinandergelegt und im rechten Winkel zum Körper angezogen. Strecken Sie den linken Arm auf dem Boden aus und legen Sie Ihren Kopf darauf ab. Fassen Sie mit der rechten Hand über den Kopf, und legen Sie die rechte Hand unter das linke Ohr.

Bewegung:

- Atmen Sie ein und heben Sie den Kopf mit Hilfe des rechten Armes langsam an. Atmen Sie dann aus und legen den Kopf wieder ab. (5 Wh.)
- Atmen Sie ein und heben Sie dabei sehr langsam den rechten Unterschenkel und Fuß; der rechte Oberschenkel rollt mit (wird aber nicht angehoben). Atmen Sie aus und lassen den Fuß langsam zurückgehen. (5 Wh.)

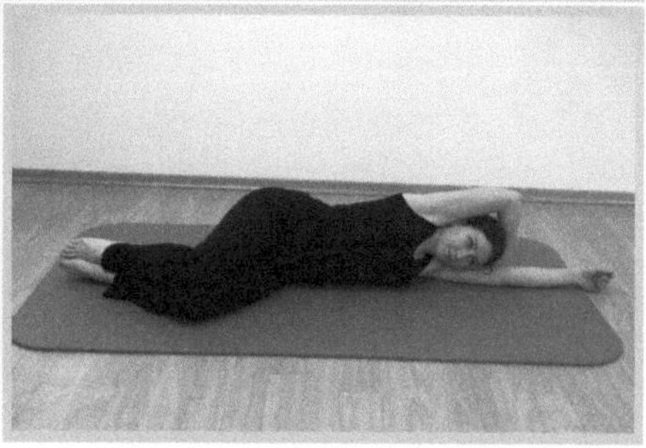

Somatische Übungen: Tägliche Streckbewegungen – Die Katze (nach Thomas Hanna) *(Forts.)*

Bewegung: Atmen Sie ein und heben Sie Kopf und rechten Fuß zusammen an. Atmen Sie aus und lassen Sie beide gleichzeitig zurückgehen. Tun Sie so, als ob Sie die rechte Achselhöhle anheben, um sie zur rechten Hüfte zu bringen. (5 Wh.)

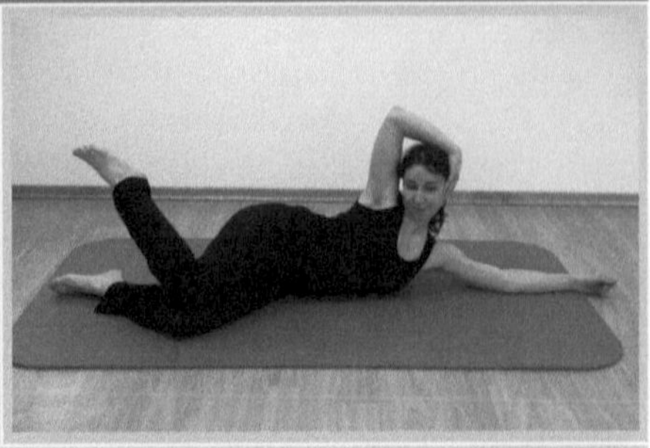

Wahrnehmung: Legen Sie sich auf den Rücken und ruhen Sie sich aus. Spüren Sie Ihren Körper, wie er sich in seinem mittleren Bereich anfühlt. Wiederholen Sie die Bewegungen auf der anderen Seite. (5 Wh.)

7. Ausgangsposition

Legen Sie sich auf den Rücken, die Beine gestreckt, Blick zur Decke.

Bewegung: Drehen Sie zuerst den rechten Fuß mit der Fußsohle nach innen und heben ihn nach oben und innen, während das rechte Knie nach außen sinkt und der linke Rücken sich hebt.
Strecken Sie als zweites das Bein aus, drehen Sie dann den rechten Fuß mit der Fußsohle nach außen und heben ihn hoch und nach außen, während das rechte Knie sich nach innen senkt und der rechte Rücken sich hebt. Strecken Sie dann das Bein aus und beginnen Sie wieder mit der ersten Bewegung. (5 Wh.)

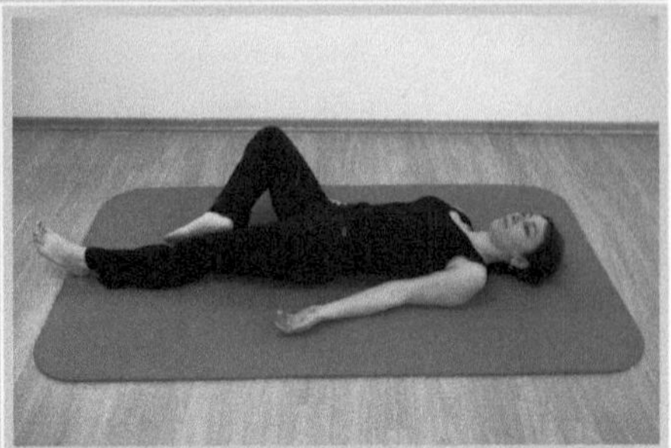

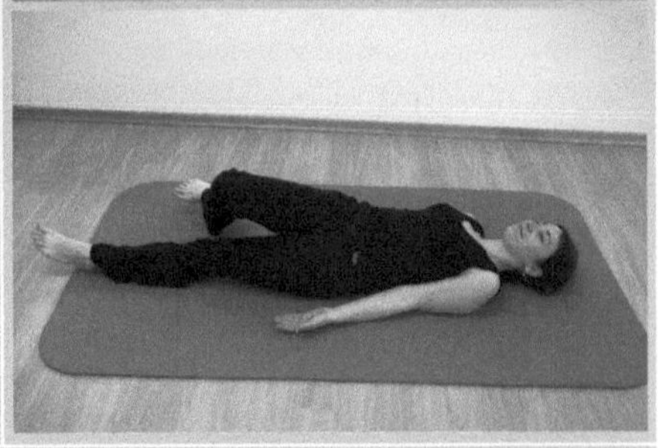

Wahrnehmung: Beobachten Sie, wie der gesamte Körper bis hinauf zum Nacken dieser Bewegung des Fußgelenkes folgt. Ihr Körper wird dabei langsam beweglicher und fängt an, sich geschmeidig als Einheit zu bewegen. Dies ist das Gefühl der Synergie.
Hören sie damit auf, strecken sie Ihre Beine und ruhen Sie sich aus.
Achten sie darauf, wie viel „mehr" Bein Sie rechts haben im Vergleich zu dem, wie sich das linke Bein anfühlt.
Wiederholen Sie die Bewegung sehr langsam mit dem anderen Bein. (Wh. 5)

Somatische Übungen: Tägliche Streckbewegungen – Die Katze (nach Thomas Hanna) *(Forts.)*

Bewegung: Drehen Sie jetzt beide Füße gleichzeitig mit den Fußsohlen nach innen und lassen Sie die Knie, die Sie „O-beinig" halten, nach außen sinken; strecken Sie dann die Beine aus und drehen Sie die Füße mit den Sohlen nach außen, so dass die Knie, die sie „X-beinig" halten, nach innen sinken. (5 Wh.)

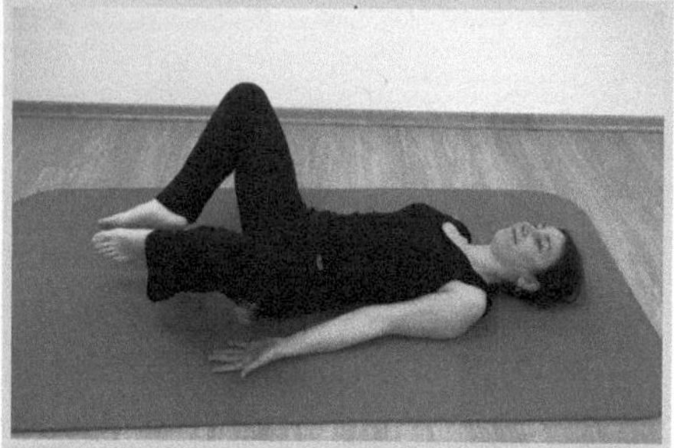

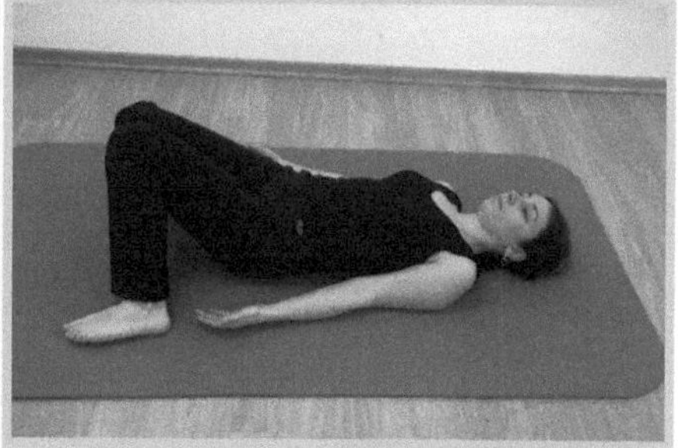

Wahrnehmung: Spüren Sie, wie sich die Kreuzgegend bei „ O-Beinen" in Richtung eines Hohlrückens hochwölbt; bei „X-Beinen" flacht sie sich zum Boden hin ab.
Beobachten Sie, wie äußerst lebendig sich Ihre Beine jetzt anfühlen. Aus der Sicht Ihres sensomotorischen Systems haben Sie jetzt auf beiden Seiten „mehr" Bein als zuvor. Und beobachten Sie, wie sich diese Lebendigkeit nach oben in Ihren ganzen Körper ausbreitet, der sich jetzt sehr entspannt anfühlt.

8. Ausgangsposition

Nehmen Sie am Boden eine Sitzhaltung ein, die rechte Hand auf der linken Schulter und beide Knie gebeugt, so dass die Sohle des linken Fußes am rechten Oberschenkel liegt.

Bewegung: Bewegen Sie sehr langsam den gesamten Oberkörper nach links und drehen Sie dabei auch Augen, Kopf, Schulter, Ellbogen und Rumpf so weit, wie es sich angenehm anfühlt nach links. Wenn Sie bei dieser Drehbewegung an Ihre Grenze gekommen sind, kehren Sie um und kommen zurück zur Mitte (Oberkörper, Kopf und Schultern). Wiederholen Sie dies 5 Mal, und bleiben Sie dann mit dem Rumpf bewegungslos bei der äußersten Linksdrehung stehen.

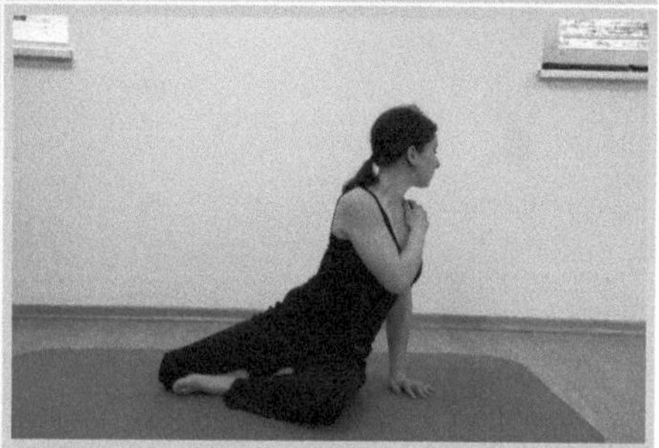

Somatische Übungen: Tägliche Streckbewegungen – Die Katze (nach Thomas Hanna) *(Forts.)*

- Bewegung: Drehen Sie nur den Kopf fünf Mal nach rechts und wieder zurück nach links.
- Drehen Sie dann sowohl den Kopf als auch den Rumpf in abwechselnde Richtungen zu einer vollen Drehung des Rückgrats, das heißt: Sie halten den Rumpf in der Linksdrehung und drehen den Kopf zur Mitte. Das ist die Ausgangsposition. Dann drehen Sie den Rumpf zur Mitte während der Kopf nach links wandert. (Wh. 5)
- Drehen Sie Ihren Rumpf nach links, heben Sie das Gesicht zur Zimmerdecke, während die Augen hinunter zum Boden sehen. Dann umgekehrt: richten Sie das Gesicht zum Boden und lassen Sie die Augen zur Zimmerdecke wandern. (Wh. 5)

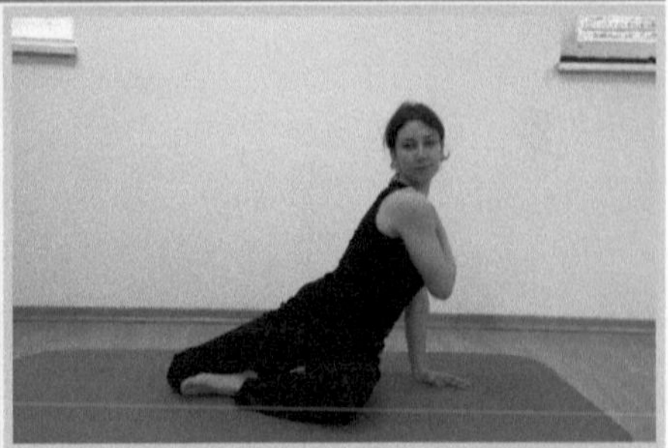

Wiederholen Sie die Bewegungen auf der anderen Seite (5 Wh.).
Legen Sie sich danach auf den Rücken und ruhen sich aus.

Wh. = Wiederholung

7.4 Leseprobe aus Jochen M. Gleditsch, Reflexzonen und Somatotopien. Elsevier München 2005, S. 22–26

2 Charakteristika der Mikrosysteme

Über die TCM steht eine umfangreiche Literatur zur Verfügung, während die Therapie über Mikrosysteme weit weniger erarbeitet und verbreitet ist. Deshalb wird in diesem Buch die Möglichkeit der Mikrosystemtherapie zuerst vorgestellt, dies auch im Hinblick auf deren zunehmende Durchsetzung.

2.1 Reaktives Auftreten – Auslöschphänomen

Die Punkte der Meridianakupunktur sind aufgrund ihres Zusammenschlusses in dem Energiekreislauf aller Meridiane ständig präsent und auffindbar. Im Unterschied hierzu treten die Punkte der Mikrosysteme jeweils reaktiv auf. Sie werden erst aktiviert und damit nachweisbar, wenn die jeweils korrelierende Funktion bzw. deren Organ gestört ist. Die Mikrosystempunkte treten nach einem „On/Off-Prinzip" auf, denn nach Abklingen der zugrunde liegenden Organstörung sind sie wieder inaktiv, „gelöscht". Simultan werden auch die mitreagierenden analogen Irritationspunkte der übrigen Mikrosysteme inaktiviert und „stumm", ohne dass dort therapiert werden musste. Dieses Auslöschphänomen zeigt an, dass die an dem einen MAPS erfolgte Therapie einen übergreifenden Regulationsimpuls gesetzt hat.

2.2 Diagnostik – Palpation – Detektion

Für die Therapie und Diagnostik über Mikrosysteme ist es daher vorteilhaft, wenn der Therapeut nicht nur mit einem, sondern mit zwei oder mehreren MAPS vertraut ist. Dies ermöglicht eine vergleichende Testung, welches der Punktsysteme am stärksten signalisiert. Der Therapieerfolg ist nämlich dann am nachhaltigsten, wenn besonders aktive Punkte gewählt werden (Abb. 7).

Die Testung erfolgt vorzugsweise mittels Palpation oder besser Feindetektion mit einem Detektionsinstrument (elektrisches Gerät oder feine Kugelsonde). Dadurch lassen sich die aktiven Punkte aufspüren und dank ihrer veränderten Reagibilität von der Umgebung differenzieren.

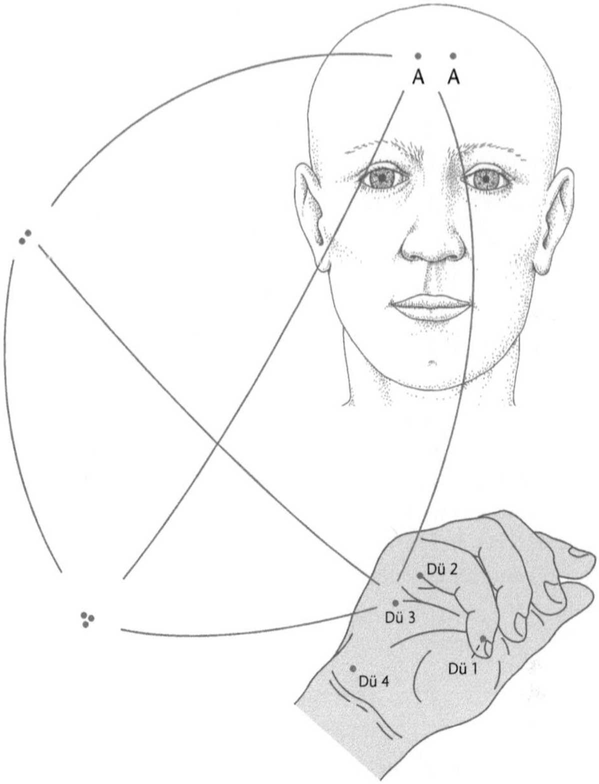

Abb. 7 *Analoge Punkte und Areale für die HWS an verschiedenen MAPS: Die Therapie beginnt vorzugsweise an den am deutlichsten reagierenden Punkten*

Die aktivierten Reaktionspunkte können als spezifische „Inputs" zu körpereigenen Regelsystemen interpretiert werden. Das Postulat von Head bestätigt sich hier: je deutlicher ein spezifischer Punkt – ein „Maximalpunkt" – sich meldet, desto effektiver eignet er sich als Therapieort. Als Regulationsimpuls eignet sich speziell der Nadelreiz – so exakt wie möglich auf den Punkt gebracht –, aber auch Druckmassage (Akupressur) oder Lasereinstrahlung. Die systemischen Vermaschungen führen zu Fernwirkungen, die weit über die Lokalantwort hinausgehen. Der Fernpunkt braucht nicht notwendig eine Solitärbeziehung zum Zielorgan bzw. dessen Funktion zu haben; er muss aber dem übergeordneten Regelsystem angeschlossen sein. Die vielfältigen Fernwirkungen führen die Vernetzung vor Augen, die die verschiedenen Funktionen des Organismus in Wechselwirkung verbindet.

Nicht selten findet der Therapeut an Mikrosystemen aktive Punkte, ohne dass über eine Beschwerdesymptomatik am korrelierenden Organ geklagt wird. Erst durch Befragen wird dem Patienten zum Beispiel ein lang zurückliegendes Trauma erinnerlich. Hier scheint die Funktion nicht ad integrum wiederhergestellt zu sein, so dass der Organismus bei subjektiver Beschwerdefreiheit immer noch aktive Kompensationsmechanismen aufrechterhält.

2.3 Rascher Wirkungseintritt

Die Wirkung der Mikrosystem-Akupunktur tritt im Allgemeinen rascher ein als die der traditionellen Körperakupunktur. Dies gilt vor allem für die Therapie von Störungen des Bewegungssystems. Doch ist es nicht selten erforderlich – speziell bei chronischen Erkrankungen –, die TCM einzubeziehen, um auch die tiefer liegenden, meist psychosomatischen Zusammenhänge anzusprechen und zu stabilisieren. Als Einstieg erweist sich jedoch die Therapie am Mikrosystem als sinnvoll, weil durch den rascheren Wirkungseintritt die Patienten motiviert werden, auch für weitere Therapiemaßnahmen.

2.4 Geometrische Punktanordnungen

Die Mikrosysteme weisen noch ein weiteres spezifisches Phänomen auf: geometrische Punktanordnungen, sei es als Fortpflanzung auf einem Strahl wie bei der Ohrgeometrie, sei es als Doppellokalisation an der Vorder- oder Rückseite (Ohrmuschel) bzw. Innen- oder Außenseite (Lippe) eines Gewebes. Horizontal-lineare Punktfortpflanzungen können auch in den Segmenten auftreten, und zwar als Belts in Höhe aktivierter Zustimmungspunkte der TCM. Die streng geradlinige Anordnung solcher Segmentpunkte spricht dafür, dass sie auf gleicher Frequenz agieren, also biophysikalisch zu erklären sind.

2.5 Autoregulative funktionelle Mechanismen

Die sich an den Mikrosystemen abspielenden Phänomene gewähren einen Einblick in die autoregulativen Mechanismen des Organismus.

Das Funktionelle bildet die Basis sowohl für das Verständnis der TCM als auch der modernen westlichen Mikrosysteme. Für Funktionen des Organismus gilt ein gegenseitiges Bedingen und Bewirken. Die Wechselwirkungen verschiedener Organe und Körperbereiche untereinander können, wie dargelegt, als systemische Vernetzung interpretiert werden.

Nach Erkenntnissen der Wissenschaftstheorie lassen sich Funktionen sowohl linear-kausal als auch non-linear, akausal erklären (Essler). Im Zusammenwirken mehrerer Faktoren dient ihre Wechselbeziehung dem Ziel des Ganzen. Die körpereigene Regulation ist auf Erhaltung bzw. Wiederherstellung der Homöostase angelegt, nach der Definition von L. v. Bertalanffy auf Äquifinalität. Eine regulative Therapie wie die Akupunktur oder Mikrosystem-Therapie ist in diesem Sinne eine Ordnungstherapie, wie Bachmann, der Begründer der Akupunktur in Deutschland, definierte.

2.6 Kybernetische Interpretation

In Begriffen der Kybernetik ausgedrückt, sind Mikro-Aku-Punkt-Systeme Homöostate (engl. homeostats). Sie bieten Informationsaustausch zwischen dem Inneren des menschlichen Organismus und dem Umfeld, um die innere Stabilität zu gewährleisten. Jede Funktionsstörung eines Organs wird nach Art eines Resonanzphänomens augenblicklich in allen Mikrosystemen reflektiert.

Ein Erklärungsansatz für das Phänomen der Mikrosysteme ist die Fraktaltheorie, die auf Benoit Mandelbrot und seine Arbeit auf dem Gebiet der nichtlinearen Gleichungen und komplexen Zahlen zurückgeht. Selbstähnlichkeit wurde als ein Grundprinzip der Selbstorganisation in der Natur erkannt. Im Sinne der Fraktalisation erzeugt der Körper zahlreiche Selbstspiegelungen, die sich an speziellen Arealen der Körperoberfläche manifestieren. Der biologische Zweck dieser vielfachen Selbstreproduktionen kann am ehesten informativ-kybernetisch im Sinne der Vielfach-Absicherung interpretiert werden. Information bzw. Informationsverstärkung vermag das Maß der ungeordneten Vielfalt zu verringern.

2.7 Zusammenfassung

In den Mikrosystemen als Selbstspiegelungen des Organismus finden wir keine Abbildungstreue im Sinne einer Holografie. Vielmehr bringt jedes Somatotop die ihm zur Verfügung stehenden Ausdrucksmöglichkeiten zur Geltung – sei es als eine Punktkartographie des Organismus wie auf der Ohrmuschel, sei es als räumlich verdichtete punktuelle Repräsentation ganzer Organverbundsysteme in der Mundhöhle.

Die Gesamtheit der Punkte eines Mikrosystems ergibt ein eigenes Funktionsbild auf einem umschriebenen Teilbereich des Organismus. Dieses kann

- eine komplette kartographisch-somatotopische Repräsentation der Vielfalt der Organe und Funktionen sein (z. B. Ohrakupunktur),
- die Gesamtheit der Meridiane bzw. Funktionskreise systemisch repräsentieren (z. B. Schädel-, Mundakupunktur),
- ein inkomplettes, in seiner Punktkartographie und seinen Indikationsschwerpunkten spezialisiertes System sein (z. B. chinesische Hand- und Schädelakupunktur).

- Jeder Punkt hat eine spezifische Korrelation zu einer bestimmten Organfunktion bzw. zu einem bestimmten Verbundsystem (Meridian, Funktionskreis).
- Die Punkte treten reaktiv auf im Sinne des On/Off-Prinzips und „melden" auf diese Weise jeweils eine spezielle Funktionsstörung.
- Die irritierten Punkte können sowohl diagnostisch als auch therapeutisch genutzt werden und eignen sich darüber hinaus zur Verlaufskontrolle.
- Das exakte Treffen der Mikrosystempunkte ist entscheidend für den Therapieerfolg. Der Effekt der MAPS-Therapie tritt meist rascher ein als bei der Körperakupunktur, speziell bei Erkrankungen des Bewegungssystems.
- Die einzelnen Mikrosysteme wie auch deren Punkte stehen untereinander in Wechselbeziehung.
- Der Irritationsgrad analoger Punkte an verschiedenen MAPS ist jedoch oft unterschiedlich. Dies erleichtert die Entscheidung über das therapeutische Procedere.
- Die verschiedenen MAPS sind derart untereinander vernetzt, dass die an einem Mikrosystem und seinen Punkten vorgenommene Therapie analoge Punkte anderer MAPS im Erfolgsfall auslöscht.
- Das Auslöschphänomen ist zugleich Hinweis darauf, dass das Zielorgan angesprochen hat und der Organismus für Regulationsmaßnahmen offen ist.
- Die Punkte an den Mikrosystemen können sich linear-geometrisch fortpflanzen und auch an Vorder- und Rückseiten bzw. Innen- und Außenseiten von MAPS-Arealen dupliziert auftreten.
- Als Erklärung für die vielfältigen Phänomene der MAPS kommen am ehesten systemische Zusammenhänge und informative Resonanzreaktionen in Frage.
- Die Wirkungsweisen und Kontraindikationen der Mikrosystem-Therapie sind die gleichen wie bei der Körperakupunktur. Für die Therapie von Lähmungen und neurologischen Ausfällen sowie als additive Akupunktur im Rahmen der Suchtbehandlung ist die MAPS-Therapie eindeutig überlegen.

Literatur

Bäcker M, Gareus I, Knoblauch NTM, Michalsen A, Dobos GJ: Akupunktur in der Schmerztherapie – Hypothese zu adaptiven Prozessen, Forsch Komplementärmed Klass Naturheilkd 2004(11):335–345

Becker RO, Reichnaamis M: Elektrophysiological correlates of acupuncture points and meridians. Psychoenergetic Systems 1976(1):238–244

Biesinger E, Heiden C, Greimel V, Lendle T, Höing R, Albegger K: Strategien in der ambulanten Behandlung des Tinnitus, HNO 1998(46):157–169

Burchard JM: Neues zur akustischen Funktion der Ohrmuschel. In: Spektrum 1997(4):23–25

Decher H: Die zervikalen Syndrome in der Hals-Nasen-Ohren-Heilkunde, Aktuelle Oto-Rhino-Laryngologie 1969(1–2):1–185

Drucker T: Drugs that can cause tinnitus, Am Tinnitus Assoc Newsletter 1979(4):3–5

Ernst M, Lee HMM: Sympathetic vasomotor changes induced by manual and electrical acupuncture of the Hoku point visualized by thermography, Pain 1985(21):25–34

Feldmann H: Tinnitus. Grundlagen einer rationalen Therapie und Diagnostik, 2. Aufl. Thieme, Stuttgart, New York 1998

Gleditsch JM.: Reflexzonen und Somatotopien, Urban & Fischer, München 2005

Goebel G (Hg): Ohrgeräusche. Psychosomatische Aspekte des komplexen chronischen Tinnitus, Quintessenz, München 2001

Gold T, Hearing I: The physical basis of the action of the cochlea, Proc R Soc Edinb. 1948(135):492–498

Golenhofen K : Physiologie, Urban & Fischer, München 2004

Hazell JWP, Jastreboff PJ, Tinnitus I: Auditory mechanisms: a model for tinnitus and hearing impairment. J Otolaryngol 1990(19):1–5

Heine H: Akupunktur – Morphologische und histophysische Grundlagen, Gaz Med 1989(17):1659–1665

House JW , Brackmann DE: Tinnitus: surgical treatment. In: Tinnitus, Ciba Foundation Symposium 85, edited by D. Evered and G. Lawrenson, London, Pitman Books Ltd. 1981:204–216

Itard JM: Traite des Maladies de l'oreille 1821

Jastreboff PJ, Hazell JPW: A neurophysiological approach to tinnitus: Clinical Implications. Br J Audiol 1993(27):7–17

Kaada B: Treatment of peritendinitis calcarea of the shoulder by transcutaneous nerve stimulation, Acupunct Electrother Res 9 (2) 1984:115–25

Kellner G: Bau und Funktion der Haut, Dtsch Z Akup 1966(15):1–31

Labolovic D, Michon C: Effect of acupuncture on human peripheral T- and B-Lymphocytes, Acupuncture Electr.-Ther. Res. 1978(3):97–108

Levine RA: Somatic modulation appears to be a fundamental attribute of tinnitus. In: Proceedings of the Sixth International Tinnitus Seminar, edited by J. Hazell, Cambridge Univ. Press, Cambridge 1999:193–197

Loeb M, Smith RP: Relation of induced tinnitus to physical characteristics of the inducing stimuli, J Acoust Soc Am. 1967(42):453–455

Roth LU, Maret-Maric A, Adler RH, Neuenschwander BE: Acupuncture points have subjective (needling sensation) and objective (serum cortisol increase) specifity, Acupunct Med 1997(5):2–5

Möller AR: Pathophysiology of tinnitus, Ann Otol Rhinol Laryngol 1984(93):39–44

Pomeranz B: Relation of Stress-Induced to Acupuncture Analgesia, Ann NY Acad Sci. 1985(467):444–447

Sahar T, Shalev AY, Porges SW: Vagal modulation of responses to mental challenge in posttraumatic stress disorder, Biol Psychiatry 49 (7) 2001: 637–643
Shore SE, Zhoua J: Somatosensory influence on the cochlear nucleus and beyond, Hearing Research 2006(216–217):90–99
Zenner H, Pfister M: Systematic classification of tinnitus. In: Hazell J (ed.): Proceedings of the Sixth International Tinnitus Seminar, Cambridge. London: Tinnitus and Hyperacusis Center London 1999(17–19)

Sachregister